黄博说穴

黄涛 ◎ 著

中国健康传媒集团

中国医药科技出版社

图书在版编目（CIP）数据

黄博说穴 / 黄涛著 . — 北京：中国医药科技出版社，2021.3
ISBN 978-7-5214-2362-4

Ⅰ．①黄…　Ⅱ．①黄…　Ⅲ．①俞穴（五腧）—基本知识　Ⅳ．① R224.2

中国版本图书馆 CIP 数据核字（2021）第 046461 号

美术编辑　陈君杞
版式设计　也　在

出版	**中国健康传媒集团** ｜ 中国医药科技出版社
地址	北京市海淀区文慧园北路甲 22 号
邮编	100082
电话	发行：010-62227427　邮购：010-62236938
网址	www.cmstp.com
规格	710 × 1000mm $^1/_{16}$
印张	17 $^1/_4$
字数	292 千字
版次	2021 年 3 月第 1 版
印次	2021 年 3 月第 1 次印刷
印刷	三河市万龙印装有限公司
经销	全国各地新华书店
书号	ISBN 978-7-5214-2362-4
定价	**49.00 元**

获取新书信息、投稿、为图书纠错，请扫码联系我们。

编写说明

　　腧穴是中医针灸的基础之一，但是近年来，随着针灸在全世界范围内的普及，许多国家都不同程度地出现了针灸使用过程中的去经络化现象。更有研究直接得出传统腧穴无用的结论。那么，腧穴真的无用了吗？真正中医人认识的腧穴是什么样的？

　　笔者结合多年来临床、科研、教学心得编写成此本有助于读者学习、理解腧穴学内容的参考书。全书分为 6 章。第一章为腧穴概述，主要论述腧穴的定义和名称；第二章是腧穴分类；第三章主要论述特定穴；第四章论述腧穴的作用；第五章介绍十四经穴与经外奇穴，其实是腧穴的各论，采用一穴一议的方式，通过穴名、定位、解剖、功用、刺灸方法、刺灸后患者的感受等不同角度来全方位展现对腧穴的理解与认识；第六章是针灸处方选穴，论述了常用的一些临床选穴原则，并根据笔者临床体会从古今文献中选择出确有疗效的常用穴处方组合。

　　本书既合于经典腧穴学教材的要求，又不拘于教材的窠臼。从文字考证出发，参考大量的古今中外文献，尽量做到言之有据——此据不仅是文献有出处，更是笔者在临床中实证过的，比较适合中医针灸专业的学生与爱好者阅读，希望对他们有所裨益。

　　书中多为个人观念，难免有疏漏之处，望读者不吝赐教。赵徽先生为本书绘制腧穴示意图，在此致以谢意。

黄涛

2020 年 8 月

目 录

第一章 腧穴概述

第二章 腧穴分类

第三章 特定穴

第四章　腧穴作用

第五章　十四经穴与经外奇穴

第三节　手太阴肺经 ·············· 90

第四节　手阳明大肠经 ·············· 100

第五节　足阳明胃经 ·············· 118

第六节　足太阴脾经 ·············· 144

第七节　手少阴心经 ·············· 155

第八节　手太阳小肠经 ·············· 161

第九节　足太阳膀胱经 ·············· 167

第六章　针灸处方选穴

第一章 腧穴概述

第一节　腧穴定义

本人在承担科学技术部针灸名词术语标准化工作，为腧穴定名、注释的过程中，从古今的各类针灸文献中发现，腧穴居然有着几十个不同的名称。

2004 年在第一次给腧穴名词进行规范的时候，其标准定义为"腧穴是人体脏腑经络之气输注出入的特殊部位，既是疾病的反应点，又是针灸临床的刺激点"。并且把人们通常说的"穴位"列为别名，简称为"穴"。

《说文解字》说穴"土室也，引申之凡空窍皆为穴"。也就是说，中医认为腧穴就是人体上存在着的一个个小的空窍或孔洞。在浩如烟海的中医古籍中，用来表示腧穴的词还有腧、输、孔穴、空、空穴、穴空、穴道、室穴、穴会、穴俞、气穴、气府、节、砭灸处、荥俞、俞窍、俞、髎、骨空 20 多个，但所要表达的意思不外两条：一是说明其存在形式是空窍、孔洞；二是表明其功能效用是转输气血，并且可作为针灸刺激的主要靶点或目标。

因此，古人在确定腧穴这一名称时，将"腧"置于前，突出输注、转输之意；而将穴放在后，表达的是砭（针）灸所在。输注或转输什么？按照中医的理论，经络如同地面上真实存在着的四通八达的交通网络，其中运行着气血，而气血则通过经脉上的一个个腧穴运行至全身各处。根据国家标准化的腧穴分类，腧穴大致可分为 3 类。一类是经穴，是 12 条正经与任脉、督脉上的穴位，有明确的归经分属，位置、名称及功效比较固定，如中府穴，位于胸部，属于手太阴肺经，有止咳平喘的作用。第二类是经外奇穴，没有或暂时还没有归于任何一条经，但其位置及名称已固定，如太阳穴，位于双颞侧眉梢与目外眦之间，可用于治疗头痛；但另外一个奇穴印堂，第一次进行国家标准制定时尚未归经，第二次制定时被认为归属于督脉。第三类是阿是穴，是腧穴的前身或鼻祖，体现了腧穴形成的过程。阿是穴是以痛点或反应点为腧，其名称与部位均不固定。其实，与传统的腧穴概念不同，临床上还存在着另一类穴位，即所谓的微针系统穴位。根据生物全息理论，近年来许多类似于头针、耳针、眼针、鼻针、舌针、手针、腕踝针、足针等的新型针灸疗法发展起来，效果也非常好，从而产生了一大批与传统腧穴不同的穴位，或者称为刺激点。

腧穴与经络一样，都有着双重的意义。一方面可以反映病邪，具有诊断作用；另一方面有着激发经气、恢复体内阴阳平衡的作用，可以用于治疗。一般来说，许多疾病在不同的身体区域都有反应点，如肢体关节疾病在局部往往有痛点，内脏疾病也会在体表的一定部位出现神经源性反应点，这是传统经络理论中"以痛为腧"的生物学基础。中医诊断中的"见微知著""隔皮断瓢"，便是从此而来。除了疼痛，有些腧穴反应点也会以其他形式表现出正常与异常的不同，如皮色、肌肉与肌腱等的形状变化，在不同的压力下或有疼痛加重，或有舒适感，或有热敏传导等，不一而足。这便是腧穴的诊断作用，如果选择那些有反应的腧穴进行治疗，则事半功倍。

由于所属的经脉不同，所居的部位不同，腧穴的性质与功用也各不相同。有些腧穴有治疗局部疾病的作用，如位于肩部的穴位多可以治疗肩部的疼痛、麻痹、肌肉萎缩；有些腧穴则有全身性的治疗调节作用，如百会可提升阳气，大椎可退热，增强机体的免疫力；有些腧穴则有专门性的作用，如背俞穴中的肺俞可治疗肺病，募穴天枢可治疗大肠病，足三里可以特异性地治疗肚腹疾病。但是，由于病人的状态不同，医生所采用刺激方法或手法不同，同一腧穴可能会产生不同的治疗结果。比如，采用艾灸或补法刺激关元穴时，起到的是补虚的作用，可以治疗阳痿、遗尿、小便滴沥等症状；采用泻法时，则起到泻实的作用，可以治疗泌尿系感染所引起的尿频急疼痛、小便闭塞不通等症状。另一种情况下，同处一条经或邻近部位的穴位也会有着相近似的作用。比如肺经的穴位大多可以治疗与肺相关的疾病，而且，在治疗中，对于不能完全掌握腧穴定位的人来说，也有"宁失其穴，勿失其经"的说法。

第二节　腧穴名称

古人对名称非常在意，所谓名正而言顺。腧穴的命名便颇有中华文化内涵，往往"名不虚设"，设必有其意义，或表示腧穴所在的部位，或表示腧穴的性质与功能。比如百会穴，位于头顶部，是诸脉所会聚之处；涌泉穴，位于足心，象征脉气从人体最低处涌出，流向全身；风池穴，位于颈后部，以风名之，既易受风邪侵袭，又可解内、外风所引发的疾病；光明穴，位于下肢外侧，但有治疗眼疾，使人重见光明的作用。有些腧穴的名字还颇有诗意，如太溪、归来，令人浮想联翩。武侠小说之王金庸先生小说里有个衡山派掌门莫太冲，其名字"太冲"，便是肝经的原穴名。

与汉语言文字的相形类似，大多数的经穴名与山、水、风、气、居室、阴阳、解剖部位、治疗功能等有关。

与山有关的穴名：承山、合谷、大陵、地仓、外陵、梁丘、陷谷、商丘、石关。

与水有关的穴名：尺泽、廉泉、血海、经渠、太渊、曲池、水突、解溪、阴陵泉、极泉、水道、天溪、太溪、少海、少泽、后溪、小海、涌泉、水泉、照海、复溜、四满、中注、天池、天泉、曲泽、中渚、阳池、支沟、四渎、清冷渊、中渎、侠溪、曲泉。

与风有关的穴名：风池、风府、风市、风门、翳风。

与气有关的穴名：气冲、气舍、气海、气户、气穴。

与居室有关的穴名：中府、库房、曲垣、屋翳、天府、膺窗、内庭、梁门、关门、箕门、冲门、府舍、少府、天窗、殷门、意舍、魂门、魄户、胃仓、步廊、幽门、俞府、内关、劳宫、章门、期门、命门、悬枢、华盖、紫宫、玉堂、中庭、巨阙。

与阴阳有关的穴名：冲阳、三阴交、阴都、会阳、委阳、合阳、阴谷、阳池、阳白、阳交、阴包。

与解剖部位有关的穴名：列缺、脊中、瞳子髎、手三里、臂臑、肩髃、肩髎、口禾髎、颊车、头维、缺盆、乳中、乳根、足三里、腹结、胸乡、肩贞、肩外俞、肩中俞、颧髎、眉冲、玉枕、瘛脉、颅息、耳门、耳和髎、悬颅、悬厘、曲鬓、肩井、中脘、上脘、下脘。

象形部位穴名：伏兔、犊鼻、丝竹空、丰隆、攒竹、悬钟。

与治疗作用有关的穴名：迎香、光明、承泣、食窦、神门、养老、听宫、睛明、承扶、听会、哑门。

综合前述几种因素而成的穴名：阳陵泉、阴陵泉、足通谷、腹通谷、头临泣、足临泣、头窍阴、足窍阴、目窗、膝阳关、腰阳关。

第三节　腧穴维度

在北宋以前的文献中并无"腧穴"之名。《史记·扁鹊仓公列传》中载："当论俞所居，及气当上下出入邪逆顺，以宜镵石定砭灸处。"说明那个时代有了"俞"的概念，所谓的俞，就是气的出入之所，并且可以用来进行镵石砭灸的所在。因此，今日腧穴的概念，在当时的表述为"俞"和"砭灸处"。

在不同的历史阶段，腧穴有不同的名称，对于腧穴的名称和描述体现了古人对腧穴概念的不同认识。

如腧穴的"腧"字，历史上有3种写法，"输""腧""俞"。输者，《说文解字·车部》说："委输也。从车，俞声。"王筠《说文句读》载：《后汉书·张纯传》注：'委输，转运也'"。段玉裁《说文解字注》说："委者，委随也。委输者，委随输写也。"由此可见"输"字的本义是转注、运送。"输"由本义直接引申为具有转运气血特点的腧穴。如《灵枢·经筋》曰："治在燔针劫刺之，以知为数，以痛为输。"当然，在五输穴中也用此"输"字，《灵枢·本输》曰："凡刺之道，必通十二经络之所终始，络脉之所别处，五输之所留，六府之所与合。"张介宾注："如下文井荥腧经合穴，各有所留止。"《灵枢·顺气一日分为四时》载："人有五脏，五脏有五变，五变有五输，故五五二十五输，以应五时。"张志聪注："五变有五腧者，一脏之中，有春刺荥，夏刺腧，长夏刺经，秋刺合，冬刺井之五腧。故五五有二十五腧，以应五时也。"

　　如气穴，《说文解字·穴部》云："穴，土室也。"从窑洞之义，引申为泛指洞穴窟窿，又特指坟墓、墓坑。"穴"字描述了这些特殊部位的形状是中空的，形似洞穴，是孔隙、凹陷处。所谓气穴者，即气之所居，《灵枢·邪气脏腑病形》说："黄帝曰：刺之有道乎？岐伯答曰：刺此者，必中气穴，无中肉节。中气穴，则针游于巷；中肉节，即皮肤痛；补泻反，则病益笃。中筋则筋缓，邪气不出，与其真相搏，乱而不去，反还内着。用针不审，以顺为逆也。"同时，"气穴之处"，也是"游针之居"。"气穴"一词，在古代文献中使用较广，后世的《针灸甲乙经》《十四经发挥》等均采用气穴一词。

　　如骨空，《说文解字》云："空，窍也。"本义指孔，引申为空虚，内无所有。在《内经》中专门有"骨空论"一节，《素问·骨空论》说："伤食灸之，不已者，必视其经之过于阳者，数刺其俞而药之。"其中提到俞，即为腧穴之意。《中医名词术语精华辞典》中解释骨空，一为两骨间的空隙部位，一为骨髓腔、关节腔，因人之周身骨节间均有孔（空），且腧穴一般位于骨孔之中才得此名。

　　"节"字从宏观角度指出腧穴在人体、经络上的大致分布特点：多处于经络分支点、纵横交叉处以及骨骼连接的缝隙处，表示是神气游行出入的所在，也是腧穴含义的一种。《灵枢·九针十二原》说："节之交，三百六十五会，知其要者，一言而终，不知其要，流散无穷。所言节者，神气之所游行出入也。非皮肉筋骨也。"

　　与节类似者，是"会"。《灵枢·小针解》说："节之交，三百六十五会者，络脉之渗灌诸节者也。"指其为经络气血会聚之处。

　　《针灸甲乙经》中将腧穴称为"孔穴"，具体论述中均简称为"穴"，如诸穴中提到腧穴称"头直鼻中发际傍行至头维凡七穴"。到唐代，《备急千金要方》中，列"孔穴主对法"："凡云孔穴主对者，穴名在上，病状在下，或一病有数十穴，或数病共一穴，皆临时斟酌作法用之"。当然《千金翼方》中亦称"孔穴"。元代《针经指南》、宋代《圣济总录》《岭南卫生方》等均以孔穴代指腧穴。

北宋天圣年间，鉴于当时经济、文化、科技发展水平和对提高健康水平的需要，宋仁宗赵祯下诏铸铜人，"命百工以修政令，敕大医以谨方技……创铸铜人为式……保黎烝介乎寿考"。主持这项工作的是当时的医官王惟一，在铸铜人的同时撰成《铜人腧穴针灸图经》。虽然书中多处仍有孔穴之名，但"腧穴"一词首次出现，对后世影响深远。如《圣济总录》中"凡针灸腧穴，并依《铜人经》及《黄帝三部针经》参订，各随经络编次"。南宋庄绰所编灸法专著即名《灸膏肓俞腧穴法》，金代刘完素的《素问要旨论》亦用"腧穴"一词，只是该词现用背俞穴表示，"惟针补泻，最为急用，偏取一脏，不防他脏也。假令治心者，依前说，左手扪背腧穴，第三椎两傍各一寸半，捻定其穴。"

《普济方·针灸》中收录了《太平圣惠方》的针经序，其中提到"穴道"一词："夫针术玄奥，难究妙门……陈穴道而该通，指病源而咸既"。此后，穴道一词也为其他著作所用，与"孔穴"等一起表达腧穴的意义。如宋徽宗崇宁五年的《针灸神书》（亦称《琼瑶神书》）云："《针灸神书》穴道分寸歌括尝闻穴道在乎分寸之间，取法周身之法，编成歌括，心玩意会。"1760年的《疡医大全》中便有一章节"五指所属脏腑穴道图说"。1883年的《灸法秘传》中也使用该词："穴道取寸法正面穴道证治背面穴道证治太乙神针正面背面穴道诗"。民国时期的《金针秘传》中也用该词："故能于极柔之金针，运以刚劲之真气，由孔穴以入经络，济危救急，指挥如意，又不仅在穴道之相应已也"。是孔穴与穴道同用。近现代的一些针灸标准类书如《简明中医辞典》《中医词释》均以"穴道"为俗称。

1851年吴砚丞的《神灸经纶》中，第一次出现穴位之名："将本人乳下约离一指许，有低陷之处，与乳直对不偏者，名直骨穴。如妇人即按其乳头直向下看乳头所到之处，即是直骨穴位，灸艾三炷"。但是，近现代的一些针灸学著作中，仍然以"腧穴""孔穴"为规范名，甚至以"经穴"为规范名，如1955年承淡安的《中国针灸学》中提到"关于经穴学说之记载，出于《内经》，直行者曰经，支出者曰络，穴为孔穴"。1957年的《针灸学》中，还是以"腧穴"为规范名，又称"孔穴"，在书中标题"孔穴总论""孔穴各论"。1958年的《简易针灸学》中，也是以"经穴"为规范名，这样释义经穴："经，脉气通行的道路；穴，孔隙的含义……人体上的经络脏腑之气聚集于体表的部位而言，因为这些部位都联系在一定的经脉通路上，所以称为经穴"。至于阿是穴、经外奇穴之类的，则"一切穴位广泛称为腧穴或孔穴"。虽然这本书以"经穴"为规范名，但当中论述的重点着眼于体表的部位，与穴位的概念更加接近。因此，20 世纪 60 年代的《针灸学》教材虽然多以"腧穴"为规范名，但在文中论述时，多以"穴位"称之。从此，"穴位"这一词广泛地应用于现代的针灸临床、科研及文献中，甚至比"腧穴"使用得更为普遍。

将"穴位"二字拆开为"穴"与"位"，其实更多的是表达腧穴在体表的位置，在英文的表述中为 point，直译为"点"，这体现出的是腧穴的零维度。这种解释，其实局限了人们对腧穴的认识，而且也是许多交流与研究误解的根源。

腧穴的一维有两种含义。一是在它有了经脉的归属之后，在专业术语中，人们称之为"经穴"。在承淡安的《针灸学》教材中，便没有腧穴的概念，而代之以经穴。第二种，则是黄龙祥教授所称的"经脉穴"。

学术界对于先有腧穴还是先有经脉的争论和对鸡与蛋先后的争论一样，一直不绝于耳。从临床的角度来看，腧穴最初被称为"砭灸处"，其刺激部位非常广泛，有刺血脉的，也有刺肉的，也有刺筋的；从临床取穴角度而言，有所谓的"以痛为腧"。根据黄龙祥的考证，在《内经》中的许多脉名，如"昌阳之脉""肉里之脉""会阴之脉"等，都是指的具体的刺络部位，相当于今日腧穴的概念。

一个固定的刺灸部位，只是腧穴的零维概念。而上述的经脉穴和由脉演化而来的腧穴的概念，表明刺激的不只是个点，而是一定的范围。在确定腧穴的经脉归属之后，"腧穴"成为"经穴"，此时，其线性维度的属性便体现出来了。

对于腧穴归经，各位学者的意见也不甚统一，在古文献中经穴的总数也并不一致，在不同的时期有不同的内涵。正是因为腧穴的归经，《针灸甲乙经》中所体现出来的按部位分部的腧穴，变成了宋代《铜人腧穴针灸图经》之后的按经脉来进行分类，其功用与其所属经脉有关，以至于针灸界有了"宁失其穴，勿失其经"的说法。

但是，各经脉的腧穴主治功能却并不因为归经而趋向一致，大多数的情况下，腧穴的主治仍然按照《黄帝明堂经》所载的，与其所在的具体位置相关。比如头部诸穴，多治疗与头部及五官相关的疾病。第5版《针灸学》中，位于眼部的承泣为足阳明胃经、跷脉及任脉的交会穴，其"主治目赤肿痛，夜盲"，与同是足阳明胃经的位于咽喉部的水突"主治咽喉肿痛，咳嗽，气喘"和位于胃脘部的关门"主治腹胀腹痛"比，异多同少，并不能体现出其同经脉的特点。

但是，同样位于胃脘部的太乙与位于下肢部的足三里却有着类似的主治——癫狂。在《灵枢·经脉》中，足阳明胃经的是动病有类似癫狂的描述，"是动则病洒洒振寒，善呻，数欠，颜黑，病至则恶人与火，闻木声则惕然而惊，心欲动，独闭户塞牖而处。甚则欲上高而歌，弃衣而走，贲向腹胀，是为骭厥"。基于此，这些同居胃经的腧穴在主治上与经脉的属性有一定的关系。

腧穴又称为穴位，强调的是其在体表的定位，体现的是腧穴的二维属性。从这个意义上来说，腧穴不是个0的点，而应该有一定的体表面积。《小品方》中提出，艾炷的底面应达到一定的面积，减此则"不覆孔穴，不中经脉"。这一面积到底是多少呢？古籍谓"三分"，有人认为按当时尺制合 0.6~0.8cm^2。结合现代研究，如腧穴的电阻电位变化、循经痛带、红外成像等，笔者认为是随个体形体变化下的 0.1~1cm^2。朱兵研究员等在提到艾灸的有效温度及有效面积时，认为温度为 44~48℃，面积为 2~3cm^2。

所谓的三维属性，是立体的结构。《内经》中所记载的腧穴，从现代解剖学上来说，正是位于皮、肉、筋、脉、骨上的缝隙，总结为沟、隙、谷、陷等立体结构，正如窦汉卿《通玄指要赋》所说："原夫络别支殊，经交错综，或沟池溪谷以歧异，或山海丘陵而隙共"。从临床角度来说，腧穴是"存在于皮、脉、肉、筋、骨的节中。节即节段之意。皮节，皮纹处，皮与皮相接处，与肺、大肠、膀胱相关。脉节，脉络的支叉，与心、小肠、肝相关。肉节，肉有柱，肌肉相接之间腠理处，与脾胃有关。筋节，筋有居，筋位于筋槽中，筋间的缝隙，与肝、胆、胃有关。骨，骨有空、裂纹、裂隙、沟孔，与肾、膀胱、胆有关"。

在解剖学上，对腧穴立体结构的研究早在几十年前就有报道。腧穴与神经关系密切，穴区表皮、真皮、皮下组织、肌肉层以及血管都有丰富而多样的神经末梢、神经束或神经丛。这些神经末梢的分布，肯定不是在一个二维的空间，而是在一个立体的结构中。腧穴部位的断面解剖、腧穴层次解剖、腧穴 CT 扫描、腧穴的显微结构、腧穴的立体构筑等方面的研究，与经络的研究一样，到目前为止仍尚未发现腧穴是一种与众不同的特殊的组织形态结构。但腧穴的三维属性是毋庸置疑的，从针刺的不同角度、不同深度上，都能体现出其立体性。

但这种三维的孔洞或孔穴并不是静止或空洞的存在，而是有经气的运行游走，如《素问·气穴论》说："气穴之处，游针之居。"张介宾注释说："人身孔穴，皆气所居，本篇言穴不言经，故曰气穴。"《灵枢·邪气脏腑病形》也说"中气穴，则针游于巷"。而这些经气的运行，就是针灸临床上疗效的基础。

在三维的基础上结合时间的概念就构成了四维，而腧穴的四维概念主要指的是在不同的整体状态下，腧穴的一些基本属性也会随之变化。比较常见的是腧穴的"激活"与"沉寂"，也就是指腧穴的动态性，包括穴位的敏化现象。在人的不同的生理和病理状态下，腧穴所表达出来的状态也是不同的，比如承受压力（痛敏）或者感受热度（热敏）的能力就有所变化，如热敏态腧穴与非热敏态腧穴具有不同温度觉特征，热敏态腧穴的热觉阈、热痛阈、热耐痛阈值均高于非热敏态腧穴。由此，腧穴也体现出诊断与治疗的双重作用。

其实，与腧穴相关的属性并不仅止于此。在临床实际应用针灸腧穴诊断治疗疾病的时候，我们还应该要考虑到患者不同的体质、不同的情绪，考虑到治疗的时间、环境，甚至考虑到医者的诊察水平与认知能力。所以，腧穴的维度不止有四维，还可能有五维、六维，甚至更多。

第二章 腧穴分类

第一节　阿是穴

阿是穴是中医治疗疾病最古老、最基本的刺激部位名称。阿是穴最原始的意思其实就是"哪儿痛治哪儿"。这个意思在《内经》时期就有了相关的记载，在《灵枢·经筋》中有"其病小指支，跟肿痛……治在燔针劫刺，以知为数，以痛为输"。其中"以痛为输"的意思就是以病痛处为腧穴，不拘名称与部位。现在的针灸临床只保留这种取穴方法，已不再用作腧穴命名和分类。

最早收录记载"阿是穴"一词的是唐代孙思邈，在《备急千金要方·针灸上·灸例第六》中有"凡入吴蜀地游官，体上常须三两处灸之，勿令疮暂差，则瘴疠疟毒气不能着人也。故吴蜀多行灸法，有阿是之法。言人有病痛，即令捏其上，若果当其处，不问孔穴，即得便快或痛处，即云阿是。灸刺即验，故曰阿是穴"的记载。依我个人理解，这段话表现的可能是最早的针灸预防传染病的措施。吴蜀之地，即指现在的江南、四川等地，那些地方气候潮热，原始森林里动植物腐烂后生成的毒气弥漫山林，就是瘴。疠疟之气，其实指的就是南方常见的大量蚊子聚集在一起飞行，远远地看过去就像一团黑沉沉的气体。人畜被带有恶性疟原虫的蚊子叮咬过之后，便会感染恶性疟疾。在当时的医疗条件下，这是不治之症。因此，这些今天看来富庶美丽的地区，在古代可是潮湿蒸郁、暗无天日、人烟稀少、瘴疫猖獗之地，是许多被贬的官员不得已才去的地方。韩愈的"一封朝奏九重天，夕贬潮阳路八千"便生动地表达了这一情境。不得不去，怎么办呢？采用灸法进行预防，而且要一直艾灸，让灸疮一直存在，保持发炎的状态。这样，机体便一直处于免疫被激发的状态。对于那些恶性的传染病，便有足够的抵抗能力。具体选穴的方法，便是阿是穴的取穴方法。如果身体上哪里有病痛，无论是不是腧穴，便用手捏住，《汉书·东方朔传》颜师古注说："令人痛甚曰阿。"也就是说，如果捏住的地方正好是痛处，或捏住后疼痛减轻，人觉得非常舒适，那么那个地方就是可以用来针或灸刺激的部位。也有人认为，这是南方语音，"阿"是用来发问："是这里吗？"

在元代以后的针灸医籍中，与阿是穴相近的名词还有"天应穴"和"不定穴"，其意都为名称及位置不固定的针灸、推拿刺激部位。但"天应穴"使用范围比阿是穴更广泛，尤其用于佛、道教以及气功、民俗等类的书籍中，2004年被规范为阿是穴的俗称。"不定穴"往往与"阿是穴""天应穴"一同使用，用以说明后者是"不固定"的穴位，以"痛处"为穴。

近代的许多针灸医籍及教材中，与阿是穴意义相近的还有"压痛点""敏感点""反应点"等词，表达的都是在疾病状态下某些特定区域的痛觉、触觉或温度觉敏感等，既反映了局部的病痛，同时也作为传统针灸疗法以及各种特殊疗法的刺激部位。如在教材中就有这样的表述："近代有研究表明，脏腑器官病变在身体的某些部位会出现感觉过敏或压痛，刺激这些部位，又可以使患病的脏腑器官得到改善，甚至痊愈。"但这些名词都是附属在正名阿是穴后，用以解释阿是穴或丰富其内涵的。如《中国针灸学》中就明确指出："阿是穴，又称天应穴、不定穴、压痛点等。"由此可以看出，"阿是穴"在使用时间、使用广度上均较前述3个词广，其内涵表达得更为充分，比其他同义词更形象、有历史感，突出中华文化底蕴。

第二节　经外奇穴

经外奇穴简称奇穴，是从阿是穴发展而来，有了固定的名称与部位的腧穴，但尚未归纳入十四经中的任何一条中，所以是经外奇穴。

国家标准《经穴名称与部位》中除了收录了十四经穴之外，还收录了

47 个经过标准化处理的经外奇穴。其实，古今的针灸学文献中可不止有这些奇穴。郝金凯等所著的《针灸经外奇穴图谱》中就收录了奇穴和新穴1595 个。奇穴是指 1949 年之前针灸文献中已有的，而新穴多是 1966 年之后，由国内外的针灸临床工作者在临证中发现的，有别于经典腧穴系统中穴位的有效作用点。但是，其中大部分只不过是原有腧穴的别称或不同取穴姿势下的不同进针点而已。

不少奇穴其实也位于十四经脉的循行线上，因而，未来可能会逐步归纳入经，成为经穴。

第三节　经穴

经穴是十四经穴的简称，指隶属于经脉的穴位（因五输穴中也有经穴，所以在此强调）。经穴的使用，与经脉关系密切。"经穴"一词最早见于唐代杨上善《太素》一书。《素问·缪刺论》说："凡刺之数，必先视其经脉，切而顺之，审其虚实而调之，不调者经刺之。"《太素》解释说："不调者，偏有虚实也。偏有虚实者，可从经穴调其气也。"此处经穴是大的概念，是泛指。

中医的经络学说表明，人体中存在着经络系统这样的特殊通路，经指的是经脉，络指的是络脉，它们共同起到运行气血，联系脏腑、体表及全身各部的作用。有许多研究者希望通过人体解剖或其他研究发现经络实质性的存在，但结果往往不过只是"春梦一场"。20 世纪 50 年代，邻国朝鲜有位研究者金凤汉，自称发现了一种特殊的结构，是人体的经络系统，并命其为"凤汉氏小体"。消息传到中国后，政府组织了当时最强大的科研团队，并成立了针灸经络研究所，对"凤汉氏小体"进行了大量研究。结果发现，其只不过是兔子脐带上的一些特殊细胞而已，在人体上并不存在。这场闹剧以金氏跳楼自杀而结束。

但人们对经络的研究却一直没有结束，许多人都在寻找经络的实质性结构，并因为找不到这种结构而否定经络的存在。其实，许多科学家也承认，经络可能并不是一个有别于现有解剖学结构的实体存在。有关经络的假说有神经说、血管说、水通道说等，各假说都能在一定范围内对经络现象和人体的一些生理、病理现象进行解释，自圆其说。其实，所谓的经络学说，只不过是古人的一个说理的工具，用来解释在当时的知识水平下古人所认识的人体结构与疾病状态，它随着人们对自然与人体认识的不断深入而不断修改、完善。经络系统包括经脉、络脉、经别、经筋、皮部等。其中，经脉是其主要组成部分。经脉又分为十二经脉和奇经八脉。如果把整个经络系统比喻成交通网络的话，经脉就是主干的高速路或高铁线，而经穴就是那高铁线上一个个或大或小的站点。

十二经脉指的是人体纵向行走的 12 条经脉，也被称为十二正经。因为行走在上肢或下肢的不同，而有手经或足经的区别；因为走行的主要部位的不同，而有阴经与阳经的不同；因为分别络属于人体不同的脏腑，所以又有肺经、大肠经等的不同。奇经八脉则有别于十二正经，不络属于任何脏腑，走行也各不相同，但与十二正经有所联系，并对正经有调节作用。只有十二正经与奇经八脉中的任脉、督脉才有自己的独有腧穴，即经穴。

十二正经包括手太阴肺经、手阳明大肠经、足阳明胃经、足太阴脾经、手少阴心经、手太阳小肠经、足太阳膀胱经、足少阴肾经、手厥阴心包经、手少阳三焦经、足少阳胆经、足厥阴肝经。

奇经八脉包括任脉、督脉、冲脉、带脉、阴维脉、阳维脉、阴跷脉、阳跷脉。

经穴的数量，历史上不同时期也都不一样。

《内经》中认为腧穴有 365 个，以应天之数。但《内经》中所载的有名、有定位的腧穴仅 160 个左右，《黄帝明堂经》中有 349 个。之后，唐代王冰注《素问》、孙思邈《千金翼方》中均有所增加，直到《针灸逢源》中增加到 361 个，为后世医家所承袭，沿用到 20 世纪。

但是，经穴也不是一成不变的。2006 年，国家标准《经穴名称与部位》就将原本列为经外奇穴的印堂穴纳入经穴，归于任脉，并将其编为最末一号。这样，经穴数量就从 361 增为 362，而相应的经外奇穴的数量就减少了 1，从原来的 48 降为 47 了。

经穴的功能主治大致有几个方面。首先，与腧穴所处的解剖位置相关，有局部治疗作用，如头面、颈项、躯干及四肢肘膝关节以上的腧穴以治疗局部病症为主，膝关节以下的腧穴除治局部病症外还可治头面、脏腑及全身性疾患；其次，经穴主治作用与所在经脉有关，既能治本经的病症，又能主治二经或三经相同的病症；再次，一些经穴有特殊的治疗作用，如"四总穴歌"所总结的合谷对面口部的疾病、足三里对腹部的疾病的对应性治疗作用。目前来看，大部分腧穴的主治作用由相关的神经段支配，与胚胎期的神经分布有关系。十四经穴的主治作用规律见表1~表3。

表 1　手三阴经与手三阳经腧穴主治规律一览表

	名称	本经主治	二经相同主治	三经相同主治
手三阴经	手太阴肺经	肺、喉病	神志病	胸部病
	手厥阴心包经	心、胃病		
	手少阴心经	心病		
手三阳经	手阳明大肠经	前头、鼻、口齿病	耳病	目病、咽喉病、热病
	手少阳三焦经	侧头、胁肋病		
	手太阳小肠经	后头、肩胛病、神志病		

表 2　足三阴经与足三阳经腧穴主治规律一览表

	名称	本经主治	二经相同主治	三经相同主治
足三阴经	足太阴脾经	脾胃病	前阴病	腹部病、妇科病
	足厥阴肝经	肝病		
	足少阴肾经	肾、肺、咽喉病		
足三阳经	足阳明胃经	前头、口齿、咽喉病、胃肠病	眼病	神志病、热病
	足少阳胆经	侧头、耳、胁肋病		
	足太阳膀胱经	后头、项、背腰、肛肠病		

表 3　任督二脉腧穴主治规律一览表

名称	本经主治	二经相同主治
任脉	中风脱证、虚寒证	神志病、脏腑病、妇科病
督脉	中风昏迷、热病、头面病	

第三章 特定穴

特定穴是经穴中有着特殊作用的腧穴，每类特定穴根据其功能特点与解剖位置而有一定的共性。所谓"知其要者，一言而终"。因此，有的时候了解某类特定穴上的一个，其余穴的功效特点便都可以了解得七七八八了。

正如《灵枢·九针十二原》中所说的："黄帝曰：愿闻五脏六腑所出之处。岐伯曰：五脏五俞，五五二十五俞，六腑六俞，六六三十六俞，经脉十二，络脉十五，凡二十七气以上下。所出为井，所溜为荥，所注为输，所行为经，所入为合，二十七气所行，皆在五输也。节之交，三百六十五会，知其要者，一言而终，不知其要，流散无穷。所言节者，神气之所游行出入也。非皮肉筋骨也。"

第一节　原穴

"原"是本源之意，象形文字如泉水之流，十二经中每条经都有 1 个原穴。根据黄龙祥先生的考证，原穴是从经脉穴发展演变而来的。所谓经脉穴，是由人体动脉搏动处发出的一整条经脉，是经脉的起源。现存最古老的医书《五十二病方》中，是以"太阴""太阳"这样类似经脉的名字来指示穴名，两穴分别位于足内踝后赤白肉际、足外踝后下动脉中。在临证时细细诊察，不难验证黄先生论点的正确性。几乎所有的原穴附近均可以摸到动脉搏动。可以想象，古代医家原本是在手足腕踝脉动处诊脉，而后对这些诊脉处行以或刺或灸的方法。也就是说腕踝部脉动处身兼二职，既是诊脉部位脉口，又是针灸治疗部位腧穴。后来通过大量的脉诊实践，古人发现了上下特定部位的标本联系，从而提出了"经脉"概念，此时手足腕踝部脉口即为相应经脉的起点，脉诊病候即为经脉病候，脉口处也成为该经脉的代表穴——"经脉穴"。至汉代，"原（元）气说"大行于世，诊脉的目的自然转化为诊"原气"。故原先的十二脉口（开始为阴经脉口）变为十二原脉，其"经脉穴"也相应地演变为"原穴"。

《灵枢·九针十二原》以及其他文献中都提到脏腑有病取之原，即用位于四肢部位的原穴来治疗腹腔内脏的疾病。这体现了中医内脏与体表的相互关联。使用原穴治疗疾病有几个特点。一是如果刺中穴位，则针感特别强。如太溪为肾经原穴，有补肾益气等功用，曾有医生只单用此穴治疗几十种乃至上百种病证，被人以"太溪"之名号之。针刺时针感超越《标幽赋》所描述的一般得气之如鱼吞钩的感觉，往往如电击、如提线，整个下肢都有动摇。二是刺中穴位效如桴鼓。如哮喘，刺中手太阴肺经之原穴太渊，则可闻及呼吸之声立时由粗变缓；肝气不畅者，刺中足厥阴肝经之原穴太冲，则病人觉气机即畅。三是选用原穴时，用穴少而精。有时可单用原穴，有时可以与五输穴、络穴及其他穴位相伍，但临证所用之时，一般5~6个腧穴而已。

第二节　络穴

"络"字形如妇人编织的珠珞，有联络、散布之意。络脉从经脉分出的部位各有1个腧穴，叫络穴。络脉、络穴具有联络表里两经的作用。十二经的络穴皆位于四肢肘膝关节以下，加之任脉络穴鸠尾位于腹，督脉络穴长强位于尾骶部，脾之大络大包位于胸胁，共15穴，故称"十五络穴"。有时，再加上位于心尖搏动处的胃之大络虚里，也称"十六络穴"。其中十二经脉的络穴有沟通表里经脉和治疗表病及里、里病及表，或表里两经同病的作用；任脉、督脉及脾之大络有通调躯干前、后、侧部营卫气血和治疗胸腹、背腰及胁肋部病症的作用。如手少阴心经别络，实则胸中支满，虚则不能言语，皆可取其络穴通里治疗。络穴可沟通表里两经，因此不仅能治本经病，也能治相表里的经脉的病症。如手太阴肺经的络穴列缺，既能治肺经的咳嗽、喘息，又能治相表里的手阳明大肠经的齿痛、头项疼痛等疾患。少数络脉还深入到内脏，如足太阴络"入络肠胃"，手少阴络"入于心中"。这种联系不仅表明该络脉与内脏在生理功能上的联系，而且还直接表明了该络穴的主治所及。

络穴在临床应用时既可单独使用，也可与其相表里经的原穴配合，称为原络配穴法，具体的络穴及原络相配参见表4。

表4 十二经脉原络穴一览表

十二经脉	原穴	络穴
手太阴肺经	太渊 LU 9	列缺 LU 7
手阳明大肠经	合谷 LI 4	偏历 LI 6
足阳明胃经	冲阳 ST 42	丰隆 ST 40
足太阴脾经	太白 SP 3	公孙 SP 4
手少阴心经	神门 HT 7	通里 HT 5
手太阳小肠经	腕骨 SI 4	支正 SI 7
足太阳膀胱经	京骨 BL 64	飞扬 BL 58
足少阴肾经	太溪 LI 3	大钟 KI 4
手厥阴心包经	大陵 PC 7	内关 PC 6
手少阳三焦经	阳池 TE 4	外关 TE 5
足少阳胆经	丘墟 GB 40	光明 GB 37
足厥阴肝经	太冲 LR 3	蠡沟 LR 5

第三节 五输穴

输，转输之意。五输穴，是指十二经脉各经分布于肘膝关节以下的5个重要腧穴，分别以井、荥、输、经、合命名之。《灵枢·九针十二原》指出："所出为井，所溜为荥，所注为输，所行为经，所入为合。"各经的五输穴从四肢末端起向肘膝方向依次排列，并以水流大小的不同名称命名，比喻各经脉气自四肢末端向上，涓涓细流，汇归大海，像水流一样由小到大，由浅入深的特点。

井穴

"井"字形如井栏。所谓井者，指地下泉水初出，微小而浅，喻作水的源头，是经气所出的部位。杨玄操《难经》注："山谷之中，泉水初出之处名之曰井，井者主出之义也。"用以形容四肢各经的末端穴，除肾经的井穴涌泉在足底部外，其余各井穴均在手指、足趾末端。《难经·六十八难》说"井主心下满"；《灵枢·顺气一日分为四时》载"病在脏者，取之井；病变于色者，取之荥；病时间时甚者，取之输；病变于音者，取之经；经满而血者，病在胃，及以饮食不节得病者，取之于合"。

因此，许多急症多可采用井穴刺血方法进行治疗，如中风昏迷可刺十二井，咽喉肿痛可刺少商与商阳。采用指端的穴位点刺放血，取的就是指或趾端神经末梢非常丰富，可以直接刺激中枢神经，达到醒脑开窍的效果。

对于涌泉，不易进行放血操作，针刺即可。本人曾经有过几次进入ICU参与抢救脑外伤昏迷，甚至处于植物人状态患者的经历，针刺涌泉穴，的确有一定的效果。

患者，男，80岁，2017年夏初晨间散步时被一辆汽车撞倒，送医时神志尚清楚。第一次CT检查还未发现有明显脑出血迹象，遂留院观察。后来病人逐渐意识模糊，渐至昏迷。我是在病人昏迷数周后被邀请会诊的。当时病人昏迷数周，已并发肺部感染，持续发热，ICU内给予冰床降温。医院会诊要求一是降低体温，二是促醒。与主管医生讨论后，我出具了中药汤药治疗肺部感染配合针刺进行降温促醒的方案。主管医生表示配合。于是，重点针刺了病人的百会、人中、曲池、涌泉等穴，在针刺涌泉时，病人身体反应最为强烈。治疗后的当天晚上，病人家属来报，人苏醒，可点头摇头进行表达。两周后，患者转入普通病房。

患者，男，58岁，因从房顶不慎跌落，右侧半身着地，造成右侧手足骨折及重度颅脑损伤。接到病人朋友的会诊邀请时，病人已无自主呼吸达36 小时，西医同行认为再有几小时便可以直接宣布脑死亡了。我当时年轻气盛，自认为病人若有一线生机便可一试。西医同行说："病人重度颅脑损伤，无自主呼吸，我们都没办法，你有什么办法？"我说："不能吃中药吗？"西医同行笑："吃药？开什么玩笑？！由于应激反应，病人胃黏膜大量充血甚至出血，怎么可以吃中药！"其实，中医有办法。先把一些止血活血的药物合并上保护胃黏膜的东西给病人鼻饲进去，然后再喂一些醒脑开窍的药物。听了我的话，西医同行用一种难以置信的表情看着我，居然点头同意了，然后让我进去给病人扎针。抱着死马当成活马医的想法，我给病人鼻饲了中药，并刺激了涌泉等穴。12 小时后，医院传来消息，病人居然有了自主呼吸。我忍不住为中医叫好的。

荥穴

荥者，指小水成流，其古字形中有"水"有"火"。《说文解字》说："荥，绝小水也。"杨上善《明堂》注："水溢为荥，谓十二经脉从指出已，流溢此处，故名为荥。"用以形容位于井穴之后的荥穴。荥穴均位于掌指或跖趾关节之前，喻作水流尚微，萦迂未成大流，是经气流行的部位。按《难经》说法，荥主身热，故内脏有热多用荥穴。如肝热刺行间，胆热刺陷谷，胃热刺内庭。

输穴

输在此处指水流渐大，可输送、灌注。《说文解字》说："输，委输也。"杨上善《太素》注："输，送致聚也……《八十一难》曰'五脏输者，三焦行气之所留止。故肺气与三焦之气送致聚于此处，故名为输也'。"输穴多位于掌指或跖趾关节之后，喻作水流由小而大，由浅入深，是经气渐盛、由此注彼的部位。阴经多以输代原，即输穴与原穴重合。"输主体重节痛"，故输穴多可治疗关节疼痛。

由于古文字中腧、输、俞通用，阅读古代文献时应注意腧穴、五输穴及背俞穴等的区别。

经穴

经者指水流行经较直、较长。《尔雅·释水》云："直波曰经。"杨上善《太素》注："经，常也。水大流注，不绝为常。血气流注此，徐行不绝，为之常也。"经穴多位于腕、踝关节附近。"经主喘咳寒热"，可治疗身热、喘咳等症。

此经穴与前述所说的经脉上的腧穴不同，在阅读文献时也应当注意。

合穴

合者，指水流汇合入深，如河流入海。杨上善《太素》注："如水出井以至海为合，脉出指井，至此合于本脏之气，故名为合。"合穴多位于肘膝关节附近。"合主逆气而泄"，临床上，合穴用于治疗六腑疾患。

表 5　十二经脉的五输穴

十二经脉	井穴	荥穴	输穴	经穴	合穴
手太阴肺经	少商 LU 11	鱼际 LU 10	太渊 LU 9	经渠 LU 8	尺泽 LU 5
手阳明大肠经	商阳 LI 1	二间 LI 2	三间 LI 3	阳溪 LI 5	曲池 LI 11
足阳明胃经	厉兑 ST 44	内庭 ST 44	陷谷 ST 43	解溪 ST 1	足三里 ST 36
足太阴脾经	隐白 SP 1	大都 SP 2	太白 SP 3	商丘 SP 5	阴陵泉 SP 9
手少阴心经	少冲 HT 9	少府 HT 8	神门 HT 7	灵道 HT 4	少海 HT 3
手太阳小肠经	少泽 SL 1	前谷 SL 2	后溪 SL 3	阳谷 SL 5	小海 SL 8
足太阳膀胱经	至阴 BL 67	通谷 BL 66	束骨 BL 65	昆仑 BL 60	委中 BL 40
足少阴肾经	涌泉 KI 1	然谷 KI 2	太溪 KI 3	复溜 KI 7	阴谷 KI 10
手厥阴心包经	中冲 PC 9	劳宫 PC 8	大陵 PC 7	间使 PC 5	曲泽 PC 3
手少阳三焦经	关冲 TE 1	液门 TE 2	中渚 TE 3	支沟 TE 6	天井 TE 10
足少阳胆经	足窍阴 GB 44	侠溪 GB 43	足临泣 GB 41	阳辅 GB 38	阳陵泉 GB 34
足厥阴肝经	大敦 LR 1	行间 LR 2	太冲 LR 3	中封 LR 4	曲泉 LR 8

五输穴还有自己的五行属性，按照阳井金、阴井木的顺序，每个穴位分别属于木、火、土、金、水中的一类。如阳经的井穴为金，则手阳明大

肠的井穴商阳便属金，其荥穴二间属水、输穴三间属木、经穴阳溪属火、合穴曲池属土；而阴经的井穴为木，则手太阴肺经的井穴少商便属木，其荥穴鱼际属火、输穴太渊属土、经穴经渠属金、合穴曲泽属水。进行五行归属的目的是为了按照子午流注或虚则补其母、实则泻其子的原则进行取穴、配穴，对疾病进行治疗。

《灵枢·顺气一日分为四时》中以不同时节、不同刺法来刺五输穴："黄帝曰：善，余闻刺有五变，以主五输，愿闻其数。岐伯曰：人有五脏，五脏有五变，五变有五输，故五五二十五输以应五时……脏主冬，冬刺井；色主春，春刺荥；时主夏，夏刺输；音主长夏，长夏刺经；味主秋，秋刺合。是谓五变以主五输。"《灵枢·四时气》说："秋取经输，邪在腑，取之合。冬取井荥，必深以留之。"

第四节　下合穴

十二经的五输穴各有 1 个合穴，《灵枢·邪气脏腑病形》提出了"合治六腑"的理论。但《灵枢·本输》指出："六腑皆出足之三阳，上合于手者也。"六腑之气都通向下肢，在足三阳经上各有合穴，而手三阳经上又有上下相合的关系。六腑之气下合于下肢足三阳经的腧穴，称为"下合穴"，又称"六腑下合穴"。胃、胆、膀胱三腑的下合穴就是其本经的合穴，而大肠、小肠、三焦三腑的下合穴则另有别穴。《灵枢·邪气脏腑病形》指出："胃合于三里，大肠合入于巨虚上廉，小肠合入于巨虚下廉，三焦合入于委阳，膀胱合入于委中央，胆合入于阳陵泉"。

《灵枢》认为大肠、小肠皆属于胃，三焦是"太阳之别"，"入络膀胱"。《针灸甲乙经》也指出："委阳，三焦下辅俞也……此足太阳之别络也。"膀胱主藏津液，三焦主水液代谢，二者关系密切。因此，大肠、小肠下合于胃，三焦下合于膀胱。

第五节　背俞穴

俞、输、俞三字相通，应用时各有所指。所谓"腧穴"是指穴位统称；"输穴"是指井、荥、输、经、合中的第 3 个；"俞穴"是指脏腑之气所输注于背部的穴位，即五脏俞和六腑俞的背俞穴。背俞穴是脏腑经气输注于背腰部的腧穴，又简称俞穴，属膀胱经穴，分布于背腰部与相应脏腑位置的高低基本一致处，与脏腑有密切关系。正如《素问·长刺节论》说："迫脏刺背，背俞也。"说明背俞穴接近内脏，对有关脏腑具有相对特异性。背俞穴共 12 穴，即肺俞、厥阴俞、心俞、肝俞、胆俞、脾俞、胃俞、三焦俞、肾俞、大肠俞、小肠俞、膀胱俞。除治疗相应脏腑病外，还可治疗与该脏腑有关联的五官病、肢体病。《难经》云："阴病行阳，故令俞在阳（背曰阳，俞皆在背）。"临床中背俞穴常和募穴配伍以治疗脏腑病，通常被称为俞募配穴或腹背阴阳配穴。

《灵枢·背俞》中记载了五脏背俞穴的名称和位置。"肺俞在三焦之间，心俞在五焦之间……肝俞在九焦之间，脾俞在十一焦之间，肾俞在十四焦之间。皆挟背相去三寸所，则欲得而验之。按其处，应在中而痛解，乃其腧也"。《脉经》明确了肺俞、肾俞、心俞、脾俞、大肠俞、膀胱俞、胆俞、小肠俞、胃俞等背俞穴的名称和位置。此后，《针灸甲乙经》补充了三焦俞，《备急千金要方》又补充了厥阴俞。对于背俞穴的定位，至晋代皇甫谧《针灸甲乙经》才把背俞穴定位于"夹脊相去一寸五分"。张景岳更加明确地将"五脏俞"定位于足太阳膀胱经上。

虽然《素问·血气形志》中记载有确定背俞穴的方法，"欲知背俞，先度其两乳间，中折之，更以他草度去半已，即以两隅相拄也，乃举以度其背，令其一隅居上，齐脊大椎，两隅在下，当其下隅者，肺之俞也。复下一度，心之俞也。复下一度，左角肝之俞也。右角脾之俞也，复下一度，肾之俞也。是谓五脏之俞，灸刺之度也"。但现代还是根据《灵枢·背俞》的描述，将背俞穴定位在脊柱棘突下，后正中线旁开 1.5 寸。临床中 1.5 寸大致相当于两肩胛骨内侧距离的 1/4。先找到肩胛骨内缘，其与后正中线的中点即是 1.5 寸处。可以按压点是否酸疼来判断腧穴定位的准确性。

从解剖学角度看，所有的背俞穴均位于胸椎、腰椎旁。因此，想了解背俞穴，有必要先了解脊柱和脊神经。脊柱是身体的支柱，位于背部正中，上端接颅骨，下端达尾骨尖，有 24 块椎骨（颈椎 7 块、胸椎 12 块、腰椎 5 块）、1 块骶骨、1 块尾骨。脊柱两旁的肌肉由浅入深分别为斜方肌、背阔肌、腹外斜肌、肩胛提肌、菱形肌、下后锯肌、腹内斜肌。再深处则分布有竖脊肌，下起骶骨背面，上达枕骨后方，填充于棘突与肋角之间的深沟内。脊柱处分布脊神经后支，脊髓内为脊神经主干。不同的神经段有着不同的作用，第 1~4 胸神经支配着心、肺、喉气管和支气管，第 5~12 胸神经支配着肝、胆囊、胆管、胰、肾上腺髓质及部分结肠，第 1~3 腰支配结肠、直肠、肾、膀胱与部分性器官。这应该是背俞穴主治功能的主要物质基础。背俞穴处的血管分布有脊髓前后动脉和椎内静脉丛。

在中医针灸经络腧穴的理论系统中，腧穴有着诊断与治疗双重功效。正如《灵枢·背俞》中所说的"按其处，应在中而痛解，乃其腧也"。内脏疼痛，可通过神经源性反应表现为脊柱旁背俞穴处的压痛或有硬结、索条等，局部皮肤亦会出现温度变化或出现吸热、透热等热敏反应。如急性心绞痛发作则往往会出现"心痛彻背"，慢性哮喘病人则常可能出现背部发凉，脾胃病变或肾气亏虚则会有腰酸背痛等临床表现。如果脊柱或周围肌肉的位置不正或有损伤也可引发内脏疾病。许多研究表明，当出现神经源性反应时，即使用敏化的背俞穴时，临床效果可能更好。这就是《灵枢·五邪》中所表达的"咳动肩背……以手疾按之，快然，乃刺之"。对于外感类疾病，东垣说："天外风寒之邪，乘中外入。在入之背上腑俞脏俞，是人之受天外风邪，亦有二说。中于阳则流于经，此病始于外寒，终归外热，故以治风寒之邪，治其各脏之俞。"

背俞穴的主治与所在的神经节段有密切关系，《素问·咳论》言："治脏者治其俞。"《医学入门》总结说："肺俞，主内伤外感，咳嗽吐血，肺痈肺痿，小儿龟背。膈俞，主胸胁心痛，痰疟，疹癖，一切血疾。肝俞，主吐血，目暗，寒疝。胆俞，主胁满干呕，惊怕，睡卧不安，酒疸目黄，面发赤斑。脾俞，主内伤脾胃，吐泻疟痢，喘急，黄疸，食症，吐血，小儿脾风。胃俞，主黄胆，食毕头眩，疟疾，善饥不能食。三焦俞，主胀满，积块，痢疾。肾俞，主诸虚，令人有子，及耳聋，吐血，腰痛，女劳疸，妇人赤白带下。大肠俞，主腰脊痛，大小便难，或泻痢。小肠俞，主便血，下痢，小便黄赤。膀胱俞，主腰脊强，便难腹痛。"

虽然《灵枢·背俞》中说"灸之则可，刺之则不可"，但是其实临床中背俞穴是可刺的，只是因胸部深处为肺脏，故针刺不可过深，可向脊柱方向斜刺 0.5 寸左右。腰部可直刺，刺入可稍深，达 1~1.5 寸。

背俞穴可灸，凡五脏疾病，都可灸五脏俞。具体原则《灵枢》中论述得非常清楚："气盛则泻之，虚则补之。以火补者，毋吹其火，须自灭也。以火泻之，疾吹其火，传其艾，须其火灭也"。

背俞穴处可以进行拔罐、刮痧等治疗，通过观察罐痕或痧点可了解躯体的部分病理变化。如胃俞穴痕色紫暗，可能表明胃有实热；脾俞穴皮肤苍白，可能有脾虚寒证；若拔罐后罐内有大量水汽，表明病人体内可能有湿等。

背俞穴也可以刺血、刺络拔罐、电针、贴敷、埋线、挑治、指压、推拿按摩等，临床可根据实际情况选择适宜的方法，或几种方法并用，综合治疗。

表 6　脏腑的背俞穴的位置

脏	背俞穴	位置	腑	背俞穴	位置
肺	肺俞 BL 13	在脊柱区，第 3 胸椎棘突下，后正中线旁开 1.5 寸	大肠	大肠俞 BL 25	在脊柱区，第 4 腰椎棘突下，后正中线旁开 1.5 寸
心包	厥阴俞 BL 14	在脊柱区，第 4 胸椎棘突下，后正中线旁开 1.5 寸	三焦	三焦俞 BL 22	在脊柱区，第 1 腰椎棘突下，后正中线旁开 1.5 寸
心	心俞 BL 15	在脊柱区，第 5 胸椎棘突下，后正中线旁开 1.5 寸	小肠	小肠俞 BL 27	在骶区，骶正中嵴旁 1.5 寸，平第 1 骶后孔
脾	脾俞 BL 20	在脊柱区，第 11 胸椎棘突下，后正中线旁开 1.5 寸	胃	胃俞 BL 21	在脊柱区，第 12 胸椎棘突下，后正中线旁开 1.5 寸

脏	背俞穴	位置	腑	背俞穴	位置
肝	肝俞 BL 18	在脊柱区，第9胸椎棘突下，后正中线旁开1.5寸	胆	胆俞 BL 19	在脊柱区，第10胸椎棘突下，后正中线旁开1.5寸
肾	肾俞 BL 23	在脊柱区，第2腰椎棘突下，后正中线旁开1.5寸	膀胱	膀胱俞 BL 28	在骶区，骶正中嵴旁1.5寸，平第2骶后孔

第六节　募穴

　　"募"，有聚集、汇合之意。脏腑之气汇聚于胸腹部的腧穴，称为"募穴"，又称为"腹募穴"，共12个。募穴均位于胸腹部有关经脉上，其位置与其相关脏腑所处部位相近，治疗时通过刺激相关的神经节段对脏腑功能进行调节。

　　腹为阴，背为阳。因此，治疗各脏各腑疾病时，通常采用腹背阴阳俞募穴相配的方法。

表7　脏腑募穴的位置

脏	募穴	位置	腑	募穴	位置
肺	中府 LU 1	在胸部，横平第1肋间隙，锁骨下窝外侧，前正中线旁开6寸	大肠	天枢 ST 25	在腹部，横平脐中，前正中线旁开2寸
心包	膻中 CV 17	在胸部，前正中线上，横平第4肋间	三焦	石门 CV 5	在下腹部，前正中线上，脐中下2寸
心	巨阙 CV 14	在上腹部，前正中线上，脐中上6寸	小肠	关元 GV 4	在下腹部，前正中线上，脐中下3寸
脾	章门 LR 13	在侧腹部，第11肋游离端的下际	胃	中脘 GV 12	在上腹部，前正中线上，脐中上4寸
肝	期门 LR 14	在胸部，第6肋间隙，前正中线旁开4寸	胆	日月 GB 24	在胸部，第7肋间隙，前正中线旁开4寸
肾	京门 GB 25	在上腹部，第12肋骨游离端的下际	膀胱	中极 GV 3	在下腹部，前正中线上，脐中下4寸

第七节　郄穴

　　郄，意指气血深聚的空隙处。郄穴的记载始见于《针灸甲乙经》。郄穴是经脉气血汇聚之处的腧穴，大多分布在四肢肘膝关节以下。郄穴在临床上用于治疗本经循行部位及所属脏腑的急性病证。阴经郄穴多治血证，如手太阴肺经的郄穴孔最治咯血，足厥阴肝经的郄穴中都治崩漏。阳经郄穴多治急性疼痛，如颈项痛取足少阳胆经郄穴外丘，胃脘疼痛取足阳明胃经郄穴梁丘等。郄穴可以单用，亦可与会穴合用，叫"郄会取穴法"，如梁丘配中脘治疗急性胃病，孔最配膻中治气逆吐血等。

　　此外，郄穴亦有诊断作用，当某脏腑有病变时，可按压郄穴进行检查。如果郄穴出现异常，说明病邪已深，表现必然急重。

　　由于郄穴处多为肌肉丰厚处，因此刺入可稍深。

　　郄有孔隙意，本是气血聚。

　　病症相应点，临床能救急。

　　肺向孔最取，大肠温溜当。

　　胃经是梁丘，脾应取地机。

　　心经取阴郄，小肠养老名。

　　膀胱金门寻，肾向水泉觅。

　　心包郄门刺，三焦会宗列。

　　胆经在外丘，肝经中都立。

　　阳跷跗阳走，阴跷交信期。

　　阳维阳交会，阴维筑宾为。

表 8　郄穴

经脉	郄穴	位置
手太阴肺经	孔最 LU 5	在前臂前区，腕掌侧远端横纹上 7 寸处，尺泽穴与太渊穴连线上
手阳明大肠经	温溜 LI 7	在前臂，腕背侧远端横纹上 5 寸，当阳溪穴与曲池穴连线上

经脉	郄穴	位置
足阳明胃经	梁丘 ST 34	屈膝，在髂前上棘与髌骨外上缘连线上，在股前区，髌底上 2 寸，股外侧肌与股直肌肌腱之间
足太阴脾经	地机 SP 8	在小腿内侧，阴陵泉下 3 寸，胫骨内侧缘后际
手少阴心经	阴郄 HT 6	在前臂前区，腕掌侧远端横纹上 0.5 寸，尺侧腕屈肌腱的桡侧缘
手太阳小肠经	养老 SI 6	在前臂后区，腕背横纹上 1 寸，尺骨桡侧凹缘中
足太阳膀胱经	金门 BL 63	在足背，外踝前缘直下，第 5 跖骨粗隆后方，骰骨下缘处
足少阴肾经	水泉 KI 5	在跟区，太溪直下 1 寸，跟骨结节内侧凹陷中
手厥阴心包经	郄门 PC 4	在前臂前区，腕掌侧远端横纹上 5 寸，掌长肌腱与桡侧腕屈肌腱之间
手少阳三焦经	会宗 TE 7	在前臂后区，腕背侧远端横纹上 3 寸，尺骨的桡侧缘
足少阳胆经	外丘 GB 36	在小腿外侧，外踝尖上 7 寸，腓骨前缘
足厥阴肝经	中都 LR 6	在小腿内侧，内踝尖上 7 寸，胫骨内侧面的中央
阳跷脉	跗阳 BL 59	在小腿后区，昆仑穴直上 3 寸，腓骨与跟腱之间
阴跷脉	交信 KI 8	在小腿内侧，内踝尖上 2 寸，胫骨内侧缘后际凹陷中，复溜穴前 0.5 寸
阳维脉	阳交 BG 35	在小腿外侧，外踝尖上 7 寸，腓骨后缘
阴维脉	筑宾 KI 9	在小腿内侧，太溪穴上 5 寸，比目鱼肌与跟腱之间

第八节　八会穴

　　会，合之意。人体脏、腑、气、血、筋、脉、骨、髓的精气所汇聚之处的腧穴称为"八会穴"。《难经·四十五难》说："言八会者，何也？然，腑会太仓，脏会季胁，筋会阳陵泉，髓会绝骨，血会膈俞，骨会大杼，脉会太渊，气会三焦外一筋直两乳内也。"即脏会章门，腑会中脘，气会膻中，血会膈俞，筋会阳陵泉，脉会太渊，骨会大杼，髓会绝骨（即悬钟）。临床上凡脏病可以选择章门配合其他穴位，腑病则多选择中脘，气虚或气滞都可以选膻中，血虚或血瘀可以选膈俞，而关节病变可以选阳陵泉、大杼，脉管炎、无脉症等可以选太渊，中风、早老性痴呆等髓海空虚可选用绝骨。

"八会"的概念最早见于《难经·四十五难》"经言八会者"。此处"经"，当指比《内经》《难经》时期更早些的文献，也就是说，八会的概念是在腧穴概念已经比较成熟之后才出现的。由于文献的缺失，具体时间及内容已不可考。

《四十五难》中详细论述了八会，但这八会具体指哪些部位，哪几个穴，历代医家有不同的意见。

腑会太仓。高武的《针灸素难要旨》云："滑氏曰：太仓一名中脘，在脐上四寸，六腑取禀于胃，故为腑会。"黄元御的《难经悬解》也说："太仓，胃也，地当任脉之中脘，胃为六腑之长，故腑会于此。"可见，腑会太仓，实为腑会中脘。

脏会季胁。《针灸素难要旨》认为季胁是指章门穴："季胁章门穴也，在大横外直脐季肋端，为脾之募，五脏取禀于脾，故为脏会"。《难经悬解》说"季胁，足厥阴之章门，脾之募也，脾为五脏之长，故脏会于此"。

筋会阳陵泉。《针灸素难要旨》云："足少阳之筋结于膝外廉，阳陵泉也，在膝下一寸外廉陷中。又胆与肝为配，肝者筋之合，故为筋会。"《难经悬解》云："阳陵泉，足少阳穴，肝胆主筋，故筋会于此。"

髓会绝骨。《针灸素难要旨》说："绝骨一名阳辅，在足外踝上四寸辅骨前，绝骨端如前三分，诸髓皆属于骨，故为髓会。"又有解释说，髓会绝骨当为枕骨之误。《难经悬解》说："绝骨，外踝上光骨，当足少阳之悬钟。"

血会膈俞。"膈"有些文献作"鬲"。《针灸素难要旨》云："鬲俞在背第七椎下，去脊两旁各一寸半，足太阳脉气所发也。太阳多血，又血乃水之象，故为血会。"《难经悬解》说："膈俞，足太阳穴。"

骨会大杼。《针灸素难要旨》说："大杼在项后第一椎下，去脊两旁各一寸……四明陈氏注：骨会大杼，骨者髓所养，髓自脑下注于大杼，大杼渗入脊心，下贯尾，渗诸骨节，故骨节之气，皆会于此，亦通。古益袁氏曰：人能健步，以髓会绝骨也；肩能任重，以骨会大杼也"。

脉会太渊。《针灸素难要旨》云："太渊在掌后陷中动脉，即所谓寸口者，脉之大会也。"《难经悬解》说："太渊，手太阴穴。"

气会三焦外。《难经》原文注释说在"一筋直两乳内"。《针灸素难要旨》认为即膻中穴"为气海者也，在玉堂下一寸六分……谢氏曰：三焦当作上焦"。《难经悬解》云："当任脉之膻中，宗气在此，三焦之上原也。"

《针灸大成》中有八会的篇目，采用的即是《难经》中的说法。《针经指南》中虽有八穴交会条，但其实讲述的是八脉交会穴。《针灸问对》中有八会歌，但第一句便是"八脉始终连八会"，看来是将八会穴与八脉交会穴弄混了。

近现代中医教材中都将八会穴列为特定穴，《针灸学》教材说："'会'即聚汇之意，八会穴即脏腑、气血、筋脉、骨髓聚汇的8个腧穴，故称八会穴，分布于躯干部和四肢部。"

在中医类标准书中，八会穴的解释大同小异，简称各有不同。如《中医词释》认为八会穴简称为"会穴"，而《中医名词术语精华辞典》等则将其简称为"八会"。修订版的《中医药学名词》将八会穴作为规范名，以八会、会穴为曾用过的简称，以腑会、脏会等8个术语为其下位词言："脏、腑、气、血、筋、脉、骨、髓之气所聚会的8个特定穴，即脏会章门，腑会中脘，气会膻中，血会膈俞，筋会阳陵泉，脉会太渊，骨会大杼，髓会悬钟"。

表9 八会穴

名称	腧穴	位置
脏会	章门 LR 13	在侧腹部，第11肋游离端的下际
腑会	中脘 CV 12	在上腹部，前正中线上，脐中上4寸
筋会	阳陵泉 GB 34	在小腿外侧，腓骨头前下方凹陷中
脉会	太渊 LU 9	在腕前区，桡骨茎突与舟状骨之间，拇长展肌腱尺侧凹陷中
骨会	大杼 BL 11	在脊柱区，第1胸椎棘突下，后正中线旁开1.5寸
血会	膈俞 BL 17	在脊柱区，第7胸椎棘突下，后正中线旁开1.5寸
气会	膻中 CV 17	在胸部，前正中线上，横平第4肋间
髓会	绝骨 GB 39	在小腿外侧，外踝尖上3寸，腓骨前缘

第九节　八脉交会穴

八脉交会穴是奇经八脉与十二正经脉气相通的 8 个腧穴，因金元时期的针灸大师窦汉卿对此最有心得，又称"窦氏八穴"。

交会之意，是八穴本身所属经脉而与奇经八脉相联络。如公孙通过足太阴脾经入腹会于关元，与冲脉相通；内关通过手厥阴心包经起于胸中，与阴维脉相通；外关通过手少阳三焦经上肩循天宗，与阳维脉相通；临泣通过足少阳胆经过季胁，与带脉相通；申脉通过足太阳膀胱经与阳跷脉相通；后溪通过手太阳小肠经交肩会于大椎，与督脉相通；照海通过足少阴肾经循阴股入腹达胸，与阴跷脉相通；列缺通过手太阴肺经循喉咙，与任脉相通。

第 1 组公孙配内关可以治疗胸腔和腹腔部位的病症，第 4 组列缺配照海可以治疗腹腔和盆腔部位的病症。这 4 个穴位均为奇经八脉交会于十二正经中阴经上的穴位，算得上是"阴穴"，主治五脏六腑的病症，为内为阴。所以可以将第 1 组穴位和第 4 组穴位联合应用治疗内脏疾病，如呼吸系统、心血管系统、消化系统、泌尿系统的疾病均可同时取此 4 穴，谓之"四阴同施"，可起到协同和相加的作用。

第 3 组后溪配申脉可以治疗头面、五官及四肢、腰背部位的病症，第 2 组临泣配外关可以治疗头面及关节部位的病症。这 4 个穴位为奇经八脉交会于十二正经中阳经上的穴位，算得上是"阳穴"，主治部位为头面及四肢关节的病症。同样，第 3 组穴位也可以与第 2 组穴位联合应用治疗头面、运动系统及内分泌系统的疾病，谓之"四阳同治"。

八脉交会穴的取穴原则，其实也是根结本标的临床应用。根据经脉气血的交会相通关系，用以治疗全身疾病。取穴操作方便，疗效显著。此外，八脉交会穴可结合天干、地支、九宫、八卦等应用，称为"飞腾八法"和"灵龟八法"，是一种按时取穴治疗疾病的方法。

奇经八脉的概念出现在《难经·二十七难》中，曰："脉有奇经八脉者，不拘于十二经，何也？然，有阳维，有阴维，有阳跷，有阴跷，有冲，有督，有任，有带之脉。凡此八脉者，皆不拘于经，故曰奇经八脉也。"

八脉交会穴有文字记载的，始见于窦汉卿的《针经指南》，不过，书中所用的名称为"流注八穴"或"交经八穴"，其来自一位王姓人家所藏的秘籍中。窦氏得到了这一经验之后，屡试不爽，并将这一理论发扬光大。其在书中写道："针道之要也……近日得之于铜台碑字王氏家，其本悉如旧家所藏……予复试此，此一一精捷，疾莫不瘳，苟诊视之，明俾上下合而攻之，如会王师，擒微奸，捕细盗，虽有不获者，寡矣。"窦氏使用这8穴治疗疾病可谓得心应手，在《针经指南》中，他便列举了公孙穴主治二十七症（原文为"证"，据文义改为"症"，下同）、内关主治二十五症、临泣主治二十五症、外关主治二十七症、后溪主治二十四症、申脉主治二十五症、照海主治二十九症。他指出了这8穴之间的相互配合关系，如公孙合内关、临泣合外关、后溪合申脉、列缺合照海，在定八穴所在时还特别注明，虽然公孙合内关，但内关独会；临泣合外关，但外关亦独会。此处"独会"何意？后世医家并未给出明确解释，查窦氏的原文可约略了解，公孙所治疗的27种病症当中，"公孙悉主之"，但治疗时还需要"先取公孙，后取内关"，临泣与外关穴亦如是。但在提及内关穴所治疗的25种病症时，却只注明上述病症"内关悉主之"，并不需要配合公孙，外关穴亦如是。这说明，在《针经指南》中，八脉交会穴的概念与相互的配伍尚在雏形。一是并未与奇经八脉相联系起来，二是也并不强调两两的组合。令人奇怪的是，窦氏在提及这八穴时使用的名称是"流注八穴"和"交经八穴"。赵京生认为，从八脉交会穴的实际意义上讲，交经八穴更为贴切[1]。但在"流注八穴"及下文"定八穴所在"等篇中却并未反映出流注与交经的内容。

王飞等结合《针经指南》中的《标幽赋》认为，"更穷四根三结，根据标本而刺无不痊；但用八法五门，分主客而针无不效。八脉始终连八会，本是纪纲；十二经络十二原，是为枢要"说明窦氏其实已经将奇经八脉与八穴结合起来[2]。倘此说成立，"流注"二字的解释也当落实于较窦氏著作稍早些的金代阎明广所注的《子午流注针经》。可能是受此书影响，八穴才演

① 赵京生. 八脉交会穴概念术语考［J］. 中国针灸，2012，（8）：747-751.

② 王飞，李鼎，徐平. 窦汉卿针灸学术研究［J］. 上海中医药大学学报，1999，（4）：34-36.

变出飞腾八法等方法。

1329 年刊行的《扁鹊神应针灸玉龙经》几乎完全收录了《针经指南》中的"定八穴所在"，1388 年的《医经小学》将八脉交会穴的相关内容称为"经脉交会八穴"，1390 年的《普济方》称此 8 穴为"窦太师针灸法流注八穴"，1439 年的《针灸大全》统称其为"窦文真公八法流注"，1529 年《针灸聚英》称为"窦氏八穴"，1601 年的《针灸大成》称为"八法交会八脉"，1742 年的《刺灸心法要诀》再度使用了"八脉交会八穴"这一名称，由此沿用到今天。

《针灸大全》中有"八脉交会八穴歌"，但其内容却来自稍早些的《医经小学》："公孙冲脉胃心胸，内关阴维下总同。临泣胆经连带脉，阳维目锐外关逢。后溪督脉内眦颈，申脉阳跷络亦通。列缺任脉行肺系，阴跷照海膈喉咙"。这 8 句歌词一直为后世各种文献所引用。

徐凤的《针灸大全》除了记载有八脉交会八穴歌，还有八脉配八卦歌："乾属公孙艮内关，巽临震位外关还。离居列缺坤照海，后溪兑坎申脉间。补泻浮沉分逆顺，得时呼吸不为难。祖传秘诀神针法，万病如拈立便安"，以及八穴相配合歌"公孙偏与内关合，列缺能消照海疴。临泣外关分主客，后溪申脉正相合。左针右病知高下，以意通经广按摩。补泻迎随分逆顺，五门八法是真科"。

正是《医经小学》将奇经八脉的 8 条经脉正式而明确地与窦氏八穴结合起来，而在《针灸大全》中，八穴与八卦也进行了相配，八穴之间也进行了两两相合的配伍。

《针灸聚英》强调了两两配合的重要性："先刺主证之穴，随病左右上下所在取之，仍循扪道引，按法祛除，如病未已，必求合穴，未已则求之，须要停针待气，使上下相接，快然无其所苦，而后出针"。说明在使用八脉交会穴进行针刺时，要讲究顺序，先刺主穴，再刺合穴（此处的合穴指与之相合，即相配伍之穴），才能达到"快然无其所苦"的境界。

《针灸大成》将这种配伍进一步发挥，分配男女角色，如"公孙二穴，父，通冲脉；内关二穴，母，通阴维脉。合于心、胸、胃"，并与八卦相联系，创制灵龟八法。八法歌："坎一联申脉，照海坤二五，震三属外关，巽四临泣数，乾六是公孙，兑七后溪府，艮八系内关，离九列缺主。按灵龟飞腾图有二，人莫适从，今取其效验者录之耳"。又制八法交会歌："内关相应是公孙，外关临泣总相同，列缺交经通照海，后溪申脉亦相从"。并有灵龟八法与飞腾八法的考证，详见另文。

从明代开始，八脉交会穴的名称与概念基本定型，后世的《刺灸心法要诀》《针灸易学》等均是以此为母本，进行注解与阐释，继而在临床上加以应用。

现代针灸学教材及工具书中均以"八脉交会穴"为规范名，如《中医名词术语精华辞典》与《中医大辞典》说："经穴分类名。见《针经指南》。又称流注八穴、交经八穴等，是四肢上与奇经八脉脉气相通的 8 个穴位。

表 10　八脉交会穴

经脉名	腧穴名	通奇经	会合部位或主治
足太阴	公孙	冲脉	胃、心、胸
手厥阴	内关	阴维脉	
手少阳	外关	阳维脉	目外眦、颊、颈、耳后、肩
足少阳	足临泣	带脉	
手太阳	后溪	督脉	目内眦、颈、耳、肩
足太阳	申脉	阳跷脉	
手太阴	列缺	任脉	胸膈、肺、咽喉
足少阴	照海	阴跷脉	

第四章　腧穴作用

腧穴是人体脏腑经络之气输注出入的特殊部位，既是疾病的反应点，又是针灸临床的刺激点。因此，腧穴具有输注气血的生理作用；也是邪气所客和内在病变的反映之处，具有反映疾病的诊断作用；是进行施治的刺激部位，具有防治疾病、养生保健的治疗作用。

第一节　腧穴的生理作用

《灵枢·九针十二原》说："所言节者，神气之所游行出入也，非皮肉筋骨也。"说明腧穴是脏腑经络气血渗灌、转输、出入的特殊部位，具有输注气血的生理作用。

由于经络与机体的联系，腧穴与人体的脏腑、组织、器官也密切相关。经络与腧穴的关系仿佛交通线路上的主干线与一个个站点，人体的气血依靠腧穴运转、输注，体现反映病邪、激发经气的诊断和治疗作用。

第二节　腧穴的诊断作用

通过体表与内脏的通道，腧穴可以反映体内的病变。如胃的炎性病变可以在足三里或脾俞、胃俞处出现压痛敏感；胆囊的结石或炎症，会在胆囊穴或肩胛部、腰背部出现痛敏或热敏反应。所谓热敏反应，是指腧穴局部出现温度的变化，或冷或热，在施灸或其他热刺激后，出现透热、扩热、传热、局部不（微）热远部热、表面不（微）热深部热以及热觉沿经脉或其他特定的部位进行传导等反应。除了疼痛敏感和温度敏感外，有些腧穴局部还会出现丘疹、脱屑、隆起、凹陷、结节、肿胀、瘀血等现象，具有辅助诊断疾病的作用。

第三节　腧穴的治疗作用

腧穴早期的名称为"砭灸处"，即为各种针灸疗法的刺激部位。腧穴受到刺激后，可激发人体的正气，协调平衡阴阳，达到预防和抵御疾病的目的。针刺腧穴所产生的调节作用虽然十分复杂，但通过研究，针刺的效应可以概括为两大类：一类是节段性效应，一类是整体性效应。针刺某一腧穴时，分布于相关神经节段支配区内的器官、系统所受到的影响，往往是节段性效应与整体性效应的叠加；而分布于与该穴相距较远的神经节段支配区内的器官、系统所受到的影响，往往只有整体性效应。

腧穴的近治作用

腧穴可以治疗所在局部及邻近组织与器官的病症，如眼区及其周围的睛明、攒竹、承泣、瞳子髎等可治疗眼病，而耳周边的耳门、听宫、听会、翳风等均可治疗耳病，背俞穴与募穴可以治疗相应胸腹与背部的疾病。

这些作用与腧穴所在的神经节段有非常密切的关系。有观点认为，周围神经的支配有两种方式，一种为人体解剖学的支配方式，一种为胚胎期节段的支配方式。在头、面、躯干部位，主要表现为周围神经的支配。

腧穴的远治作用

在十四经所属经穴中，尤其是十二经脉在四肢肘膝关节以下的腧穴，如五输穴、原穴、络穴等，不仅能治疗局部及邻近病症，而且还能治疗本经循行所过远端部位的脏腑、器官、组织病症。

如四总穴歌中所述："肚腹三里留，腰背委中求。头项寻列缺，面口合谷收"。合谷可以治疗与头面、口齿相关的疾病，足三里则可以治疗腹部的疾病。

腧穴的特殊作用

针灸人体的某些腧穴，对身体可起到双向的良性调节作用，如腹泻时针灸天枢可以止泻，便秘时针灸天枢可以通便。

某些腧穴对某类疾病有相对特异性治疗作用，如合谷可止痛，大椎可退热，至阴可矫正胎位等。

腧穴的整体作用

其实，上述腧穴对人体的特殊作用就是腧穴的整体调节作用。中医学理论认为许多腧穴不仅可治疗本经循行所及的远端部位的病症，还可以影响全身的功能。如合谷穴位于手部，其局部作用可治上肢病，远端作用可治颈部及头面部疾病，但同时还可治疗外感发热病，有很好的止痛作用，这就是腧穴的整体效应；足三里位于下肢，可治疗下肢的疼痛、麻木、痿痹等，远端作用可治疗肚腹疾患，同时也可以通过调整消化系统功能对全身的气血产生作用。

腧穴的防病保健作用

如上所述，如足三里、曲池、关元、气海、命门等，许多腧穴不仅对疾病有治疗作用，还可以提高免疫力，使身体强壮，寿命延长。这就是腧穴的防病保健作用。许多针灸文献中都有"若要安，关元三里长不干"的表述，即在关元、足三里穴上施以化脓灸，使得局部持续保持化脓的炎性状态，可增强免疫力。

第五章 十四经穴与经外奇穴

第一节 督脉

长强 GV 1

　　《灵枢·经脉》曰："督脉之别，名曰长强。挟膂上项，散头上，下当肩胛左右，别走太阳，入贯膂。实则脊强，虚则头重，高摇之，挟脊之有过者。取之所别也。"长强是督脉的络穴，在会阴区，尾骨下方，当尾骨端与肛门连线的中点处。杨上善曰："督脉诸阳脉长，其气强盛，穴居其处，故曰长强也。"《经穴解》释其名："身长之骨，莫过于脊骨，故曰长；在而此穴正当其下最锐处，故曰强。又为足少阴肾、足少阳胆会督脉之处"。长为短之对，强为弱之对，脊柱长而强韧，此穴在其下，故名长强（《中国针灸学词典》）。如长而不强，则困顿难支，长而过强，则脊强反折（《针灸穴名解》）。在古代文献中，凡是骶骨尾的描述，均是该穴所在处，有不同的称谓，如穷骨（《灵枢·癫狂》）、橛骨（《素问·骨空论》）、气之阴郄（《针灸甲乙经》）、

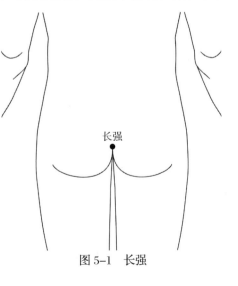

图 5-1　长强

胸之阴郄（《西方子明堂灸经》）、气郄（《针灸大全》）、尾骨（《千金翼方》）、尾翠骨（《太平圣惠方》）、尾闾（《古今医统大全》）、骶上（《太平圣惠方》）、骶端（《太平圣惠方》）、骨骶（《类经图翼》）、龟尾（《太平圣惠方》）、龙虎（《经穴纂要》）、尾蛆骨（《人镜经》）、骶骨（《人镜经》）、曹溪路（《卫生宝鉴》）、三分间（《卫生宝鉴》）、河车路（《卫生宝鉴》）、朝天岭（《经穴纂要》）、云出《卫生宝鉴》、上天梯（《卫生宝鉴》）、尾骨下穴（《针灸穴名解》）、脊骶端（《针灸学》）、下极（《难经》杨玄操注）等。现代解剖学认为人类的尾骨是动物尾巴退化而形成的遗迹，由 3~5 块退化的尾椎融合而成。尾骨的形体较小，上与骶骨尖相连接，其下端游离称尾骨尖。长强穴就在尾骨尖与肛门连线的中间。腧穴局部有肛门外括约肌、肛提肌，周围有会阴浅横肌、臀大肌分布；浅层主要布有尾神经的后支，深层有阴部神经的分支、肛神经等。

在腧穴特性上，该穴是"督脉别络，少阴所结""足少阴、少阳所结会"。根据黄龙祥先生的考证，现行的络穴多由络脉演化而来，因而，作为络脉的长强脉"挟脊上项，散头上，下当肩胛左右，别走太阳，入贯膂"，贯穿整个脊柱，作为的腧穴长强穴可治疗督脉病症以及局部疾患。

《黄帝明堂经》中详细描述了督脉病的具体表现，并认为长强"主腰痛上寒，实则脊急强。癫疾发如狂，面皮敦敦厚者，不治；虚则头重，洞泄，癃痔，大小便难，腰尻重，难起居。寒热，痉，反折，心痛，形气短，尻直清，小便黄闭。小儿惊痫，瘛疭，脊强互相引"。几乎面面俱到了，督脉病症的描述包括了脊柱本身的病变，膀胱、大肠病变，癫痫等神经系统的病变等。

由于长强腧穴位置特殊，取穴时需采用特殊体位，或俯卧位，或膝胸位。《针灸大成》等书均作"伏地取之"，独《医学入门》中说"跌坐地上取之"。跌坐，即佛家的莲花坐，盘腿而坐，足心向天。黄龙祥先生认为此是误写，因该体位根本无法取长强穴针刺。在临床上使用该穴时，我大多令病人采俯卧位，如治疗小儿，则将其抱卧于大腿上，头向下。

针刺时由于腧穴位置及周围解剖结构的关系，针刺宜浅。如《医学大成》即说"针二分"，后世的《针灸学》教材均注明应注意勿伤及直肠，应该紧靠尾骨浅刺 0.5~1 寸。但也有文献称，如治疗痔疮疼痛，长强多深刺

65 mm 以上，中强度刺激，留针 30 分钟，不断行针加强刺激，经 3~5 次肿痛可缓解，有特效。但此时的体位当以膝胸卧位跪伏取刺，针尖朝尾骶，向上斜刺，紧贴尾骨前面与平行于骶骨刺入，切勿垂直针刺，以免刺伤位于前方的直肠[①]。

儿子几个月大时，生活在老家，某次因添加辅食不慎，腹泻不止。身为西医的我母亲和中医的我试了几种中、西药物，居然都无效。眼看着他的小胖脸迅速抽水缩小，心一横，我们俩抱着孩子便去看当地的一位号称"小儿王"的老中医。排了大半天队，那老中医简单问了几句话，便塞过小小的一个纸包，里面是几克不知名的药粉，然后打开孩子的衣服，拿出一根粗粗的针灸针，用酒精棉蹭了几下，以迅雷不及掩耳的速度朝孩子屁股上扎去。等孩子感觉疼痛哭出来，人家早起针叫下一个病人进来了。整个治疗过程没两分钟，花费不到 1 元钱。其实，我是看清楚了，不就是扎了孩子的长强穴嘛。等回到家，孩子当天下午便不腹泻了，连那包药粉都没吃。当时我自己暗暗感叹，还是老中医厉害，即使拿"当娘的下不去手"之类的话来安慰自己，也有技不如人之感。

查资料后发现，文献中颇多长强治疗小儿腹泻、脱肛的记载，不过多用的是灸法。如《备急千金要方》中"小儿脱肛方……又灸尾翠骨三壮""赤白下痢，灸穷骨，以灸数多为佳"。《太平圣惠方》中也载有"岐伯灸法：疗小儿脱肛泻血，秋深不较。灸龟尾一壮，炷如小麦大，脊端穷骨也"。古代文献中的灸法应当为艾炷灸。但近来市面上颇流行一种灸器，可令人坐于其上，进行长强处的艾灸。如此，则《医学大全》中提出的"趺坐"法施灸倒是颇为可行。不仅对成人的肛肠疾病有效，也能温肾壮阳，治疗男女生殖系统疾病，有调整阴阳平衡、安神促眠、增强性功能的作用。不过，若是治疗小儿腹泻等小儿疾病，倒是小儿推拿术更为方便效捷。调理脾胃可以采用捏脊之法，也称"捏积"之法，便是从长强穴起，两手沿着脊柱的两旁，用捏法把皮捏起来，边提捏，边向前推进，直到颈项处止。可直接在皮肤上操作，也可以借助些润滑油，反复 3~5 次即可。若是小儿脾肾虚，可配合揉龟尾擦七节骨的方法，以温补肾阳，不仅止泻，且能助生长发育。

---

① 朱现民，张蕊，郭静静. 针灸歌赋中"肛病四穴"古论新用［J］. 中医文献杂志，2013，（6）：33-35.

不过，长强位置令病人尴尬，我个人在临证中使用长强穴虽然不多，但每用必收奇效。所使用有 3 种情况：

其一，肛门周围反复肿疡不收口，即所谓"脏毒"（西医学认为的肛周脓肿），或痔疮反复发作。可用长强穴，围刺法或黄蜡围灸法。

其二，脊柱的病变。因为脊柱是一个整体，上端为颈椎，长强在尾椎，要调整整个脊柱的结构，也就是俗话说的需要"拿拿龙"的时候，可以用点刺、拔罐或按摩手法在脊柱的两端及两侧进行刺激，从而理顺脊柱。所谓"拿龙"，是指自行车、三轮车的轴辘歪了，不圆了，不走直线了，其轨迹曲里拐弯，在马路上画龙，需要把松了的辐条紧一紧，太紧的辐条松一松，这是手艺行道的技术处理。其实与调整脊柱各椎体之间的位置及脊旁的肌肉原理差不多。脊柱上端便是大椎穴处，而下端就是长强。

其三，前后阴疾病。因长强不能深刺，恐伤及直肠，我往往会在长强两侧 0.5 寸处深刺，可刺激到臀大肌，针感可放射到前阴处。对前阴的疾病，如小便涩滞不利、小便疼痛、遗精、阳痿等均有不错效果。这一方法也是在临床当中偶然为之，不料病人却觉症状减轻非常明显，一再要求重复。久之，将此法试用于其他病人也有效。

2012 年 5 月 22 日，甘肃省卫生厅网站发布了一条称 41 名甘肃医务人员通过小周天的习练打通了任督二脉的新闻，引发了网友的议论。小周天是古代气功主要流派之一，内丹术功法中的炼精化气初级阶段，指内气在体内沿任、督二脉循环一周，即内气从下丹田出发，经会阴，过肛门，沿脊椎督脉通尾闾、夹脊和玉枕三关，到头顶泥丸，再由两耳颊分道而下，会至舌尖与任脉相接，沿胸腹正中下还丹田。其中的尾闾就是长强穴，而沿脊柱上行的线路，也是络脉长强的主要循行处。当时的甘肃省卫生厅厅长刘维忠是中医的忠实拥趸，称打通任督二脉可令身体更健康。因为我自己未曾习练过，所以没有发言的权利，但是理论上，这应该是有道理的。

腰阳关 GV 3

腰阳关的穴名非常有诗意，令人想起出现在古代许多著名诗句中的阳关，"劝君更尽一杯酒，西出阳关无故人"。阳关在西汉置关，因在玉门关之南，故名阳关，位于现在甘肃省敦煌市西南的古董滩附近，是丝绸之路南路必经的关隘。作为地名的阳关是中国古代陆路对外交通咽喉之地，在人体的腧穴系统中就有两个腧穴命名为阳关，一是腰阳关，一是膝阳关，也意指人体腰膝关节中的重要所在。

作为腧穴的腰阳关最早就名"阳关"，又名"背阳关"，在脊柱区，第4腰椎棘突下凹陷中，后正中线上。《素问·骨空论》与《气府论》中均提到了阳关，王冰注："阳关，在第十六椎节下间，督脉气所发"。《中国针灸学辞典》中解释说："腰即腰部，阳为阴之对，关即机关，督脉为阳，穴属督脉，位于腰部转动处，如腰之机关，故名腰阳关"。《针灸穴名解》说："阳，指下焦之阳气。关，机关，关藏，门户要会之处"。腰阳关是督脉经气出入之所，穴当腰部之要冲，为下焦关藏元气之窟宅与腰部运动之机关。"此穴属督脉，为元阴元阳之会所，故名阳关，以别于膝之阳关"。而《经穴解》中则说："阳关者，督经之阳气，自腰腧而向上行者，十六椎而至此穴，有关之象焉，故曰阳关"。我个人感觉，还是第一种说法最简单而易于理解。膝部也是关节，而膝阳关位于膝关节外侧，与前述道理一样。

腰阳关穴处有棘上韧带、棘间韧带、弓间韧带。浅层主要布有第4腰神经后支的内侧支和伴行的动、静脉。深层有棘间的椎外（后）静脉丛，第7腰神经后支的分支和第7腰动、静脉的背侧支的分支或属支。本穴两旁为足太阳之大肠俞，灸阳关可觉火气直入腹中，分布内脏，即由阳关穴横通大肠俞，由大肠俞连及足太阳其他各背俞，以通脏腑。

该穴常用于治疗腰骶痛及男女生殖系统疾病，如月经不调、赤白带下、功能性子宫出血、睾丸炎、遗精、阳痿、膀胱麻痹、便血、痢疾、盆腔炎等。现代针灸学研究认为针刺腰阳关有很好的镇痛作用，用来治疗坐骨神经痛及急性腰扭伤有较好的疗效，其机制可能是通过激发下行抑制，对痛觉冲动在脊髓内的传递进行控制和影响。《循经考穴编》说该穴"主劳损腰胯痛，遗精，

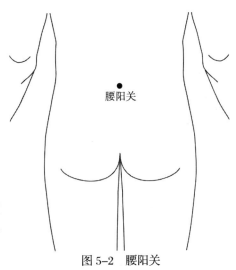

图 5-2　腰阳关

白浊，妇人月病，带下"。而《针灸大成》中所说的"主膝外不可屈伸，风痹不仁，筋挛不行"应该不是腰阳关的主治，而是膝阳关的。

临床上治疗腰痛或妇科、男科疾病，常会选大肠俞与之同用，配合电针或拔罐疗法。夏日酷热，奇怪的是临床上腰腿痛病人却日益增多，且其腰痛不是寻常老年人的腰背酸痛，而是剧烈疼痛，多见于年轻人，疼痛重的还可见到 30 几岁的患者居然拄着拐杖来看诊。拍 X 光片检查，病因无外乎腰椎间盘突出，甚至有些只是常见的腰椎骨质增生而已，影像学检查与病情并不匹配。之所以疼痛如此之重，其实是由于外部天气炎热病人毛孔张开，而室内却因空调的使用气温非常低，患者骤入室内或久居气温低的室内，造成寒气侵袭，留滞于经络关节，属于中医的寒痹。治疗便选择腰腿部的阿是穴，尤其多用腰阳关，刺入后或接通电流加强刺激，或在针尾部挂上艾炷，点燃后以温针灸达到温经散寒的目的。经过数次针灸治疗后多数患者都很快就痊愈了。

腰阳关可直刺入 0.5~1 寸，可灸，艾条灸或艾炷灸均可。

命门 GV 4

命门是生命的门户，在中医学中有多重含义。一是指眼睛，《灵枢·根结》说："太阳根于至阴，结于命门。命门者，目也。"后来吴崑注中指为睛明穴。二是指脏器，为原气所系的部位，为生命的根本与起源，《难经·三十六难》说："脏各有一耳，肾独有两者，何也？然，肾两者，非皆肾也。其左者为肾，右者为命门。命门者，诸神精之所舍，原气之所系也。男子以藏精，女子以系胞。故知肾有一也。"《三十九难》说："其气与肾通，故言脏有六也。"三是指腧穴，命门穴在脊柱区，第 2 腰椎棘突下凹陷中，后正中线上。

命即生命，门即门户，肾为生命之源，命门穴前面与脐相对，在

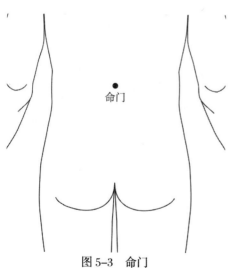

图 5-3 命门

两肾之间，为肾气出入之门户，故名命门。《黄帝明堂经》中"命门，一名属累，在第十四椎节下间，督脉气所发，伏而取之"。就是说取穴可以选俯卧位，从大椎起数到第 14 椎节下，或从髂前上棘处向上数两节脊椎，其棘突下即是该穴；或肚脐水平线与后正中线交点，按压有凹陷处取穴亦可。古人取穴比较"认真"，因为该穴与脐相对，《医学纲目》等文献中便非得拿个棍子量量不可，"若取可正身立，用一杖自地量至脐，截断，却移向后量脊，杖头截处是穴也"。

命门穴处有棘上韧带、棘间韧带和弓间韧带，浅层主要布有第 2 腰神经后支的内侧支，深层有第 1 腰神经后支的分支。血管有腰动、静脉，深处有棘间的椎外（后）静脉丛和第 1 腰动、静脉背侧支的分支或属支。

命门穴的功效主要为局部作用，可治疗男科、妇科疾病，因为在第 2 腰神经处，又是子宫全切术、剖宫产手术等盆腔手术的针麻用穴。

在《黄帝明堂经》中，命门穴可治疗"头痛如破，身热如火，汗不出，瘛疭里急，腰腹相引痛"。《铜人腧穴针灸图经》的内容与之几乎相同。后来的南京版《针灸学》中又几乎照搬了该主治，并增加了赤白带下、遗精、白浊、肠风、久痔等内容。而到了后期的《针灸学》教材中，则基本上只保留了腰脊强痛这一症状和男科、妇科的内容。那么，《黄帝明堂经》中所记载的命门穴可治疗的是一种疾病还是一组症状呢？我个人认为是一种疾病，即西医学的蛛网膜下腔出血或脑膜炎。先来看原文中的"头痛如破"，蛛网膜下腔出血的病人最突出的症状就是剧烈头痛，呈胀痛或爆裂样疼痛，难以忍受，与原文所述非常吻合，是典型的脑膜刺激征之一；其次的症状是"身热如火"，而这在两病中也是最常见的症状。两种疾病的少数病人可出现癫痫发作，发病几小时后可出现脑膜刺激征——颈部强直、头痛、呕吐等。唯一可疑问的是原文中作"汗不出"，而临床上病人往往由于疼痛剧烈会全身出冷汗。因为没有做古代文献研究，我不知道是不是误写。在西医临床中，诊断与治疗蛛网膜下腔出血往往会采用腰椎穿刺的方法，一旦脑脊髓液流出，颅内压力减轻，头痛也会随之减轻。腰椎穿刺的部位在第 2 腰椎至第 1 骶椎（以第 3~第 4 腰椎为主）的椎间隙，而命门穴正在第 2 腰椎的椎间隙中。《针灸大成》中命门治"小儿发痫张口摇头，身反折角弓"，虽然还不能确定明朝时是否已有脑脊髓膜炎的流行，但这一表述非常像小儿流脑或乙脑的发病特征。

在《千金翼方》中，命门可以治疗腰痛，"腰痛不得动者，令病人正立，以竹杖拄地度至脐，取杖度背脊，灸杖头处，随年壮"。效果毋庸置疑，"良"。但好笑的是，书中提出"灸讫，藏竹杖，勿令人得之"。真是念完经后撵和尚——不知道是为了什么。其次，孙思邈提出该穴可治"丈夫痔，下血，脱肛，不食，长泄痢，妇人崩中去血，带下淋露，去赤白杂汁，皆灸之"。这是指命门可治疗男科、妇科及前后阴的疾病。所以后来的《针灸玉龙歌》说"老人肾弱小便多，夜间起动若如何。命门若得金针助，肾俞加艾疾皆和"。

临床上以命门穴治疗男女不孕不育或阳痿、早泄、性冷淡等，均有效果。我曾治疗一例男性不育患者，婚后多年不育，夫妻关系非常紧张。查病人精子液化程度及活精数量均低于正常。病人腰部冷痛，常欲卧于热炕上，即使夏天也着高腰长裤。我为其针刺加艾灸命门等穴，畏冷症状渐渐消失，病人自觉精力旺盛，遂停止治疗。一年后，其妻已怀孕。

该穴针刺时直刺 0.5~1.5 寸。刺入过深时会有麻电感向下肢放射。

该穴可灸，艾条灸或艾炷灸均可，亦可进行艾灸盒。

筋缩 GV 8

筋缩本来是一种症状，指筋脉挛急不舒、疼痛，"血脉已枯，束骨之筋，失其滋养，故筋缩，不得屈伸"（《医门补要》）。《脉经》卷三说"脉弗营则筋缩急"。但将筋缩作为腧穴的名称，说明该穴的功能与筋有关。

《黄帝明堂经》说："筋缩在第九节椎节下间，督脉气所发，俯而取之。"腧穴定位于脊柱区，第 9 胸椎棘突下凹陷中，后正中线上，与肝俞在同一水平线上。《说文》说"筋，肉之力也"，为附着在骨上的韧带，引申为肌肉的通称。缩，《说文》解

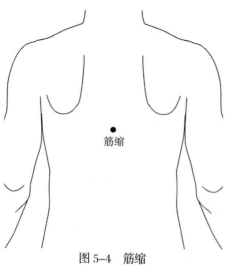

图 5-4　筋缩

释："缩，乱也"。纵放擘缩，乃乱之义。肝主筋，诸风掉眩皆属于肝，筋缩可治瘛疭、脊强、天吊诸般抽搐筋挛之症。"人之俯仰，在乎脊筋之伸缩，伸而不缩，则脊强矣；缩而不伸，则伛偻矣，此穴正在脊中之上，当脊筋伸缩之际，故曰筋缩"（《经穴解》）。

该穴可用简易方法取穴，背部两侧肩胛下角一般平第 7 胸椎，在后部正中线处依次向下推 2 个椎体，其下缘凹陷处即是筋缩穴。筋缩穴局部解剖与督脉上的其他腧穴一样，其深处为棘上韧带和棘间韧带，浅层有胸神经后支的皮支分布，深层有胸神经和肋间后动脉背侧支分布。胸神经前支负责躯体神经，后支为内脏神经，由交感及副交感神经构成，第 8、第 9 胸神经调节肝、胃、肾上腺，第 9、第 10 胸神经调节睾丸、卵巢、子宫、肾。

《黄帝明堂经》说筋缩主"小儿惊痫，瘛疭，狂走，癫疾，脊急强，目转上眴"。《针方六集》中该穴还主"寒热进退，四肢拘挛"。说明筋缩一穴还真的可以治疗筋缩。现代临床中还有一种属于亚健康状态的筋缩，主要表现为随着年龄增长肌肉弹性和韧度逐渐下降，关节的活动范围变小，部分神经、血管受到压迫，四肢麻木，活动迟缓。而且，由于生活方式的改变，许多办公族长期处于低头伛偻的状态，造成肩颈腰等部位的肌肉僵硬、挛缩，也会导致头痛头晕、腰酸背痛。临床上遇到这种情形时，大多可在筋缩穴处诊查到有明显压痛，使用该穴，效果事半功倍。《扁鹊神应针灸玉龙经·盘石金直刺秘传》（以下称《盘石金直刺秘传》）中说"风湿相搏，脊膂连腰强痛，痛则灸筋缩，麻木补肩井"，说的也是类似病况。不过，在治疗后要提醒病人注意进行瑜伽等锻炼，以预防疾病加重或再次发作。

我个人在临床上还有体会，不少情绪抑郁、多思多虑的人，前胸膻中及后背筋缩穴处往往有明显压痛。治疗后，随着情绪的改善，抑郁症状的缓解，压痛也会明显减轻。

筋缩处可浅刺或向上斜刺 0.5 寸左右，有酸胀或酸麻感即止，防止过深刺伤脊髓。安全起见，也可用该水平节段的华佗夹脊穴，斜向棘突处进针。

筋缩也可用灸法，艾炷灸或艾条灸均可。不过，最方便且有效的，还是按摩法。可采用点按或拨法，据接受治疗的抑郁症患者反映，点按该穴后，会有体内气机流动的感觉。可观察到的现象是病人会有呃逆或矢气，而且是连续进行的，此时会觉得中医所谓的肝气郁结颇有道理。病人自己可感觉到的，是胸部憋闷感渐渐散去，有云开日出之感，且身体原有的各处肌肉酸痛感亦减轻。曾有一位清华大学的学生，因课业压力重，经常熬夜，情绪压抑，不得舒解，睡眠时多梦见考试的场景，梦中不是来不及做完卷子，就是考试中笔找不到了。其面色晦暗，眼下乌青，肩颈背部俱痛，尤其是筋缩处压痛明显，辨证属于中医所谓的肝经郁滞。按压并针刺筋缩后，病人一方面感觉脊柱疼痛减轻，一方面开始连续打嗝，气散后面色也渐好转。

身柱 GV 12

身柱穴在脊柱区，第3胸椎棘突下凹陷中，后正中线上。《素问·刺热》曰："热病气穴，三椎下间主胸中热。"《黄帝明堂经》说是"督脉气所发"，主病为"身热狂走，谵语见鬼，瘈疭，癫疾，怒欲杀人"。

《说文》云："柱之言主也。屋之主也"。督脉就在人体的脊柱上，在许多说书人口中，古人行礼时的动作叫作"推金山，倒玉柱"。下跪时，人首先是下蹲，利用身体上部的重力向前下方倾倒，因此叫作"推金山"；下跪后，人的脊柱向前下方倾倒，故称"倒玉柱"；上身倾倒后，头会自然地低向胸部，做到"纳头就拜"，从而完成礼节。此穴在第3胸椎下，上连头项，下通背腰，取穴时要"俯而取之"，如一身之支柱，故名身柱。

同其他督脉上的腧穴一样，身柱穴下依次为皮肤、皮下组织、棘上韧带、棘间韧带。浅层主要布有第3胸神经后支的内侧皮支和伴行的动、静脉。深层有棘突间的椎外（后）静脉丛，第3胸神经后支的分支和第3肋间后动、静脉背侧支的分支或属支。

《黄帝明堂经》中身柱的主要作

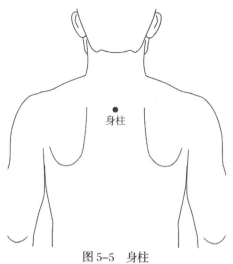

图5-5　身柱

用有三。

一是治疗肺及寒热病症。因肺主皮毛，督脉为阳脉之海，因而身柱可通调阳气、宣散解表、通畅肺气。《针灸玉龙歌》云："忽然咳嗽腰脊痛，身柱由来灸便轻。"临床中我曾治疗过一些肺结核病人，针刺或艾灸身柱后，病情均得以明显缓解，结核病灶的吸收时间之快令呼吸科医生吃惊。许多小儿外感发热、咳嗽，其实都可以不药而愈，治疗方法就是灸身柱。我母亲是名资深西医，从一家综合性三甲医院院长位置上退休后开始自学中医，她的几个外孙幼时发烧，她都坚决不用西药，而是为他们艾灸。只有一次，最小的孙子半夜发烧，时值深冬，因怕孩子冻着，她点燃艾条举着在棉被里为孩子艾灸身柱，结果差点点燃了被子。其实艾灸身柱不仅可以治疗感冒发热，更可以增强孩子体质，网上传还有助于儿童长高。在日本，身柱穴被誉为"小儿百病之灸点"。日本针灸名家代田文志曾于 1938 年在长野县小学为身体素质虚弱，容易感冒，患有贫血、遗尿、消化不良的小学生集体施灸身柱穴，连灸了 1 个月后，被灸学生的食欲、体重都明显增加，学习成绩也普遍提高。灸到半年时，许多慢性疾病均告痊愈。

二是治疗神志类疾病。因为督脉"入属于脑"，脑为"元神之府"，因此对于一些癫狂、痫、神志不清的疾病有疗效。如《针灸大成》中说"《难经》云治洪长伏三脉，风痫、惊痫发狂，恶人与火，灸三椎、九椎"。其中三椎指的是身柱，九椎指的是筋缩。《灸法秘传》中将身柱列为治疗小儿惊风的第一要穴，"急惊者，忽然搐搦，身体壮热，面红唇赤，牙闭痰迷，兼之二便不通，宜灸身柱、曲池"。至于为什么《黄帝明堂经》中说身柱可治疗"怒欲杀人"，这是个什么样的疾病等问题，因为临床中未曾涉及过，我也没想明白。

由于身柱穴位于脊柱上，刺激该穴亦可同时刺激项韧带、头夹肌、颈夹肌与斜方肌，因此，第 3 方面的作用是治疗腰脊疼痛，《窦太师针经》中说"治一切咳嗽等症，先补后泻；哮喘，腰脊强痛，先泻后补"。

身柱穴可刺，刺时针尖微向上，进针半寸左右，针刺时有酸胀感，向下或向两肩、两上肢扩散，甚至向全身发散。如果刺入过深，或出现麻电感时应立即停针，以防损伤脊髓，甚而出现脊休克。

身柱宜灸，可用艾炷灸 3~7 壮，或艾条灸 5~15 分钟，不过艾灸时应注意安全，做好消防、防烫等防护措施。也可进行药物灸或天灸，每年三伏时，对于体质虚弱，易外感者，可进行药物的贴敷。《外台寿世方》中就记载了一个治疗哮喘的药物灸的方法："治哮吼妙法（喉内有声而气喘者是），病发先一时，用凤仙花（又名指甲草）连根带叶熬出浓汁，乘热蘸汁在背心上用力擦洗，冷则随换，以擦至极热为止"。这是发作时的治疗措施。在间歇期的药物贴敷治疗"则用生姜擦之，再用白芥子三两，轻粉、白芷各三钱，共研为末，蜂蜜调匀作饼，火上烘热，贴背心第三节骨上，贴过热痛难忍，正是拨动病根，务必极力忍耐，切勿轻易揭去，冷则将药饼取下，烘热再贴，一饼可贴二三日。无论病愈未愈，多备药饼换贴，不可间断，轻则贴一二日，重则贴三四日或五六日，永不再发"。目前临床上所用的三伏贴，处方与之比较类似，只是不再使用轻粉这样的含汞化合物，而换以半夏、甘遂等类似的刺激性药物。

可经常揉按身柱穴，以局部有刺痛感为宜，每次揉按 3~5 分钟，可治气喘、感冒、咳嗽、肺结核，以及因咳嗽导致的肩背疼痛等疾病，也可起到强身健体的作用。

大椎 GV 14

大椎穴在脊柱区，第 7 颈椎棘突下凹陷中，后正中线上，为督脉与三阳之会。该腧穴取穴时可取坐位或俯伏位，颈后隆起最高者为第 1 胸椎，能屈伸转动者为第 7 颈椎，于两椎间取穴，约与肩相平。

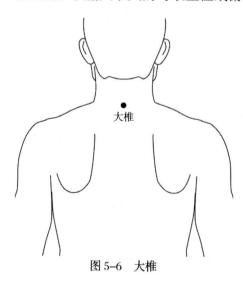

图 5-6　大椎

《素问·骨空论》中论"灸寒热之法，先灸项大椎，以年为壮数"。《肘后备急方》有"大椎在项上大节高起者"。黄龙祥先生认为，此二处指的都是"大椎骨"，即第 1 胸椎，与大椎穴并不是一回事。解剖学中，未成年前椎骨有 32~34 块，即颈椎7 块、胸椎 12 块、腰椎 5 块、骶椎5 块、尾椎 3~5 块；青春期后 5 块骶椎融合成 1 块骶骨，3~5 块尾椎融合成 1 块尾骨，因而成年人椎骨共有 26 块。其中最后一节颈椎骨又称隆椎，棘突特别长，末端不分叉，稍低头时，可活动，可与高隆起但不能活动的第 1 胸椎相鉴别。因而第 7 颈椎在颈后正中线上很容易看到和摸到，常作为记数椎骨的标志，其棘突下方凹陷处为中医所称"大椎穴"。

因大椎与大杼写法相近，世人容易相混，但若弄清楚字形字义，可能也就能弄清楚二者的真正区别了。杼者，《说文》解释其原意是织布机上的梭子，"机之持纬者"。以背部为布匹，经线即是正中脊柱、脊柱旁开 1.5 寸的背俞穴系列、脊柱旁开 3 寸的肩胛骨内侧列；而纬线则是一节节椎骨。第 1 节椎骨便是大椎骨，《黄帝内经太素》说"大椎以下至尻二十节间各一，骶下凡二十一节，脊椎法"。《备急千金要方》中称"第一椎名大杼"。此处的大椎、大杼指的都是骨，而不是穴。根据《黄帝明堂经》，大椎穴是"在第一椎上陷者中，三阳督脉之会"，即在第 7 颈椎与第 1 胸椎之间的凹陷中。而根据《黄帝内经太素》，大杼穴在"大杼上两旁各一，凡二穴"。《难经本义》说"骨会大杼，骨病治此""骨者髓所养，髓自脑下注于大杼，大杼渗入脊心，下贯尾骶，渗诸骨节，故骨之气皆会于此"。大椎与大杼之间形成的是一个扁扁的等腰三角形。

大椎穴下依次为皮肤、皮下组织、棘上韧带、棘间韧带。浅层主要布有第 8 颈神经后支的内侧皮支和棘突间皮下静脉丛。深层有棘突间的椎外（后）静脉丛、第 8 颈神经后支的分支。

《针灸甲乙经》中说："伤寒热盛，烦呕，大椎主之……痉，脊强互引，恶风时振栗，喉痹，大气满喘，胸中郁郁气热，眩眩，项强，寒热，僵仆不能久立，烦满里急，身不安席，大椎主之"。其中将治疗热病作为大椎穴的首要功能。在《窦太师针经》中便提到，大椎"治一切虚劳发热""浑身发热"。《千金翼方》中载有治疗时气温病，即流行性疾病的针灸方："诸烦热时气温病，灸大椎百壮，针入三分泻之，横三间寸灸之"。横三间寸是个灸法的术语，《备急千金要方》中解释说："凡经云横三间寸者，则是三灸两寸间，一寸有三灸，灸有三分，三壮之处即为一寸"。意指 3 个底径为 3 分的艾炷横行排列，其两端间的距离当为 1 寸。治疗热病，针或灸大椎均可，方中详记了刺激量。现在临床上，遇到外感发热、虚劳发热，甚至一些癌性的发热，大椎都有一定的作用。其中以外感发热效果最快捷，常常可以针刺或以三棱针点刺，配合拔罐或走罐疗法，往往可缩短感冒的过程，减轻感冒症状。

我曾治疗一例初三女生，因进入初三学习压力陡增，加上中考需要体测，学校的体育课也增多了。那个平常不怎么爱锻炼身体的孩子一上体育课便开始发热。一开始是高热，以为是感冒了，在家休息几天，体温便恢复正常。但一回学校，尤其是一上体育课，体温便又上来。反复几次之后，热度干脆持续不退了。这时候家长与老师才觉得事情不对头。去医院检查，各项血液指标均不正常，当地医院考虑是血液病，推荐孩子到协和医院详细诊治。协和医院给予激素治疗后，孩子体温降到38度便死活不肯再下降了。到我接手该病人时，她已连续发热46天。原本孩子挺瘦，在发热的几个月内长高了近5cm，服用激素后开始"横向发展"，短短十几天就差不多胖了10斤。从中医的角度诊查，患儿最初应当是气虚发热，益气升阳就可以解决问题。但目前舌红，脉细数，应当就是中医所说的内热，并且稍有伤气伤阴的迹象。由于激素等各种药物的使用，使得病人阴阳气血的虚实表现得并不典型。问病人发热时有什么不舒服，病人回复说，只是觉得颈背部不舒服得厉害，可能是复习功课看书造成的。其实不然，自从住院后，患者基本没有再怎么看过书，这是典型的"项背强几几"的表现。于是治疗变得特别简单，我给病人刺大椎，配合拔罐，并开了葛根汤加味口服的汤药。1周后，病人从协和医院出院返回老家，赶上了正常中考时间，成绩相对还比较理想。《伤寒论》中就有外感病刺大椎的记载："太阳与少阳并病，头项强痛，或眩冒，时如结胸，心下痞硬者，当刺大椎第一间肺俞、肝俞，慎不可发汗，发汗则谵语，脉弦。五日谵语不止，当刺期门……太阳少阳并病，心下硬，颈项强而眩者，当刺大椎、肺俞、肝俞，慎勿下之"。不过书中所论述的病症比上述病例要复杂得多。在《盘石金直刺秘传》中也有类似的描述，"伤寒项强，腠理不密，风邪流注经络，以致不得位"，治疗的腧穴中就有大椎，不过，用的是其别名"百劳"。

在《备急千金要方》中还记载了本穴对疟疾发热的治疗。疟疾是经按蚊叮咬或输入带疟原虫者的血液而感染疟原虫所引起的虫媒传染病，其典型表现是往来寒热，就是老百姓俗称的"打摆子"。热播剧《亮剑》中就有一个情节，在突围的危急时刻，团长李云龙突然打起了摆子，情景特别令人揪心。疟疾这种病有潜伏期、发作期和间歇期，发作期又分为寒战期和发热期。发作期主要的症状表现先是畏寒，四末发凉，然后后背及全身发冷，口唇、指甲发绀，面色苍白，全身肌肉关节酸痛，全身发抖，牙齿打战。这种寒战持续几十分钟后，病人感觉从冰窖转到火炉里。面色发红，体温上升，通常寒战越重体温越高，甚至可出现烦躁、谵妄、抽搐、头痛、恶心呕吐等症状。疟疾的治疗目前青蒿素类产品使用最为广泛。2015 年 10月，中国中医科学院中药研究所的屠呦呦研究员因青蒿素的发现及应用而获得当年的诺贝尔生理学或医学奖。但在没有青蒿素，甚至没有奎宁的时代，针灸如何治疗疟疾呢？《备急千金要方》说："凡灸疟者，必先问其病之所先发者先灸之。从头项发者，于未发前预灸大椎尖头，渐灸过时止；从腰脊发者，灸肾俞百壮；从手臂发者，灸三间。"另一组方案是"疟，灸上星及大椎，至发时令满百壮，灸艾炷如黍米粒。俗人不解取穴，务大壮也"。《千金翼方》在类似的条文中特别注明两点，一是"从未发前灸大椎，至发时满百壮"，说明是要在疟疾的间歇期开始治疗，治疗方法以灸大椎为主，或配合其他的腧穴，用艾炷灸，穴位一定要准确；二是"无不瘥"，说明疗效很好。在疟疾发作期之前就进行治疗，是中医治未病特色的体现，正如《灵枢·逆顺》中所言："兵法曰：无迎逢逢之气，无击堂堂之阵。刺法曰：无刺熇熇之热，无刺漉漉之汗，无刺浑浑之脉，无刺病与脉相逆者"。而高明的医生治疗疾病，是要在其未发作前即进行及时的治疗、有效的干预。所谓"上工，刺其未生者也；其次，刺其未盛者也；其次，刺其已衰者也。下工，刺其方袭者也，与其形之盛者也，与其病之与脉相逆者也"。

现代临床中，大椎也是个提高全身免疫力的保健要穴。经常刺激可以有效提高免疫力，预防各种传染性疾病，且对肿瘤恢复期的病人也有很好的康复作用。除此之外，许多肺系病变及后背局部问题，也可使用大椎来解决。如《铜人腧穴针灸图经》说："疗五劳七伤，温疟，痎疟，气疰，背膊拘急，颈项强不得回顾，风劳食气。"《针灸大成》说："主肺胀胁满，呕吐上气，五劳七伤，乏力，温疟，痎疟，气注背膊拘急，颈项强不得回顾，风劳，食气，骨热，前板齿燥。"其中都提及对五劳七伤的治疗。《素问·宣明五气》中有明确所指，五劳指久视伤血，劳于心也，心劳则神损；久卧伤气，劳于肺也，肺劳则气损；久坐伤肉，劳于脾也，脾劳则食损；久立伤骨，劳于肾也，肾劳则精损；久行伤筋，劳于肝也，肝劳则血损。七伤则是指七情所伤，大饱伤脾胃，大怒气逆伤肝，强力举重、久坐湿地伤肾，形寒饮冷伤肺，忧愁思虑伤心，风雨寒暑伤形，恐惧不节伤志等。后世的文学作品中将五劳七伤总结为成语，用来代指所有虚弱性的疾病。

不少人，尤其是比较肥胖的人，会在大椎处出现一个隆起凸出的大包，美容界的"创新者"们称其为"富贵包"，言其是富贵人所得。其实，这是由于颈椎前探，胸椎过度后凸，颈胸椎肌肉力量不足等原因造成的颈胸椎曲度代偿性改变。"富贵包"局部肌肉与筋膜痉挛，会对脊神经造成卡压，出现上背部的疼痛酸胀及上肢的麻木、疼痛等。而针刺、艾灸或按摩大椎则有助于改善上述症状。

大椎穴可向上斜刺 0.5~1 寸，缓缓进针，其酸胀或麻电感可向脊柱下方或上方颈部传导。如刺入过深，或出现前胸、胁、腰部的触电感，或麻电感到达上、下肢时，应立即停针，防止出现脊休克。

在大椎穴处以三棱针点刺出血可起到泻热的作用，对外感发热、咳嗽痰稠、面部痤疮等，均有效果。本人曾治愈过一例幼年即患哮喘的病人，病人因觉病情多日未发，饮食上不免放肆，连日烧烤、撸串儿，各种肥腻辛辣之品一概不忌，琼浆美酒也肆意纵情。终于一日，病人出现咳嗽痰多而黄稠，虽然哮喘尚未发作，但其已知不妙，急忙来诊，如实告知各种实情。于是施以大椎刺络拔罐法，局部出黑血如块后，病情得以缓解。后来屡犯饮食之戒，也屡以此法缓解。对于男女青年脸上的痤疮，面部出油多等，也常以此法治之。有些年轻人甚至会定期来诊，自觉要求在大椎处刺络拔罐，以达到祛痘白肤等美容效果。这是历代针灸文献中未曾记载的功效，也是针灸人与时俱进发现的大椎的作用。

对于一些不方便经常来诊，或常规针刺治疗效果不理想的病人，在大椎处埋线也是非常有效的临床常用的方法。埋线疗法是将人体可吸收的小段羊肠线包埋在腧穴处的皮下，利用物理与化学的双重作用长期刺激腧穴，从而达到治疗效果。比较典型的病人是位非常优秀的农业科学家，是许多美味蔬果的培育研发者，久患哮喘、鼻炎，多方医治无效。我接手后，先是对其进行普通的针灸治疗，有一定效果，发作程度及频率均减弱。在第1个月治疗结束时，他因赴日本考察，一周多的时间不能来治疗。于是我便在大椎及周围处为其进行埋线治疗，结果从日本回来后，他大为兴奋。这期间虽然带足了喷雾剂却一次也未曾使用过，因为鼻炎或哮喘均未发作。此后这位科学家信心大增，又坚持治疗了两个月，终获痊愈。

有文献记载，在大椎穴以皮肤针击打，可改善椎基底部动脉的供血不足[①]。在奥地利做访问学者期间，我曾做了以电热砭石刺激大椎的人体试验，发现在不同人种的正常人身上，刺激大椎也可以有效地改善脑动脉的血流速度与血液灌注量[②]。

大椎穴可进行艾灸，保健灸的量一般为艾炷灸 3~7 壮，或艾条灸 5~15分钟。如果要加强保健作用，可采用瘢痕灸，也可以采用药物灸，或以天灸、三伏贴的方式进行。临床上我每年都会为上百名患慢性鼻炎、哮喘、支气管炎的病人进行三伏贴，冬病夏治，其中大椎就是一个必选的腧穴。

风府 GV 16

在腧穴系统中，名称中带风字的腧穴有 6 个，风门、风府、风池、风市、翳风、秉风，与风邪或风疾有关系。

风府穴在项部，当后发际正中直上 1 寸，枕外隆凸直下，两侧斜方肌之间的凹陷中。该穴出现在《灵枢·本输》中，"颈中央之脉，督脉也，名曰风府"。其功用可治疗风疾，《素问·骨空论》曰："大风颈项痛，刺风府，风府在上椎。"其穴与脑相连，《灵枢·海论》曰："脑为髓之海，其输上在于其盖，下在风府。"本穴为阳维脉、督脉的交会穴，为孙思邈十三鬼穴之一，"第六针，大椎上入发际一寸，名鬼枕"。

讨论风府之名，"风"即风邪，"府"即聚集处。此穴在枕下，可治风邪为病，所谓"风自后来者，此穴先受之"（《经穴解》），故名风府。

风府穴位于左右斜方肌之间，项韧带（左、右头半棘肌之间）以及左

① 李澎涛. 皮肤针击打大椎穴——治疗椎基底动脉供血不足.［J］四川中医，1987，5（9）：50.

② 黄涛，等. 电热砭石作用于大椎对脑动脉和皮肤血流影响的研究［J］. 中国中医基础医学杂志，2012，18（3）：312-314.

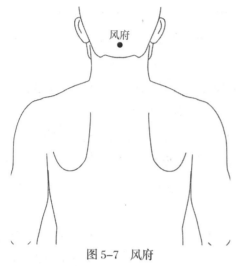

风府

图 5-7 风府

右头后大小直肌之间。浅层布有枕大神经和第3枕神经的分支及枕动、静脉的分支或属支，深层有枕下神经的分支。风府深处为脑干，位于大脑下方，是脊髓和间脑之间的中枢神经系统联结部分，自下而上由延髓、脑桥、中脑3部分组成，是人体的生命中枢。取该穴时采用正坐位，头稍仰，放松颈部斜方肌，从颈后发际正中上推至枕骨而止。

因风府穴的解剖定位以及与髓海的关系，其可治疗颈项强直等邻近器官的疾病和脑病。

《医学入门》有歌云："伤寒一日刺风府，阴阳分经次第取。"伤寒一日，邪在太阳，《伤寒论》中说"太阳之为病，脉浮，头项强痛而恶寒"，头项强痛即是风府的主治病症，"太阳病，初服桂枝汤，反烦不解者，先刺风池、风府，却与桂枝汤则愈"。因此，《席弘赋》总结说："风府风池寻得到，伤寒百病一时消。"临床上凡是风寒感冒引起的颈项不适，汗不出，甚至鼻塞、流涕等，均可使用风池、风府。《铜人腧穴针灸图经》中即说"治头痛，颈项急不得回顾，目眩，鼻衄，喉咽痛"。《扁鹊心书》说"风寒头痛，则发热恶寒，鼻塞，肢节痛……若患头风兼头晕者，刺风府穴"。《针灸集成》中记载治疗鼻流清涕："上星、人中、风府"。这些疾病从中医角度均被认为与外风有关，"风伤项急，始求于风府"（《通玄指要赋》）。

风府治疗脑病，则被认为与内风有关。

风府可治疗癫痫，如《备急千金要方》中说"膈痫之为病，目反，四肢不举，灸风府""马痫之为病，张口摇头，马鸣欲反折，灸项风府、脐中三壮"。无论是何种痫，其实都是西医学中所谓的大脑异常放电，表现或为全身强直－阵挛性发作，或为强直性发作，或为阵挛性发作等，与古籍中描述的基本一致。

风府可治疗中风相关疾病，如中风失音，舌缓不语等。如《备急千金要方》中该穴治疗"猥退风，半身不遂，失音不语者，灸百会，次灸本神，次灸承浆，次灸风府，次灸肩髃，次灸心俞"等。《盘石金直刺秘传》中载其治疗"中风暴失音，或言语塞者，先针合谷、次针风府，俱泻之""中风失音，舌缩，泻哑门穴，舌缓不语，泻风府穴"。这一功能在中风病的治疗中有非常重要的现实意义。临床中常常使用风府、哑门来治疗中风引起的假性延髓性麻痹，疗效确切。假性延髓性麻痹是由双侧上运动神经元（主要是运动皮质及其发出的皮质脑干束）病损使延髓运动性颅神经核（疑核以及脑桥三叉神经运动核）失去了上运动神经元的支配，发生中枢性瘫痪所致，临床表现为舌、软腭、咽喉、颜面和咀嚼肌的中枢性瘫痪，这些在中医古籍中表述为"失音""语謇""舌缩"等。话说"文革"时期，有位著名的自学针灸成才的卫生员，使用哑门、风府等穴，自己深刺超过 1.5 寸，至脊髓时，出现"脖子猛地一胀，眼冒金星、喉头发热、四肢发麻，像一股强烈的电流通遍全身"的针感。其后在辽源市聋哑学校的学生身上试验，结果 168 名聋哑学生中竟然有 149 名能开口说话了。这就是当时轰动全国的针灸奇迹，与针刺麻醉齐名。那位卫生员也因此享誉全国，中央新闻电影制片厂以此为蓝本制作了 80 分钟的大型彩色纪录片，宣传他的事迹。著名词作家王佐曾深入他的生活，专门为他创作出激情洋溢的歌曲《千年铁树开了花》。该奇迹是否可复制不可知，但对于因中风引起的"哑"的疗效却在临床中屡屡有验证。现代研究证实，针刺风府、哑门两个月后，患者血液凝固程度降低，纤溶时间显著缩短。说明针刺风府、哑门有促进血浆纤溶系统活性增强，使纤维蛋白原含量减少的作用，有利于脑出血部位血块的溶解、吸收。

该穴亦可治疗脑病神志错乱。《黄帝明堂经》说"狂易，多言不休，及狂走欲自杀，目反妄见"。这可能是《备急千金要方》认为风府为鬼穴的原因："邪病卧瞑瞑不自知，风府主之，一名鬼穴"。《肘后歌》说："狂言盗汗如见鬼，惺惺间使便下针。"

风府穴可针刺，针尖方向应朝向下颌或喉结方向，缓慢刺入 0.5~1 寸。如果向上朝向鼻尖方向，或深度超过 1.5 寸，则易刺伤脊髓。《圣济总录》说："针只可一寸以下，过度即令人哑。"但从"文革"时期的案例可见，风险越大可能疗效越好。分寸只在毫厘之间，只有"上工"才可把握。

现有文献多言该穴禁灸，《黄帝明堂经》说："禁不可灸，灸之令人喑。

刺入四分，留三呼。"但《针灸聚英》提出异议："按风府禁灸矣，项疽发于脑之下，项之上，此正风府穴分也，东垣先用火攻之策，以大炷艾如两核许者，攻之至百壮，岂疮家与诸病异治与？"项疽指的可能是后发际处的毛囊炎或蜂窝织炎，使用艾灸，针对的不是腧穴，而是病位，应该可以回答高氏《针灸聚英》的提问。

百会 GV 21

百会穴是我临床中使用最多的穴位之一，也是程氏针灸学派的常用穴之一。百会穴位于头顶正中线与两耳尖连线的交叉处，标准定位在头部，前发际正中直上5寸。人的颅顶呈卵圆形，光滑隆凸，由顶骨、额骨及部分颞骨和枕骨构成。额骨与顶骨之间的骨缝为冠状缝，两顶骨之间的为矢状缝，位于顶骨与枕骨之间的则是人字缝。小儿囟门未合，随着年龄增加，骨缝会逐渐融合。颅顶内面的正中线处有上矢状沟，沟两侧有许多颗粒小凹，百会穴就在沟中，取穴时可摸到明显的凹陷。

人是直立的动物，百会穴位于巅顶，位置最高，与天气相通。而狗、猫等动物的百会穴，则是在其最后一节腰椎与第1荐椎棘突之间，也是身体位置最高处。百会穴处的皮肤下有皮下组织、帽状腱膜及腱膜下疏松组织，分布有枕大神经分支，左右颞浅动、静脉和左右枕动、静脉的吻合网，血供十分丰富。因此，头皮针刺时，常常有出血或血肿的现象。

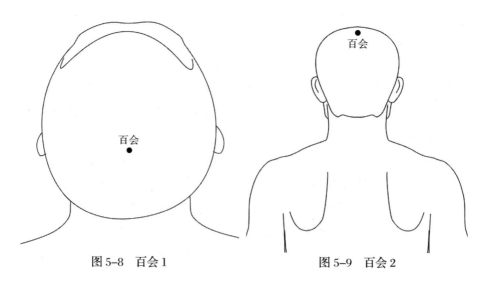

图5-8　百会1　　　　　图5-9　百会2

《黄帝明堂经》中说，百会为足太阳与督脉脉气所发，而许多文献认为百会为百脉之会，可贯达全身。考虑到头为诸阳之会，百脉之宗，百会穴为各经脉气汇聚之处有一定的道理。

百会穴可主治头目疾病及神志类病症。因督脉为"阳脉之海"，百会穴位于头顶部，可升提阳气，因此，程莘农院士认为该穴可类比补中益气汤中的升麻。参、芪等药有益气之功，但不一定能升清，加入少许升麻之后，借其引经作用，使清阳上升，气机鼓动，浊阴自然下降。根据《灵枢·终始》"病在下者高取之"的治疗原则，百会穴也是治疗气虚下陷的常用穴。

《铜人腧穴针灸图经》记载百会的功用："治小儿脱肛久不瘥，风痫，中风，角弓反张，或多哭言语不择，发即无时，盛则吐沫，心烦惊悸健忘，疭疟，耳鸣，耳聋，鼻塞，不闻香臭"。其中的脱肛，中医便认为是气虚下陷所致。

百会穴可治疗中风类疾病。所谓中风者，多因气血逆乱、脑脉痹阻或血溢于脑而出现突然昏仆、半身不遂、肢体麻木、舌蹇不语、口舌歪斜，偏身麻木等表现，这在西医学中属于神经科的范畴，英文中风病 stroke 的原义也是打击之下突然倒地。《标幽赋》中"太子暴死为厥，越人针维会而复醒"便讲了一个以百会（又称"维会"）治疗尸厥而起死回生的故事。故事的主人公是神医扁鹊，又名秦越人。《史记·扁鹊仓公列传》记载"其后扁鹊过虢，虢太子死"，虢太子的死因是"病血气不时，交错而不得泄，暴发于外，则为中害。精神不能止邪气，邪气蓄积而不得泄，是以阳缓而阴急，故暴厥而死"。发病时间是鸡鸣时，距离扁鹊见到他的时间应该有 5~6 个小时了。众人都认为太子死了，而扁鹊却说"若太子病，所谓尸厥者也。夫以阳入阴中，动胃缠缘，中经维络，别下于三焦、膀胱，是以阳脉下遂，阴脉上争，会气闭而不通，阴上而阳内行，下内鼓而不起，上外绝而不为使，上有绝阳之络，下有破阴之纽，破阴绝阳，色废脉乱，故形静如死状。太子未死也"。而且直截了当地说"闻太子不幸而死，臣能生之"。其治疗方法是"使弟子子阳厉针砥石，以取外三阳五会"，即用针石刺激三阳五会。很多学者都认为这一刺激部位便是百会。治疗后太子很快苏醒过来，苏醒之后又配合温熨及汤药等治疗，20 天后完全康复，原文说"有间，太子苏。乃使子豹为五分之熨，以八减之齐和煮之，以更熨两胁下。太子起坐。更适阴阳，但服汤二旬而复故"。由此，才留下了"起死回生"的成语。不过，当天下人都以为扁鹊能生死人的时候，扁鹊却冷静地说："越人非能生死人也，此自当生者，越人能使之起耳。"这是中国式的对医疗行业的客观认识。联想到近年来国内日益恶化的医患关系，个别病人对医疗的超高期待，才觉得这种认识与美国医生特鲁多的名言"有时去治愈，常常去帮助，总是去安慰"有着异同同工之妙。

扁鹊可取得疗效是因为百会位于头中，与脑关系密切，且督脉起于胞中，经肛门部贯脊上行，凡与中枢神经相关的病症均可用此穴治疗。所以后世文献，如《针灸大成》中说百会"主中风，言语謇涩，口噤不开，偏风，半身不遂，心烦闷"。其实，百会更重要的作用是益脑，治疗"惊悸，健忘，忘前失后，心神恍惚，无心力"等早老性痴呆的症状，这在社会日益老龄化的今天，非常具有现实意义。

百会对头面五官的疾病也有作用，如《针灸集成》中说："鼻流清涕：上星、人中，风府……复刺后穴：百劳、风池、百会、风门"。临床中百会通鼻窍的作用非常好，治疗"脑重鼻塞，头痛目眩"，可与上星等交替使用。在某次临床学术交流中我惊奇地发现，德国一个团队报告了研究针刺迎香通鼻窍的作用，采用的对照穴居然是百会，当然其对照研究的结果是迎香穴与对照组没有显著性差异。难怪早期的一些国外研究会屡屡得出针刺无效的结论，拿同样可以通鼻窍两个穴位进行对比，P 值肯定大于 0.05。除了治鼻病，百会还可以治疗"口噤不开，唇吻不收，喑不能言"（《医学纲目》）。

《针灸大成》中总结说百会"主头风中风……食无味，百病皆治"。因此，临床中病人无论何症，我皆多用百会。其思路有三个。一是基于程莘农院士的观点，取百会提升阳气之意。针灸的目的是激发人体正气，抗击邪气，调整阴阳。百会一穴提升阳气，便如在浇透油的干柴上落一点火星，片刻便火焰熊熊，可使气机流通，使治疗事半功倍。二是百会可救治头晕、头痛，也多可预防晕针现象的发生。三是在《医学入门》有"四关三部识其处"之说，所谓四关即是合谷、太冲，而三部指的是"大包为上部，天枢为中部，地机为下部。又百会一穴在头应天，璇玑一穴在胸应人，涌泉一穴在足应地，是谓三才"。凡临证一般不只用一穴，往往会考虑到上、中、下三部用穴，以应天、地、人三才。百会穴位于巅顶，可通天气，所以逢症多选此穴。

百会穴位于头顶的帽状腱膜处，不能直刺，一般沿皮刺 0.3~0.5 寸，也可向四周奇穴四神聪方向平刺 0.5~0.8 寸，一般来说针刺入浅时，针感不明显，刺入略深则出现局部酸胀，可扩散至头顶部。因 5 岁以下小儿囟门未闭，脑积水的患儿头大如方颅，针刺该穴时更应注意。

虽然有头发的干扰，古人还是认为百会穴宜灸。如《盘石金直刺秘传》说"中风后头痛如破，百会（灸，次用三棱针四旁刺之血出）、合谷（泻）"及《玉龙经》中"脑虚冷衄，风入脑久远成疾，宜灸囟会"。在《普济方》中还记载有这样一个风俗："北人始生子，则灸此穴，盖防他日惊风也"。这是预防小儿惊风的一个措施。

不过，古人也提醒灸量与灸次的限制，"凡灸头顶，不得过七壮，缘头顶皮薄，灸不宜多"（《圣济总录》）；"若频灸，恐拔气上，令人眼暗"（《太平圣惠方》）。如果灸多了或出现不良反应如何处理呢？《类经图翼》说可以停灸，并在局部四周用三棱针刺血，并予冷敷，防止眼底出血："若灸至百壮，停三五日后绕四畔，用三棱针出血，以井花水淋之，令气宣通，否则恐火气上壅，令人目暗"。《本草纲目》解释："平旦第一汲为井花水"。晨起打的第一桶水便是井花水，在此取的是冷敷作用。

按摩百会，既可醒脑明目，又可镇静安神。

素髎 GV 25

素髎一穴，正在鼻尖，《黄帝明堂经》说"一名面王，在鼻柱之端，督脉气所发"。《灵枢·五色》说"明堂者，鼻也""面王以上者，小肠也，面王以下者，膀胱子处也"。《黄帝内经灵枢注证发微》注解说"面王者，鼻隧之端也"。

对于素髎一穴的得名，有诸多解释。

其一为百度百科的解释，令人不知所云："素，古指白色的生绢，此指穴内气血为肺金之性的凉湿水气……面王名意指穴内气血为头面阳气冷降的地部经水"。

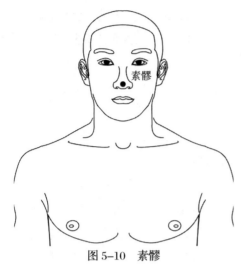

图5-10 素髎

其二为《经穴解》，清末的岳含珍解释说："素者，始也，顺也，洁也。人之生也先鼻，有始之义焉。自山根而下，至此而止，有顺之义也。穴在面中最高处，有洁之义焉，故曰素髎。"这个解释也有些令人看不懂。为什么人之生从鼻始呢？

其三是现代人柴铁劬的解释："其名之以素者，以鼻为肺窍，肺于五行属金，金于时为秋。于色为白，白为素色，金属素气，秋为素令，故名之以素也。又肺恶热而喜清，最宜清冷静洁，取名于素，意义深长。且寓有调和肺气之意。病准头赤者，火克金也。本穴治之有效，亦取用于素也"。此解释从穴位的主治疾病出发，差强人意。

其四是从兽医学出发的解释。《尔雅·释畜》中马有"白达素，县"。郭璞注："素，鼻茎也。"即鼻梁。指的就是鼻上面有白毛的马。《齐民要术》中解释："素，鼻孔上。"而且相马之术还说，好马"鼻孔欲得大。鼻头文如'王''火'字，欲得明"。若是鼻上面的白斑形成"王"字或"火"字的，这马便是极品，可得长寿。髎，指骨空。合起来素髎就是指鼻尖上由鼻翼软骨构成的骨孔。鉴于许多腧穴名称人与动物共有，如百会、八髎、足三里等，个人觉得，这个解释倒颇可信。同时，这也推翻了许多"中医黑"们认为针灸没有动物实验的谬论。

素髎穴处在鼻软骨形成的隙中，局部解剖有皮肤、皮下组织、鼻中隔软骨、鼻外侧软骨，布有眶下神经、筛前神经鼻外支及面动、静脉的鼻背支。

古代文献中，素髎的主治多局限于鼻病本身。《针灸甲乙经》说其主治为"鼻鼽涕出，中有悬痈宿肉，窒洞不通，不知香臭"。与《针灸大成》中的"鼻中鼻肉不消，多涕，生疮，鼻窒，喘息不利"基本一致，是指可治疗鼻鼽、鼻炎、鼻窦炎、鼻息肉、鼻局部疮疖以及因鼻病而引起的嗅觉减退、喘息。

但现代临床中，素髎的主治作用有了突破。比如，可以治疗一些急危重症，昏迷、惊厥、新生儿窒息、休克、呼吸衰竭等。黄龙祥先生认为，这些主治"未详所出，疑将下一穴'水沟'主治误置于此"。不过，由于鼻尖与人中沟解剖位置相近，其神经分布也类似，理论上，二者都应用于急救也是成立的。

素髎穴的刺激方法主要是针刺，《铜人针灸腧穴图经》中说该穴"《外台》云不宜灸。《千金》治鼻塞息肉不消，多涕生疮。针入一分"。因为鼻尖部主要是软骨，所以刺入不宜深。除了浅刺法，《循经考穴编》中还记载了按压止鼻出血的方法："鼻衄不止，亦主眼丹。法须以手从印堂按下至鼻尖数次，出血即愈"。

我患鼻炎时，被师兄针过素髎，感觉其使鼻通气的效果不如针迎香或刺激蝶腭神经节，因此，对鼻炎病人便少用此穴。但对患鼻疔、酒渣鼻的病人，多用此穴，点刺出血。也用此穴治疗一些血压低的病人，的确有即刻升压的效果。曾有一少女，立志从军报国，但体质素差，上体育课动作稍大都能晕倒，平素收缩压经常低于 90mmHg。一次夏日外出，恰在医院附近晕倒，其家人赶紧送到诊室，当时高压便只有 70mmHg。于是急针其百会、素髎，令其卧床休息。片刻后再量血压，已恢复正常。虽说百会也有升压作用，但我用此穴所救治者非一人，有时单用百会并不完全奏效，因而，该穴还是有一定的作用的。

在另外一套腧穴系统——面针疗法中，鼻尖部是脾点，因此，许多临床文献中都报道过，针刺该处可以治疗胃食管反流，甚至可以用来配合胃镜的操作，减轻胃肠道的刺激反应。也有报道说，对于血糖偏低，易饥饿的病人，如果不用针刺，用指甲掐或用手指按揉，也是有效果的。

该穴可直刺 0.1~0.3 寸，不可灸。

水沟 GV 26

水沟穴在面部，人中沟的上 1/3 与中 2/3 交点处。是督脉与手、足阳明经的交会穴。

水沟又称人中，在鼻与唇之间的纵行沟，即人中沟处，《针灸甲乙经》定位"水沟，在鼻柱下人中，督脉、手足阳明之会，直唇取之"。《灵

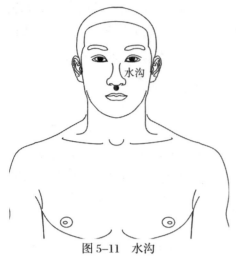

图5-11 水沟

枢·五色》中将头面五官与内脏疾病联系起来，成为中医面诊的理论基础。"庭者，首面也；阙上者，咽喉也；阙中者，肺也……面王以上者，小肠也，面王以下者，膀胱子处也"。所谓面王指的是鼻子，鼻下所对应的区域就是膀胱与子宫。有研究者观察了人中沟形态与子宫发育的关系，发现子宫正常者多见端直型、梨状型人中沟，而子宫不正常者多见平坦型、横凹型、狭窄型人中沟[①]。

简单地解释穴名，水即水液，沟即沟渠，此穴在人中沟处，形似水沟，故名水沟。称人中则中医有"天食人以五气，天气通于鼻；地食人以五味，地气通于口"（《冷庐医话》）之说。该穴正当鼻下口上，亦天之下、地之上，取人在其中，故名之。陈修园说："人之鼻下口上，水沟穴，一名人中。取身居乎天地中之义也。"水沟穴居人中沟的上、中1/3交界处，不居于中，说法亦有二。一是穴居通天气之鼻与纳地气之口之间，主治神昏恰为天地之气不通之症。刺之则脉气通，天地得以交通，故神清矣。且心居人身上1/3处，人中与之遥对，心主神，神昏亦心之大症也，亦现代人体黄金分割点之一例也。其二，《窦太师针经》描述说，水沟穴"在鼻柱下三分，口含水，凸珠上是穴"。我试着做了下，果然凸起处恰在鼻唇沟的上中1/3交点处。

水沟穴处局部解剖有口轮匝肌，分布有眶下神经的分支和上唇动、静脉。

水沟穴的作用大致有3方面。一是作为急救要穴。许多影视剧中都有这样的场景，遇到昏迷病人时，采用的急救措施就是掐人中，说明这种方法在中国已深入人心。该方法最早见于《肘后备急方》："救卒死……令爪

---

① 秦学义. 人中沟形态与子宫发育关系的临床观察 [J]. 陕西中医，1984，5（3）：11.

其病人人中，取醒"。爪就是用指甲掐。因为水沟穴位于三才的"人"部，上为"阳脉之海"的督脉，下为"阴脉之海"的任脉，督脉"入属于脑"，具有交通阴阳、醒神开窍、回阳救逆之功效，为醒脑开窍、宁心安神的要穴，可用于治疗各种神志昏迷、神志失常。所以，水沟穴还有鬼宫、鬼市、鬼客厅的别名。《说文·宫部》曰："宫，室也。"宫言其外之围绕，而室言其内。五音角、徵、宫、商、羽，宫为中，居中央唱四方，唱始施生，为四声纲也。《补辑肘后方》中记载："治卒死尸厥方：灸鼻下人中七壮。又灸阴囊下，去下部一寸，百壮。若妇人灸两乳中间，又云爪刺人中良久，又针人中至齿，立起。"据说，这是当年扁鹊传下来的，治疗的方法可以艾灸，可以爪掐，也可以以针重刺激。《窦太师针经》中用水沟治疗"中风不省人事，补泻；口眼㖞斜，先泻后补，禁灸"。其具体的补泻操作并不明确。在《盘石金直刺秘传》中，操作开始有些具体："中风，口噤齿紧，牙关不开，昏闷不省人事：先针中冲泻之，次针人中亦泻之，略醒可治，百病百得生也"。现代的许多针灸学教材都将该穴作为急救要穴之一，可治疗昏迷、晕厥、中风、中暑、休克、呼吸衰竭等急危重症。在石学敏院士团队提出的醒脑开窍针法治疗中风的方案中，针刺水沟穴便是首选，而且详细说明要刺激量足够，即向鼻中隔方向斜刺 0.3~0.5 寸，采用雀啄手法（泻法），以病人流出眼泪或眼窝湿润为度。

现代研究证实，针刺水沟有抗休克、调呼吸等作用，所以临床能救急。针刺实验性休克动物的"水沟"，可使呼吸及时加强，血压明显上升，对各种休克都有显著效果。能提高失血性休克的家兔血氧水平，使休克家兔心肌糖原活跃，增强心肌的能量供应；阻止休克家兔肾上腺髓质儿茶酚胺的减少，延缓休克的发展，降低休克动物的死亡率。总之，可使颈总动脉血流量明显增加，迅速改善昏迷、低血压以及失血性休克病人的全身血量分布。

在古代文献中所记述的本穴可治疗的急症多是"癫痫发狂"，如《太平圣惠方》中说："失笑无时，癫痫语不识尊卑，乍喜乍哭"。这是典型的神志错乱的表现。治疗的方法如同《肘后方》所言："治卒中邪魅恍惚振噤之方：灸鼻下人中，及两手足大指爪甲本。令艾丸半在爪上，半在内上，各七壮，不止，至十四壮便愈"。孙思邈的《备急千金要方》中载有十三鬼穴，水沟即为其一，可针可灸。《类经图翼》说："《千金》云此穴为鬼市，治百邪癫狂，此当在第一次下针。凡人中恶，先掐鼻下是也。鬼击卒死者，须即灸之。"我治疗过类似的病人，传统针灸方法效果有限，但因未试验该方法，不敢轻言。《席弘赋》中总结："人中治癫功最高，十三鬼穴不须饶"。治疗癫痫大发作，无论爪掐还是针刺，我在临床中都应用过，因病情不同，其效果也与前述精神错乱者不同。

水沟穴位于督脉，因督脉贯行腰脊，故《难经·二十九难》说"督之为病，脊强而厥"。因此，刺水沟穴疏利腰脊，可收立竿见影之效。如《窦太师针经》中即说"治一切腰背强痛，补泻，泻多；挫闪腰疼，泻"。《扁鹊神应玉龙经》总结说："脊膂强痛泻人中，挫闪腰疼亦可针。委中亦是腰疼穴，任君取用两相通"。并在后面注明具体的针法："人中，即水沟穴，在鼻下三分衔水突起处是穴，针三分，向上些，少泻无补，法灸七壮；委中，在膝后纹动脉中，针一寸，见血即愈"。腰痛之病临床常见，使用水沟治愈急性闪挫伤，腰痛不能俯仰的情况比比皆是。不过，通常腰两侧疼痛明显者，临床上常用经外奇穴腰痛点，而对于腰正中，即脊柱疼痛影响躯干活动的，才刺水沟。

又因为水沟穴位于头面部，是督脉与阳明经的交会穴，手阳明经循于口、齿、鼻、面部，故其有治疗头面五官病症的作用。其实，在《黄帝明堂经》中，有大量的该穴治疗五官疾病的表述："水肿，人中尽满，唇反者死。口不噤水浆，喎僻，暝目，鼻鼽不得息，鼻不收涕，不知香臭及衄不止"。唇反是脾气绝的危象，《灵枢·经脉》说"足太阴气绝者，则脉不荣肌肉。唇舌者，肌肉之本也。脉不荣，则肌肉软。肌肉软，则舌萎，人中满。人中满，则唇反。唇反者，肉先死，甲笃乙死，木胜土也"。临终前的病人多有人中沟变浅甚至变平、隆起的现象，应当就是《内经》所言的唇反，想来此时就是刺激水沟穴，作用也相当微弱了。暝，侧目的意思。暝目指的可能是眼神涣散，不能聚焦，或因为眼肌麻痹出现的斜视现象。鼻鼽不得息，是指鼻子不通气；鼻不收涕，就是指鼻涕长流，止不住。这是典型的鼻炎的表现。因此，在《黄帝明堂经》时期，人们认识的水沟的功效以局部作用为主。《盘石金直刺秘传》中还增加了对口齿病的治疗，如"上齿生疮，泻人中、关元；下齿生疮，泻承浆""口烂生疮，齿出血，刺人中、大陵，泻之"。这是典型的对牙龈炎的治疗。后来《针灸玉龙歌》总结说："口气由来最可憎，只因用意思苦劳神，大陵穴共人中泻，心藏清凉口气清。"我临床中曾治疗化妆品过敏病人，全脸红肿，痒痛如有虫咬，与《铜人腧穴针灸图经》中所记的几乎一样，"面肿唇动状如虫行，卒中恶"。对于过敏一症，由于其发病急骤，病情险恶，古人多认为是中恶。治疗时"风水面肿，针此一穴出水尽顿愈"。

针灸文献中还载有水沟可治疗消渴症，解释说是因为本穴为督脉与手阳明大肠之会穴，故亦能治失水致燥而致之消渴，但此消渴与现在人们普遍认识的消渴，即糖尿病造成的消渴不同，在《太平圣惠方》与《铜人腧穴针灸图经》中都提到，"疗消渴，饮水无多少"或"饮水无度"，但二书随后有"水气遍身肿"字样，说明并不是消渴病的饮一溲一症状，而是由于饮水过多而造成的水肿。

水沟穴可刺入 0.3~0.5 寸，用于急救时需强刺激，针尖愈向上，刺激强度愈大。《太平圣惠方》中提出"得气即演，徐徐出入，灸亦得，然不及针，雀粪大为艾炷，日灸三壮，至二百壮即罢"。

紧急时亦可用指甲掐。

印堂 GV 29

印堂在面部，两眉毛内侧端中间的凹陷中，是督脉的 29 号腧穴。为什么位于眉心处的印堂编号还在鼻尖处的素髎之后呢？没什么特别的，我上学的时候，印堂还是经外奇穴，归于督脉，"找到组织"是近十几年的事情。而国际编码不能因此做过度更改，于是印堂只能"委屈"地做了督脉腧穴中的老幺。

印堂不仅是腧穴的名称，更是部位名称。许多相术书中都说面相中印堂隆起者是大富大贵之人。其实，这一观点来自《灵枢·五色》，

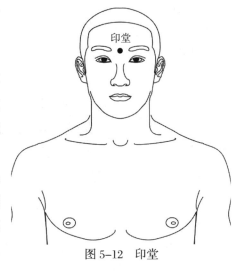

图 5-12 印堂

不过，所用的术语不太一样。《内经》中表明，五官高大平直端正是长寿的征象："黄帝曰：明堂者，鼻也；阙者，眉间也；庭者，颜也；蕃者，颊侧也；蔽者，耳门也。其间欲方大，去之十步，皆见于外，如是者，寿必中百岁……明堂骨高以起，平以直，五脏次于中央，六腑挟其两侧，首面上于阙庭，王宫在于下极，五脏安于胸中，真色以致，病色不见，明堂润泽以清，五官恶得无辨乎？"其中所谓阙者，指的就是印堂部位。据说在气功家眼中，印堂是上丹田，开天眼的所在。在中国的神话故事里，便有两位三只眼的神仙，一位是灵官马元帅，天上的星宿，也是老百姓常说的马王爷；还有一位是《西游记》里跟孙悟空打斗过的二郎神杨戬，据说是玉皇大帝的外甥，对天庭的旨意都可以听调不听宣的。他们的第3只眼都长在两眉之间的印堂处，而且还竖着长。据说这第3只眼可明察秋毫，区分善恶。无独有偶，在唐僧不远万里去取经的天竺，古代的瑜伽学者认为，前额的眉心是人的生命力的源泉，必须涂药膏加以保护。因此，在印度，妇女们都喜欢用朱砂、糯米和玫瑰花瓣等原料在眉心正中处点个吉祥痣，称为"迪勒格"。

印堂处的运动神经有面神经的颞支，支配降眉间肌；感觉神经分布有额神经的滑车上神经。血液供应来自滑车上动脉和眶上动脉的分支及伴行同名静脉。

印堂的主要功用是治疗头面部疾病。

一是治疗急、慢惊风。《扁鹊神应针灸玉龙经》说："孩子慢惊何可治，印堂刺入艾还加。"是指在治疗小儿慢惊风时，可针刺配合艾灸，刺激印堂。《窦太师针经》也将治疗此病作为该穴的首要用途。《针灸大全》中载还可配伍其他腧穴，"小儿急惊风，手足搐搦，印堂一穴、百会一穴、上星一穴、风门二穴"，主要以督脉及足太阳膀胱经腧穴进行救治。

二是治疗头痛、中风昏迷等与血压相关的一些疾病与症状。临床上凡血压增高而造成的头痛、眩晕，均采用该穴。更严重些的，如《乾坤生意》中所说，出现高血压危象，或出现子痫等症状，"治一切中风不省人事、风痫、瘛疭等证，印堂一穴在两眉中心，针一分，灸七壮"。曾有高龄孕妇，孕期血压持续增高。该病属于中医的子痫，医生本来建议引产，经针灸该穴等治疗保胎，至胎儿能存活月份分娩，虽生产过程中变化万端，意外不断，但最终还是有惊无险，母子均安，诚此穴之功。

在《针灸集成》中有个针灸处方非常有意思，治疗醉后头痛，醉头风，"痰饮滞饮滞于胃脘，口吐清涎，眩晕不省人事，或三五日不省者，不进饮食"，非常有现实意义，而且在文献中也不多见。"醉头风痛，中脘、风门、三里、印堂、攒竹、膻中……先去其气，化痰调脾进饮食，然后去其风痛也"。方子配伍得非常精妙，因头痛是饮酒饱醉而得，所以以中脘、三里健脾胃而消痰食，以风门、印堂、攒竹醒脑明目，通络止痛，以膻中开胸理气。如果效果不理想，书中说，那就再刺一遍中脘、膻中、三里、风门。说明对此治疗方法非常有信心。

三是治疗鼻病。临床上治疗普通鼻炎、过敏性鼻炎、鼻窦炎等，印堂均为必选穴，针刺时针尖朝向鼻尖方向。《针灸集成》中治疗"鼻衄不止"，选用了合谷、百会、上星的腧穴配伍，并给出了备选方"迎香、人中、印堂"。《针灸大成》中治疗"鼻生息肉，闭塞不通"，也选用了印堂、迎香、上星、风门。

四是治疗神志病。神志病包括范围比较广，如失眠、抑郁、焦虑、神志错乱、痴呆、记忆力减退等。20 世纪 80 年代，北京的一位精神科医生罗和春尝试将西医的电击疗法与中医的针灸疗法结合起来，电针百会、印堂治疗精神疾病，取得令人非常满意的效果[①]。之后有不少文献报道，该方法对于中风后抑郁、精神分裂症等均有非常好的效果，既减少了治疗精神病类西药给病人带来的副作用，又能使病情明显缓解。了解学习了此方法后，我临床上便经常以百会、印堂配伍双侧太阳进行电针治疗，对许多神志方面不正常的病人均有明显效果。一位失眠病人因紧张、焦虑数夜未眠，某次治疗中，针刺接通电针后，不到 5 分钟，病人即沉沉入睡。陪同的家人担心她醒后再发脾气，偷偷将其呼噜声录了下来。结果，半小时左右起针后，病人竟神采奕奕，心情大好。听到手机录下的自己的呼噜声，直说似乎这半个小时的睡眠把几天来的疲倦全部带走了。

印堂穴针刺时常可采用提捏进针法，即以押手提捏住眉心处的皮肤，右手持针沿皮刺入。用平刺法，针尖可向鼻尖方向。可也如《针灸玉龙

---

① 罗和春，等. 电针治疗情感性精神病（抑郁状态）疗效观察［J］. 中国针灸，1984,（4）：1.

歌》注中所言，透向攒竹穴，"针一分，沿皮先透左攒竹，补泻后转归原穴；透右攒竹，依上补泻……随证急慢补泻，急者慢补，慢者急补，通神之穴也"。《医学纲目》在上法之后增加了"弹针出血"。临床中灸印堂穴用得不多，《世医得效方》中提到治疗惊风时可灸，"艾炷如麦子大"，是建议麦粒灸。

令人比较舒服且愉悦的刺激方法，当然是按摩印堂。《保赤推拿法》中记载了小儿推拿中的"开天门"之法，"先从眉心向额上，推二十四数，谓之开天门"，有发汗解表、开窍醒神等作用，可以用来治疗大人、小儿的感冒、头痛、惊风等症。

第二节　任脉

中极 CV 3

许多体毛重的人，在身体下腹部的正中线上会出现毛发集中分布的现象；女性怀孕的过程中，也会在这条线上出现明显的色素沉着。这条线就是中医认为的任脉在体表的投影。中极穴就归属于任脉，位于下腹部，脐中下 4 寸，前正中线上，是足太阴脾经、足少阴肾经、足厥阴肝经、任脉等多条经脉的交会穴，是膀胱的募穴。

中极穴位于脐下，是人身元气汇聚之处。有关穴名，有几种不同的认识：

第一种观点认为"中"指人身上下之中；"极"指方位，极者最也，意为最中间。由于本穴位于人身上下左右之最中间，故名中极（《中国针灸学词典》）。赞同这种观点的文献相对比较集中，虽然表述方法各

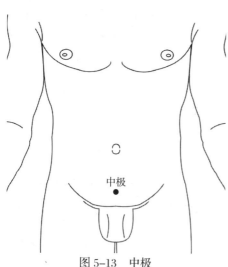

图 5-13　中极

有不同，但意思接近。

第二种观点认为本穴内应胞宫、精室。胞宫、精室为人体极内之处，犹房室之堂奥也，乃人体至中至极，故名中极（《针灸经穴解》）。

第三种则认为中极穴是任脉进入腹部的第一穴，"中指任脉在腹之中也；极者，自承浆而下，此为极处也。又自下而上，曲骨犹在骨，此则初入腹之第一穴也，故曰中极"（《经穴解》）。

中极除了腧穴名，还有不同的意义。如《备急千金要方·序例》中以心为中极，言其居于胸部之中心；《道经》中以脐为中极，言其在腹部之中心；而人身体的中极，《玄女经》中认为指阴道口。天上的中极指的是北极星，北斗七星被用来"定四时，分寒暑"，"斗柄东指，天下皆春；斗柄南指，天下皆夏；斗柄西指，天下皆秋；斗柄北指，天下皆冬"。古人通过观察北斗七星的斗柄方向变化认识季节更替。

中极穴皮肤之下为腹白线、腹横筋膜、腹膜外脂肪、壁腹膜，盆腔内浅层为膀胱、尿道；深层为子宫及阴道，最深处为直肠。腧穴皮肤浅层主要布有髂腹下神经的前皮支和腹壁浅动、静脉的分支或属支，深层有髂腹下神经的分支。

中极的主要功用是治疗泌尿生殖系统疾病。如泌尿系统病症表现为"淋，小便赤，尿道痛"（《太平圣惠方》）；"五淋，小便赤涩"（《铜人腧穴针灸图经》）；"小便频数""转脬不得尿"（《针灸聚英》《针灸大成》）等。这些症状可能是泌尿系统的感染或是肾气虚造成的膀胱功能失调。其中转脬是古病名，主要为表现为脐下急痛，小便不通，也称转胞，多数文献认为是孕妇临产前因胎重压迫膀胱而致。《古今医统大全》说："转脬病，多得于孕妇，及劳力负重，委曲作事之人。治法多用吐法，使其气正而后愈。"书中还记载有一个方子："治孕妇转脬，小便不通，及男子转脬皆效"。方中以"冬葵子、山栀子各半两，炒研，木通三钱，滑石半两"，用"螺肉捣膏或生葱汁调，贴脐中立通"。根据现代研究，针刺中极对膀胱功能有双相调节作用，对于膀胱神经无损伤的病人，可使紧张性膀胱内压降低，弛缓性膀胱内压升高；有神经系统疾病伴膀胱功能障碍的病人，以泻法刺激时，可使紧张性膀胱张力下降，松弛性膀胱张力增高。因为在膀胱神经支配完整的情况下，针刺中极、关元可引起副交感神经兴奋和交感神经抑制，从而导致膀胱逼尿肌的收缩和内括约肌的松弛。2017 年 6 月 27 日，《美国医学会杂志》在线刊登了由中国中医科学院首席研究员刘保延和主任医师刘志顺牵头完成的"电针对女性压力性尿失禁漏尿量疗效的随机临床试验"研究报告，证实了电针中髎、会阳等穴位可有效缓解女性漏尿的尴尬问题。虽然论文中用的不是中极穴，但临床上，中极穴同样有效。有临床报导，以此穴配合曲骨、地机等，可治疗术后造成的尿失禁或尿潴留等问题。

中极可治疗的妇科疾病包括"月事不调，血结成块，子门肿痛不端，小腹苦寒"（《针灸大成》），"经闭不痛""女子禁中痒""阴痒及痛，经闭不通""脐下结如覆杯"（《铜人腧穴针灸图经》）。这是指月经失调、痛经、阴道炎、子宫肿瘤等病症。同时还有"乳余疾"（《针灸甲乙经》），即产后疾病，《针灸大成》中称为"妇人产后恶露不行，胎衣不下"。除了治疗经、带、胎、产病外，中极还可治疗断绪。断绪也是古病名，出自《备急千金要方》卷二："妇人立身已来全不产，及断绪久不产三十年者"。意即不孕。《千金翼方》中提及中极，认为可治"崩中带下，因产恶露不止。妇人断绪最要穴"。中极治疗不孕症有多有效呢？《铜人腧穴针灸图经》中说"妇人断绪，四度针即有子"。《窦太师针经》中更夸张："专疗女人血气虚损。无子者，针灸三度立有孕"。中极的这一功能非常具有现实意义，由于各种因素影响，人们的生育年龄普遍推后，"断绪"问题成了非常大的困扰，临床中在助孕或调理备孕时，中极、关元等就是必选穴。诊室每年都会收到许多新爸新妈们送来的红鸡蛋、喜糖，或宝宝的照片和视频，中极等腧穴功不可没。

中极不仅可治妇产科病，也可治疗男科病，如"脐下疝"其实就是小腹疼痛，"丈夫失精"或"失精绝子"指的就是男子遗精或早泄，比较严重的情况还有"阳气虚惫"，指性功能出现障碍了。中极针刺或艾灸，均有一定的作用。临床上有许多病人，不仅有阳痿，还伴有前列腺的问题，如前列腺炎或前列腺增生、肥大等，引起小便频数、小便分叉、尿不干净，或尿等待等症状。治疗时单用中极一穴，深刺，令针感下传至尿道，则效果明显。病人反映，针后数日，小便畅快，且勃起明显。如果针感轻微或无针感，则基本无效。可能是只刺激到了尿道或相应的神经。

此外，中极还可治疗奔豚之症，如《备急千金要方》中"奔豚抢心不得息，灸中极五十壮"。

《黄帝明堂经》中认为，中极可刺入两寸，这是非常切合临床实际的，只有这个深度，才有可能刺激到尿道，再深，如窦太师认为的二寸半，则可针到子宫或精室。一般情况下该穴位可灸，不过，诸家文献都认为孕妇不可灸。实际上，也没有哪个孕妇憋到挺着大肚子来灸中极。但提及此事是因为许多人艾灸中极、关元等穴助孕，许多人在孕早期还不知道自己怀孕时灸过一两次，一旦确诊怀孕，往往紧张得不得了，追着医生问是否会对胎儿有影响。其实，那个时候还不是胎儿呢，只是一个在逐渐分裂着的细胞而已。所以，不必自己吓自己。

关元 CV 4

在中医学体系中，关元也是个多元的概念。在《类经图翼》中，关元为精血储藏之处，与腧穴关元的功能颇有相关之处。而腧穴关元出于《灵枢》，《寒热》篇中说："脐下三寸关元也。"关元穴是小肠的募穴，足少阴肾经、足太阴脾经、足厥阴肝经与任脉的交会穴。《素问·举痛论》说："冲脉起于关元。"

关元穴应该是人体中一个非常重要的腧穴。体现在什么地方呢？从各种文献找到的不同说法来看，它居然有十多个不同的名称，如下纪，"背与心相控而痛，所治天突与十椎及上纪。上纪者，胃脘也，下纪者，关元也"（《素问·气穴论》）；三结交，"身有所伤，血出多及中风寒，若有所堕坠，四肢懈惰不收，名曰体惰。取其小腹脐下三结交。三结交者，阳明太阴也，脐下三寸关元也"（《灵枢·寒热病》）；次门，"关元，小肠募也，一名次门，在脐下三寸，足三阴、任脉之会"（《黄帝明堂经》《针灸甲乙经》）；大中极、丹田（《针

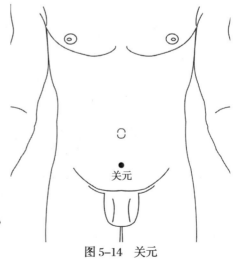

图 5-14　关元

灸资生经》）；关原（《灸法图残卷》）；大海、溺水（《难经集注·六十六难》杨注）；产门、血海、子宫、利机、精露、命门、气海、云出、脖胦、肓之原、下肓（《经穴纂要》《经脉发挥》）。但是，黄龙祥先生的《针灸腧穴通考》却只将次门穴作为关元的别称。因为本穴又称丹田，黄先生又提醒道家的丹田与针家的丹田有所不同①。

　　王执中在《针灸资生经》中讨论了石门、关元与丹田、大中极等不同穴名的关系，"脐下二寸名石门，《明堂》载《甲乙经》云：一名丹田。《千金》《素问注》亦谓丹田在脐下二寸，世医因是遂以石门为丹田，误矣。丹田乃在脐下三寸"。但是遗憾的是，王执中所说的丹田是指道家的丹田，"关元乃丹田也。诸经不言，惟《难经疏》云：丹田在脐下三寸，方员四寸，着脊梁两肾间中央赤是也。左青右白，上黄下黑，三寸法三光，四寸法四时，五色法五行。两肾间名大海，而贮其血气，亦名大中极，言取人身之上下四向最为中也"。道家丹田是修炼内丹中的精、气、神时用的术语，有上、中、下三丹田。上丹田为督脉印堂之处，又称"泥丸宫"；中丹田为胸中膻中穴处，为宗气之所聚；下丹田为任脉关元穴，脐下 3 寸之处，为藏精之所。但这些丹田虽然在腧穴处，但并不是腧穴，而是区域，或称为部位。有意思的是，有人做过测算，3 处丹田均在人体的黄金分割点处，如上丹田在两眉之间，从下巴算起，面部的长度乘以 0.618 的位置；中丹田在两乳之间，从下阴算起，躯干的长度乘以 0.618 的位置；下丹田在脐下 3 寸，从脚底算起，身高的长度乘以 0.618 的位置。

　　关元之名，简单的解释出自《中国针灸学辞典》，关即关藏，元即元气，此穴在脐下 3 寸，为关藏人身元气之处，故名关元；《经穴解》中释关元之名，是从关元为足三阴与任脉的交会穴角度，"足三阴上行入腹者，必会于此处，有关之象焉，以任脉在中，而三阴共会之，有元之义焉"。《针灸穴名解》的解释为"关，是闭藏之意。亦为枢机开合之关。元，气之始也，指元气"。腧穴处正当丹田，为人体真气、元气发生之地，呼吸之门，为全身脏腑、经络的根本，以其该处为人之根元，为下焦元阴元阳关藏出入之所。在关元处的胞宫，男子以藏精，女子主月事，以生养子息，为合和阴

---

① 《针灸腧穴通考》1293 页。

阳之门户，《医经精义》云"元阴元阳交关之所"，故名关元。这种说法听起来似乎更贴切合理。

关元穴位于脐下 3 寸，正是盆腔位置，盆腔内有膀胱、子宫等，腧穴局部有皮肤、皮下组织、腹白线、腹横筋膜、腹膜外脂肪、壁腹膜。浅层主要有十二胸神经前支的前皮支，深层有十二胸神经前支的分支。血管有腹壁浅动、静脉伴行。

关元穴可治疗泌尿、生殖及肠胃疾患，还可以用作保健穴。

其一，可以治疗泌尿系统的疾病。如《金匮要略·妇人妊娠病脉证并治》论述妇人在孕期由于胞胎压迫造成的小便不利，"妇人伤胎，怀身腹满，不得小便，从腰以下重，如有水气状，怀娠七月，太阴当养不养，此心气实，当刺泻劳宫及关元。小便微利则愈"。这一病症，在《备急千金要方》中写作"主胞闭塞，小便不通，劳热石淋"。其实这应该是两种病症，前者与《金匮要略》中所论相同，是针对女子的泌尿系感染；后者则有可能与西医学的慢性泌尿系感染、尿道结石症等有关系。描述更详尽的是《外台秘要》中的"甄权云主小便处痛状如散火"及《太平圣惠方》中的"主小便赤淋，不觉遗沥，小便处痛，状如散火，尿如血色，脐下结血，状如覆杯"；《黄帝明堂经》中的"伤中溺血，小便数，腰背脐痛引阴，腹中窘急欲凑，后泄不止"。与西医学的前列腺炎症状几乎一样。前列腺炎发作时的下尿路症状有尿频、尿急、尿痛，排尿时尿道不适或有灼烧感，尿等待和尿不尽；伴有骨盆处如会阴、耻骨上、肛周、阴囊、大腿根部内侧、阴茎等部位的胀痛及隐痛；严重者有血精、尿血、尿浊等症状。临床上常以关元、中极等穴深刺，使针感下达尿道，对许多有前列腺炎症的病人均有疗效，完全符合《席弘赋》"小便不禁关元好"的表述。常有年纪大的老年病人在治疗高血压、糖尿病等慢性病的同时，主动要求针"前列腺"，即关元、中极穴，看来是因为针后对症状的改善颇有作用。

其二，关元可治疗不孕不育症。《针灸甲乙经》中有"女子绝子，衃血在内不下，关元主之"的表述。《说文解字·血部》释曰："衃，凝血也。"衃血即为瘀血，该表现与西医学的卵巢囊肿，尤其是巧克力囊肿相似，主要表现为下腹部不适、坠胀，盆腔内有囊肿，充满了液态或固态的物质，有的还可以呈咖啡样，严重者会继发感染、囊肿破裂、蒂扭转，是造成妇女不孕的重要疾病之一。《铜人腧穴针灸图经》中除"治脐下疗痛，小便赤涩，不觉遗沥，小便处痛，状如散火，溺血，暴疝痛，脐下结血，状如覆杯，转胞不得尿"，还可治疗"妇人带下瘕聚，因产后恶露不止，月脉断绝，下经冷"等诸般妇科疾病。许多针灸文献中均记载有"灸关元令人得子"，如《医学入门》中说"关元主诸虚肾积，及虚老人泄泻，遗精，白浊，令人生子"。适应证应该是由于肾元虚寒造成的不孕不育。但是，令人不解的是，在关元穴上 1.5 寸的气海穴，也是"多灸能令人生子"，而在其上 1 寸的石门穴，许多文献中却认为其可使人绝孕。也就是说，在相距 1.5 寸的范围内，其上下的气海与关元都可以令人生子，而中间的石门却能让人绝孕，道理殊不可解。我曾听过一针灸名家的讲座，谈到他夫人当年怀二胎时，因夫妇二人工作都忙，老大还小，没人帮带孩子，于是就试着针刺石门穴进行堕胎。结果呢？结果是进行讲座时他家老二已经快 40 岁了。可见临床也未体现出石门穴的堕胎作用。现在临床上对于痛经、不孕或数次胎停育的病人，本人便常常以关元为主穴，或针或灸。

关元也可以治疗男性的性功能障碍，如《扁鹊心书》中说"若肾气虚脱，寒精自出者，灸关元六百壮，而愈"。《备急千金要方》说："男阴卵偏大癞病，灸关元百壮"。提起灸关元壮阳，历史上还有一个小故事。传说明嘉靖时期有个采花大盗，年轻时曾经异人传授，可夜度数女，甚至年到九旬还精力旺盛，最后活了 152 岁才死。他的秘诀就是灸关元，据说因为常年艾灸关元，他的脐下皮肉变得十分坚硬，似石非石，"既不闻土成砖瓦木成炭，千年不朽，皆火力也"。后人常以此故事来概括关元穴治疗阳痿、早泄等方面的功能，称其可温肾壮阳，固精止泄。

其三，关元穴可治疗脾胃病。在《补辑肘后方》中有关元"治霍乱绕脐痛急者"的记载，《扁鹊心书》中治"脾泄注下乃脾肾气损，二三日能损人性命"，说明关元穴可调理脾肾功能，对于脾胃及肾的虚弱有作用，甚至可以治疗中消，"中消病多食而四肢羸瘦，困倦无力，乃脾胃肾虚也，当灸关元穴五壮"。正是因为关元穴可以增强脾胃与肾的功能，因此，可以作为保健穴来应用。《扁鹊心书》中就说，"每夏秋之交，即灼关元千壮，久久不畏寒暑。人至三十，可三年一灸脐下三百壮；五十，可二年一灸脐下三百壮；六十，可一年一灸脐下三百壮，令人长生不老"。这一记载，可与上述的故事相印证。在《针灸资生经》中也有这样的话："若要安，丹田三里常不干"，即要在关元、足三里处施以化脓灸进行养生保健。

其实，关元不仅可以治慢病，更可以救治急症。如《窦材灸法》中还说"一中风半身不遂，语言蹇涩，乃肾气虚损也，灸关元五百壮。一伤寒少阴证，六脉缓大，昏睡自语，身重如山，或生黑靥，噫气、吐痰、腹胀、足趾冷过节，急灸关元三百壮可保……一霍乱吐泻，乃冷物伤胃，灸中脘五十壮，若四肢厥冷，六脉微细者，其阳欲脱也，急灸关元三百壮"。急救的范围包括中风、霍乱、脱证、寒证等。

关元穴可直刺，一般情况下在局部产生酸胀感即可；如要治疗前列腺疾病或男科疾病，则需要针感下达至外生殖器。

关元穴可灸，灸的时间宜长，可以做化脓灸或瘢痕灸。

气海 CV 6

在腧穴系统中，带有"海"字的穴名有 5 个，如少海、小海、照海、气海、血海。气海和关元位置相近，功能相类，但在穴性上略有差别。气海在下腹部，脐下 1.5 寸，前正中线上，是肓的原穴。

在《灵枢·海论》中也提到气海，"人亦有四海，十二经水。经水者，皆注于海，海有东西南北，命曰四海。黄帝曰：以人应之奈何？岐伯曰：人有髓海，有血海，有气海，有水谷之海，凡此四者，以应四海也"。但是，《海论》中的气海，指的是膻中部位，"胃者水谷之海，其输上在气街（冲），下至三里；冲脉者，为十二经之海，其输上在于大杼，下出于巨虚之上下廉；膻中者，为气之海，其输上在于柱骨之上下，前在于人迎，脑为髓之海，其输上在于其盖，下在风府"。但在一些文献中，膻中部位的气海又名"上气海"，为宗气汇聚发源之处；而在脐下丹田部位的气海，又称"下气海"，是

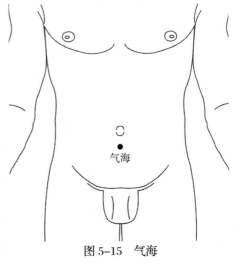

图 5-15 气海

肾间动气发源汇聚之处。

《灵枢·九针十二原》中提到，气海穴（即脖胦）是肓的原穴，"肓之原，出于脖胦"。后来在《脉经》中才提到作为腧穴的气海，"尺脉微，厥逆，小腹中拘急，有寒气……针气海"。气即元气，海乃深大也，此穴为元气汇聚之处，故名气海。

气海在脐下 1.5 寸，与关元穴相距 1.5 寸，其解剖结构基本同关元穴，腧穴深处腹腔内脏器，以小肠为主。但从功能上来说，与关元穴虽相类似，但更偏重对气，尤其是先天之气相关疾病的治疗，是人体的保健要穴之一。《医学入门》说气海"主一身气疾"。

因气成疾，在中医学中有多层含义。

一是先天之气不足，即所谓的真气不足，脏器虚惫，在小儿为发育不良，在男子为早泄、滑精、阳痿不起，在妇人为闭经、带下、不孕、滑胎。这些疾病的治疗，《铜人腧穴针灸图经》中说"脏气虚惫，真气不足，一切气疾，久不瘥者，宜灸气海"。王执中在《针灸资生经》中解释说："人身有四海，气海、血海、水谷之海、髓海是也。而气海为第一，气海者，元气之海也。人以元气为本，元气不伤，虽疾不害，一伤元气，无疾而死矣。宜频灸此穴，以壮元阳"。

二是气滞，指气的运动形式出现问题，所出现的症状可能为腹痛、胃脘胀痛、腹胀、尿潴留、肠麻痹、肠梗阻、淋证、便秘等。《黄帝明堂经》中所说的症状即与此较相近，"主少腹疝气游行五脏，腹中切痛，卧善惊"。《外台秘要》中说"甄权云主下热，小便赤，气痛状如刀搅"。具体的治疗，正如《窦太师针经》及《琼瑶神书》所说的，对气海穴"先泻后补"。以泻法疏理气机，然后再行补法，使气的运行回归正常。对于肾与膀胱病变造成的淋证，气海治疗有效，这是腧穴的近治作用，对气机不利引起的小便异常作用更为显著。故《灵光赋》与《席弘赋》中均提到了该作用，前者说"气海血海疗五淋，中脘下脘治腹坚"；后者则配合足三里，"气海专能治五淋，更针三里随呼吸"。

三是气陷，出现胃下垂、脱肛、遗尿、虚脱、出血不止等表现，如《铜人腧穴针灸图经》中"妇人月事不调，带下崩中，因产恶露不止"；《窦太师针经》说"妇人气血损，补。血崩漏带下，赤者泻，白者补"。

四是气逆。《太平圣惠方》中有"小腹气积聚，奔豚腹坚，脱阳欲死不知人，五脏气逆上攻也"；《铜人腧穴针灸图经》也说"治脐下冷气上冲，心下气结成块，状如覆杯"。这是怎么样的一种疾病呢，又如何治疗呢？《灵枢·四时气》中首先提到此病根源在于大肠，"腹中常鸣，气上冲胸，喘不能久立。邪在大肠，刺肓之原，巨虚上廉、三里"。可能与西医学中的肠痉挛或肠梗阻有关，该病主要表现即为梗阻以上部位的强烈肠蠕动、腹痛、呕吐，随后，由于梗阻造成肠壁肌肉的瘫痪或坏死，才会出现"绕脐疠痛""心下气结成块，状如覆杯"。因此，治疗的时候，一方面要选肓之原穴气海，同时还要配伍上巨虚、足三里，以通降胃气。后世文献中与此条相类似的，是《针经摘英集》中"治腹暴胀按之不下，刺任脉中脘、气海二穴，次针足阳明经三里二穴"。

正是因为气海的上述作用，针灸歌诀中总结说"诸般气症从何治，气海针之灸亦宜"（《胜玉歌》）。

气海穴刺入 1~1.5 寸，刺法多以补法，或先泻后补。

气海穴宜灸，有很好的保健养生作用。明代医学家张景岳在《类经图翼》里说："昔柳公度曰：吾养生无他术，但不使元气佐喜怒，使气海常温尔。今人既不能不以元气佐喜怒，若能时灸气海使温，亦其次也"。柳公度是唐朝人，是大书法家柳公权的堂兄弟，《旧唐书》中记载："公度善摄生，年八十余，步履轻便。或祈其术，曰：吾初无术，但未尝以元气佐喜怒，气海常温尔。"摄生家柳公度提出的养生方法无外两条，一条是心平气和，不使喜怒情绪过度；第二条就是常灸气海穴。张景岳说，现代的人（指明朝人，但道理是一样的）即使做不到第一条调节情绪，但能做到第二条常灸气海穴，也是退而求其次的养生方法啊！

神阙 CV 8

肚脐是胎儿出生后脐带脱落留下的疤痕，有人戏称，这是呱呱坠地之后，世界给人的第一个疤痕。脐，居人体中部，谓齐分人体上下，故名。一般来说，肚脐位于髂前上棘水平线与腹部正中线的交点上，直径约为1~2cm，是一个小凹陷或小突起。听过一个笑话，一人说，待你胖到连肚脐眼都突起来，就算你赢了。其实，人越胖，肚脐只会越凹陷。有句民间

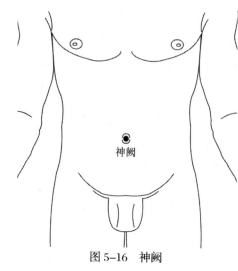

图 5-16　神阙

俗语说"肚脐浅，装瓦片；肚脐深，装银钱"。说的就是穷人瘦、富人肥，胖人的肚脐通常会是个深坑。

脐位于任脉上，穴名神阙。根据黄龙祥先生考证，宋以前文献中均作"脐中"，自《铜人腧穴针灸图经》始称"神阙"[1]。神者，神气也；阙，《康熙字典》中释："又宫门、寝门、冢门皆曰阙。《古今注》阙，观也。古每门树两观于其前，所以标表宫门也。其上可居，登之则可远观，故谓之观。人臣将至此，则思其所阙，故谓之阙"。神阙即言脐为神气出入之通道。《厘正按摩要术》说："脐通五脏，真神往来之门户也，故曰神阙。"脐居腹中，内通五脏，外达四旁，且前贯任脉，后应督经，脐又位处中州根系于肾、命门，故为人身重要枢纽。神阙别名为气舍，《经穴解》说："乃腹之中上下气所舍之地。名神阙者，以经脉上直乎心，心之所藏者神，此穴有隙焉，如王者宫门之有阙"。

脐带是胎儿和胎盘之间的联系结构，内含结缔组织和一支脐静脉、一对脐动脉。脐静脉沿着胎儿腹壁内侧面，通过肝的血窦、脐动脉与胎儿主动脉相通连。通过胎盘绒毛上皮的渗透作用，胎儿盘液与绒毛间隙内母体血液之间进行物质交换。胎儿娩出后要剪断脐带，断端退化成连接肝脏的"肝圆韧带"，只剩下固定肝脏位置的作用。神阙穴处的解剖结构比较简单，为皮肤、壁腹膜。神经分布浅层有第10肋间神经前皮支的内侧支，深层有第11胸神经前支的分支，同时还有腹壁的脐周静脉网和腹壁上、下动脉吻合支。

神阙的作用大致为4类：

一是治疗胃肠道疾病。如《针灸甲乙经》"肠中常鸣，时上冲心"；《铜人腧穴针灸图经》"治泄利不止，小儿奶利不绝，腹大，绕脐痛""肠中鸣，

---

① 《针灸腧穴通考》，1308 页。

状如流水声";《针灸大成》"腹痛绕脐""腹中虚冷，伤败脏腑，泄利不止"等。

二是用于救急。如《针灸大成》"主中风不省人事""风痫，角弓反张"；《类经图翼》"主治阴证伤寒中风，不省人事"。

三是补虚助生育。如《针灸甲乙经》"绝子，灸脐中，令有子"；《铜人腧穴针灸图经》"久冷伤惫，可灸百壮"；《类经图翼》"妇人血冷不受胎者，灸此永不脱胎"。《扁鹊心书》中记载："虚劳人及老人与病后，大便不通，难服利药，灸神阙一百壮，自通。"虽然是说通大便的事，看起来与胃肠道疾病有关，实际上所提及的 3 类人均是虚证大便秘结，灸神阙是通过补虚而通大便的。这是中医的塞因塞用之法。

四是治疗水肿等水液代谢失调的病症。如《针灸甲乙经》"水肿大平脐"，《铜人腧穴针灸图经》《针灸大成》等书中"水肿、鼓胀"。这类疾病临床不多见，但有以葱白外敷神阙穴治疗的记载[1]。

神阙穴很少针刺，古人认为是禁刺的，如《针灸甲乙经》说："禁不可刺，刺之令人恶疡遗矢者，死不治"。可能是因为脐部深藏细菌，加上古代针具较粗，所以易引起腹部及肠道感染。现代有些文献说，可以针神阙周围皮肤以治疗腹泻[2]。但这是极个别的案例，大部分临床还是使用灸法。

古代针灸文献中大多只言灸多少壮，应该是艾炷灸无疑。《针灸资生经》中记载了鼠粪灸："旧传有年老而颜如童子者，盖每岁以鼠粪灸脐中一壮故也"。此处指的是将艾绒制成如老鼠屎大小的艾炷，置于脐中施灸，而不是真的拿老鼠粪来施灸。由于老鼠屎跟麦粒大小差不多，所以现在临床上又雅称麦粒灸。王执中是这一灸法的忠实执行者："予尝久患溏利，一夕灸三七壮，则次日不如厕，连数夕灸，则数日不如厕"。如此神效，让王执中感叹："经言主泄利不止之，验也"。后来，王氏又尝试用神阙的麦粒灸法，治好了自己的"左手足无力"，还记载了神阙"中风人多灸此，或百壮或三五百壮皆愈"的神效。因此，王执中颇有感慨和疑惑："而经不言主中风，何也？"他不知道，后世的《神灸经纶》中就提出"凡卒中风者，此穴最佳。

① 劳如玉. 葱白合剂外敷治疗腹水［J］. 浙江中医杂志，1987，22（11）：497.

② 魏重黎. 针刺"腹泻穴"为主治疗腹泻 55 例［J］. 上海中医药杂志，1965（10）：23.

罗天益云：中风服药，只可扶持，要收全功，灸火为良。盖不惟追散风邪，宣通血脉，其于回阳益气之功，真有莫能尽述者"。医学，也是一点点进步的嘛！

《类经图翼》中记载了神阙的隔盐灸法："须填细盐，然后灸之以多为良，若灸之三五百壮。不惟愈疾，亦且延年，若灸少，则时或暂愈，后恐复发，必难救矣。但夏月人神在脐，乃不宜灸"。其中有两个问题，本人也没弄明白。一是为什么灸少愈后差？根据现代研究，隔盐灸神阙可提高正常小鼠脾 NK 细胞（自然杀伤细胞）活性水平，增强其免疫功能。实验小鼠 NK 细胞的活性在 24 小时之内迅速升高，72 小时至 120 小时复原，若间日连续灸，则 NK 细胞活性升高可维持更长时间。这个研究只支持了"灸多为良"。二是夏月人神在脐，不宜灸，如果灸了会怎样呢？印象中，我好像以神阙灸治过一些夏日的病人。如夏日过度饮冷造成急性腹痛的病人，或夏日中暑虚脱的病人，也都很快痊愈了。因此，对此暂且存疑吧。

《万病回春》中记载了蒜汁灸法，既有艾火之温，又有蒜汁之热："治阴证冷极，热药救不回者，手足冰冷，肾囊缩入，牙关紧急，死在须臾，用大艾炷灸脐中，预将蒜捣汁擦脐上，后放艾多灸之"。

灸神阙穴，还可以配合中药外敷来治疗多种疾病，如用丁香、肉桂等可治疗小儿腹痛；肉桂、五倍子等可治疗五更泻或其他慢性泄泻。山东中医药大学的高树中教授将《理瀹骈文》中所载的脐中敷药法发扬光大，形成独特的脐疗法，用来治疗上百种疾病。本人曾在 10 多年前采用一种特殊的装置，配合银杏叶提取液，刺激神阙来治疗失眠，有一定效果[①]。但其操作实在是太麻烦了，只发表了一则小小的病例报告之后就没再继续下去了。

近年来，随着时尚界的发展，国内外对肚脐突然产生了浓厚的兴趣，日本居然还有针对肚脐的选美比赛。不过，医学界也有人认为，肚脐的形状与健康有一定的关系，如《诊病奇侅》曰："夫脐之凹也，是神气之穴，为保生之根。环中幽静、轮廓平整，徐徐按之有力，其气应手，内有神气之守也；若软柔如絮，按之其气不应者，其守失常也；突出而凸，气势在

---

① 李黄彤，等. 中药提取液与经络罐通仪结合成药罐的方法学探讨［J］. 中国全科医学，2007，10（24）：2090.

外，其守不固，至于弱如泥者，其命必不运，何得永葆天年乎"。说的有一定道理。

中脘 CV 12

中脘又名太仓、胃管。对于"脘"字的释义，《说文》解释为"胃府也，读若患"。明末时的字典《正字通》说："胃之受水谷者曰脘，脐上五寸为上脘；脐上四寸即胃之募，为中脘；脐上二寸当胃下口，为下脘。"可见，中脘是相对于上、下二脘而言的。该穴在上腹部，脐中上 4 寸，前正中线上。《灵枢·胀论》说："胃者，太仓也。"《黄帝明堂经》说："中脘，一名太仓，胃募也。在上脘下一寸，居心蔽骨与脐之中。手太阳、少阳，足阳明所生，任脉之会。"其穴位恰在胃部，"此穴在任之中行，而实为在内胃之中脘，乃胃气所结之地，故曰胃募"。同时，中脘还是八会穴的腑会。《灵枢·根结》说："太阴根于隐白，结于太仓。"《难经·四十五难》说："经言八会者，何也？然腑会太仓。"

在腹部正中线上分布有上、中、下三脘和建里穴。"上脘，在巨阙下一寸五分，去蔽骨三寸，任脉、足阳明、手太阳之会，刺入八寸（恐为分之误），灸五壮。中脘，一名太仓，胃募也，在上脘下一寸，居心蔽骨与脐之中，手太阳少阳、足阳明所生，任脉之会，刺入三分，灸七壮。（《九卷》云：至脐八寸，太仓居其中为脐上四寸。昌广撰《募经》云：太仓在脐上三寸，非也。）建里，在中脘下一寸，刺入五分，留十呼，灸五壮。（《气府论》注云：刺入六分留七呼。）下脘，在建里下一寸，足太阴、任脉之会，刺入一寸，灸五壮"。上脘、中脘、建里、下脘，每穴相隔 1 寸。其中，建里穴差不多在第 2 块腹肌的腱划处，"建"有置的含义，"里"指居处。该穴正置胃腑，主治胃疾，可调健脾胃，使腹里安定，因名建里。"里者，土也，厚之之义。以内所当者，

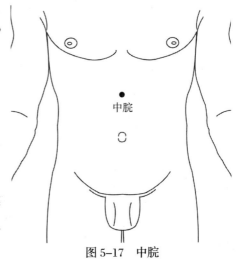

图 5-17　中脘

正在胃中脘之下，恐其弱也，故命建里"。

由外而内，这4穴的解剖层次是相似的，均为皮肤、皮下脂肪、腹白线、腹横筋膜、腹膜外脂肪、壁腹膜。浅层主要布有第8胸神经前支的前皮支和腹壁浅静脉的属支。深层有第8胸神经前支的分支。在中脘穴处，正对着的深部脏器是胃及附属的血管神经等。

正是因为显而易见的位置，中脘是治疗胃脘部等消化系统疾病的要穴。黄龙祥在总结此4穴的功能主治时，认为此4穴均主治胃及腹部病症，仅有微细的差别。

表11

穴名	脉气所发	《黄帝明堂经》主治	黄龙祥总结的主治
上脘	任脉、足阳明、手太阳之会	主寒中伤饱，食饮不化，五脏腹胀，心腹满，胸胁榰满，脉虚则生百病。心下有隔，呕血。头眩痛，身热汗不出。心痛有三虫，多涎，不得反侧	胃脘痛，呕吐，呕血，呃逆，不思饮食，腹胀，腹中包块，癫痫
中脘	手太阳、手少阳、足阳明所生，任脉之会	主心下大坚，胃胀，霍乱，泄出不自知，先取太溪，后取太仓之原。溢饮，胁下坚痛。腹胀不通，寒中伤饱，食饮不化。头热，鼻衄衊，目黄振寒，噫，烦满。伤忧惕思，气积。痉，先取太溪，后取太仓之原。积聚，腹中胀，暴满。心痛身寒，难以俯仰，心疝冲冒，死不知人。心腹痛，发作肿聚往来上下行，痛有休止，腹中热，善渴，涎出，是蛔咬也，鼻闻焦臭，大便难。小肠有热，溺赤黄	胃脘痛，腹胀，腹中包块，泄泻，便秘，不思饮食，呕吐，黄疸
建里	任脉	主心痛上抢心，不欲食，支痛斥膈	胃脘痛，呕吐，不思饮食，腹胀，腹痛，肠鸣，身肿
下脘	足太阴、任脉之会	主食饮不化，入腹还出	呕吐，食入即出，腹满，腹硬，腹中包块，不思饮食，消瘦

上、中、下三脘分别位于胃腑的贲门。换言之，刺激这3穴可分别作用于贲门、胃体及幽门。注意，此处幽门是解剖概念的幽门，当与足少阴肾经的幽门穴区分开。《难经·四十四难》说："唇为飞门，齿为户门，会厌为吸门，胃为贲门，太仓下口为幽门，大肠、小肠会为阑门，下极为魄

门，故曰七冲门也"。唯此，才能理解上述几穴主治功能的微细差别。如上脘，恰当贲门处，靠近膈部，才主治"心下有隔，呕血"的症状；下脘，当幽门处，才会治疗"入腹还出"的病变。许多患有幽门部疾病病人，其主要的表现便是朝食暮吐，暮食朝吐。

除了治疗脾胃部病变，我在临床上还用中脘治疗与脾胃相关的问题。如曾针刺中脘来治疗子宫功能性出血，月经淋漓多日不绝，属于脾气虚弱，脾不摄血者。其中一位是某知名投资人的姐姐，在围绝经期阴道出血不止，近1年几乎未停止过出血，已经形成非常严重的贫血。因西医诊断为子宫内膜增厚、不匀，病人尝试过西医的刮宫术，打止血针，以及服用激素等，均无明显效果。无论其原始病因为何，见到病人的时候，其面白如纸，精神已濒临崩溃，脉细若游丝，完全是脾气虚弱，脾失统摄的证型。针灸配伍汤药，治疗不过两周血即止。

金针王乐亭先生的"老十针"中也有中脘，可用来治疗脘腹部的许多病变。我个人将其略作更改，变成腹八针。或更简些，腹四针，即中脘、关元、左右天枢二穴，将它们打成十字便于两两接通电针，用来治疗腹痛、腹胀，还能减肥。尤其是中脘，临床上适当刺激有很好的抑制食欲的效果。想想古人用来治疗"不思饮食"的穴位，今天却被用来抑制食欲减肥，真是此一时，彼一时！

对于腹部诸穴的针刺深度，历来有"腹部深似井，背部薄如纸"的说法。比如中脘的针刺深度，从《黄帝明堂经》的一寸二分，到《窦太师针经》的二寸半，不可谓不深。《针灸大成》提出："凡针腹上穴，令患人仰卧，使五脏垂背，以免刺患"。《三国志·魏书·华佗传》中说："刺不得胃管，误中肝也，食当日减，五日不救"。一般认为，胃管指的就是中脘。不过，就中脘的局部解剖来看，刺中肝的概率不高。误中应该有两个原因，一是病人本身有肝大，二是此处胃管指的应该是上脘穴，在中脘上1寸，而且施术者可能还进行了斜刺、透刺或其他操作。其实，现在腹部向心性肥胖者日众，在中脘处以1.5寸毫针进针有可能连腹白线都达不到，根本不能产生胃脘部酸胀，四处放散的针感。不过，由于中脘深部有胃、胰腺、腹主动脉等重要的器官及血管，还是不宜过度深刺，尤其是对瘦弱者，以手即可触及腹主动脉搏动，针刺更应小心。

中脘艾灸也常用,《医心方》中治疗大便干,消瘦者,"灸胃管千壮"。《扁鹊心书》中治疗慢惊风,"灸中脘三十壮,服姜附汤而愈",用针灸结合中药,比较适合临床的实际。该书中灸中脘还可治疗尸厥、气厥、产后血晕等急性病症。《扁鹊神应玉龙经》中有"食罢而贪睡卧者,名脾困……饮食不消,心腹胀,面色萎黄,世谓之脾肾病……宜灸中脘"的记载。

对于小儿的脾胃虚弱,食积,《幼科推拿秘书》载有的"揉中脘"之法非常实用,效果也佳,患儿也更易接受:"中脘,在心窝下,胃腑也,积食滞在此。揉者,放小儿卧倒仰睡,以手掌按而揉之。左右揉,则积滞食闷即消化矣"。

膻中 CV 17

膻中的发音有两种。一是音"善",指肉的腥膻之气;一是音"淡",《说文》解释为胸中也。因此,该穴应读为"淡中"。上学时跟着老师读,直到今日,仍是念"谈中"。

本穴属任脉,正在胸部,当前正中线上,两乳头连线的中点,平第4肋间。这个穴,在男性身上比较容易定位,两乳中间即是;而对于乳房丰满且形态各异的女性来说,就稍稍有些困难。因此,一定要找到胸骨柄或肋间隙,才容易准确定位。

从性质上来说,直到近代才认为膻中是心包募穴,同时也是八会穴之气会。人身上有两个气海,膻中穴即为上气海,气海穴则为下气海。《素问·灵兰秘典论》中说:"膻中者,臣使之官,喜乐出焉"。此处膻中不仅指穴,更指位置,所谓上气海也。因此,许多气虚或郁闷爱生气的人,膻中处都有明显压痛,可以为经络诊断或辨证选穴提供参考。

曾经有一位蒙古族姑娘,经人介绍来就诊。她入诊室时面色铁青,主诉胸满胀痛、周身不适1年余,

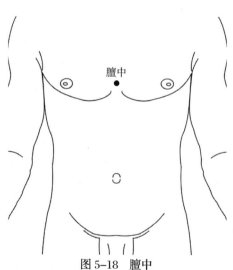

图 5-18 膻中

在内蒙古及山西各处调治无效。现下月经失调，入睡困难，舌紫红，苔薄白，脉弦紧。经过辨证，诊为气滞血瘀，进行穴位按压时发现其膻中处有明显压痛。于是，我便在其膻中处针刺一针。谁料针后如同打开了一个闸门，病人开始连续不断地打嗝，宛如夜半投石入水，惊起一池蛙鸣。1小时后，病人又呕吐两次，面色由青慢慢转红，自诉胀痛感得到非常大的缓解。古籍中也多有类似的记载，如"裴廷辅治一气逆患者，呃咯不休，先刺膻中，微取之，以开行气之路，再刺气海穴，使引上逆之气下达脐下，立即生效"。此例与我所治病例相互印证，其所治犹导川入海，则水不横逆矣。"古人定膻中为气会者，盖以后天之气鼓荡于胸，以促脐下之气相与送迎，即老子之喻元气升降，犹橐籥也"。橐籥指的是古代冶炼时用以鼓风吹火的装置，也就是今人说的风箱。此处用来比喻膻中与气海上下呼应，主气司呼吸，调节气机的功能。

而许多气虚证的病人在膻中穴处也有压痛。有些病人就诊时表现为气短、胸憋、脉沉，是一派气虚不足的症状。但针刺膻中，每每起针之后，病人即感气息畅通。

膻中穴可主治咳嗽、气喘、胸闷、心痛、噎膈、呃逆等胸中气息不畅的病症及产后乳少、乳痈、乳癖等胸乳病症。

最早《黄帝明堂经》中就提到膻中的主治为"胸痹心痛，烦满，咳逆上气，唾，喘，短气不得息，口不能言"。主要表现为气滞而引起的胸痹、烦满，气虚引起的短气、气喘。到了宋代的《太平圣惠方》，增加了治疗乳疾的记载，"主胸陷满闷，咳嗽气短，喉中鸣，妇人奶脉滞，无汗，下火立愈"。到了元代的窦太师，膻中的主治范围得到了比较大的扩展，如《窦太师针经》中就说膻中可治"一切痰饮，哮喘嗽等症……亦治腹中痰块"。至现代《针灸学》教材中，膻中穴的主治就固定下来，用以治疗心肺、胸部、乳腺病患及呃逆、噎膈等症。

由于膻中穴在胸骨体上，直刺进针会遇到骨膜，无法继续进针。因此，进针多平刺，《黄帝明堂经》中只记载了其针灸法为"刺入三分，灸五壮"，而《太平圣惠方》则提出禁针。一般情况下，现代教材多认为平刺0.3~0.5寸，只有《针灸学讲义》明确提出"向下沿皮刺"。

但在临证中，该穴的针刺方向因病情不同而各异，如欲治疗气病，针尖应向下；治疗乳疾，针尖应向双乳方向。

2000 年，程莘农院士虽已年近八旬，但仍坚持每天 6 点钟到诊室会诊，严寒酷暑都未曾间断。盛夏的一天，跟程老同一诊室工作的同事突然奔下楼来告诉我说程老病了。我立刻上楼到老人的诊室，果然看到老人垂头坐在办公桌前，气息微弱。原来，人年老畏寒，程老在盛夏中仍着厚厚的中山装，室内也不开空调或电扇。因此，可能有些中暑虚脱。于是，我便立刻与同事将程老抱至诊疗床上，打开窗子通风，并给他针百会、内关、膻中等穴。过了一会儿，程老渐渐缓过来，问："是谁给我扎的针？"大家都目视过来。程老说："我要请教，膻中针刺后，针尖方向应该向哪里？"闻言我登时面红耳赤，同事们也都面面相觑，不知如何回答才好。程老看大家紧张无措，口气和缓地说道："膻中调气，使气机和顺，应该针尖向下才对啊！"从此，我便记住了，针刺的迎随补泻、针尖方向，内有深奥。老师自己身染疾病，还想着对学生的教导，真的使我受益匪浅。

2002 年前后，我承担国家中医药管理局的几个课题，都与妇科、产科有关。在进行膻中治疗产后缺乳的临床研究以及后续的临床治疗中，才深刻地体会到了针尖方向与疗效的关系[①]。因为，有些病人双乳出奶量并不均衡，有时针刺需要特别针对缺乳的那侧，才能解决病人的根本问题。

其实，上面所讲的都是医生如何使用膻中这个穴位。在日常生活中，如果不会扎针，时常按摩也有好处。我常对病人说："女同志相对来说心胸较狭窄，常常想不开，多按按或敲打一下膻中穴，或做做扩胸运动，都对身体有好处。"在为某心血管专科医院编写的心脏康复经络健身操中，我便把敲打膻中穴列入其中。常做此操，对气滞、心脏病的病人大有裨益。

天突 CV 22

天突在颈前区，胸骨上窝中央，前正中线上，是任脉与阴维脉的交会穴。

《灵枢·本输》将天突放在颈部腧穴系列中论述："缺盆之中，任脉也，名曰天突"。在天突旁依次是人迎、扶突、天窗、天容、天牖、天柱等穴：

---

① 何军琴，等. 针刺膻中穴治疗产后缺乳：多中心随机对照研究［J］. 中国针灸，2008，28（5）：317-320.

"一次任脉侧之动脉，足阳明也，名曰人迎；二次脉手阳明也，名曰扶突；三次脉手太阳也，名曰天窗；四次脉足少阳也，名曰天容；五次脉手少阳也，名曰天牖；六次脉足太阳也，名曰天柱；七次脉颈中央之脉，督脉也，名曰风府。腋内动脉，手太阴也，名曰天府。腋下三寸，手心主也，名曰天池"。而在《针灸甲乙经》中，天突却被列在胸中诸穴之首位。可能是从腧穴位置和腧穴功能角度考虑的。

《穴名解》中释天突之名："突，犹曲突徙薪之突，乃实而有隙通气之称。"曲突徙薪是个成语，出自《汉书·霍光传》："臣闻客有过主人者，见其灶直突，旁有积薪。客谓主人，更为曲突，远徙其薪，不者且有火患，主人嘿然不应。俄而家果失火，邻里共救之，幸而得息"。故事大意是说某家的烟囱是直的，且旁边堆满柴草。客人发现以后提醒这家主人有消防隐患，但主人默不回应。后来果然家中出现火灾。其中，"突"指灶突，就是古代的烟囱。天突穴位于气管的最上端，为肺气出入之所，类似于通气的烟囱，故名为天突。

天突位于左右胸锁乳突肌腱（两胸骨头）之间，胸骨柄颈静脉切迹上方，左右胸骨甲状肌、气管前间隙。浅层布有锁骨上内侧神经，皮下组织内有颈阔肌和颈静脉弓，深层有头臂干、左颈总动脉、主动脉弓和头臂静脉等重要结构。

由于天突的解剖位置，其主要治疗的范围为呼吸系统疾病和颈部的局部病变。

天突可治疗肺与气管的病变，常见于西医学的哮喘、支气管炎等。如最早在《灵枢·卫气失常》中就有这样的表述："积于上者，泻人迎、天突、喉中；积于下者，泻三里与气街"。气积于上，则会出现《备急千金要方》中所说的"上气、气闭、咳逆"；《扁鹊心书》称"哮喘……喉常如风吼，声若作劳，则气喘而满"；或如《盘石金直刺秘传》中所

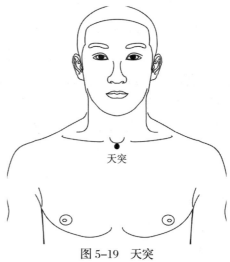

图 5-19 天突

说"喘气急促，不能卧，言语无声"。这些都是西医学中所说的哮喘，属于变态反应性疾病，气管或支气管由于慢性的炎症性刺激而处于高反应状态，轻度时可有气短，中度时可有三凹征（吸气时胸骨上窝、锁骨上窝、肋间隙出现明显凹陷）、哮鸣音，重度时有端坐呼吸、言语困难或只能单字表达等症状。文献中记载的治疗手段以灸天突为主，如"咳嗽病因形寒饮冷水消肺气，灸天突五十壮"。《备急千金要方》《针灸集要》等文献都采用灸法，而且《备急千金要方》中还采用横三间寸灸法。但从该病病因及临床实际出发，我认为急性发作期不宜用灸法。一是因为灸法产生的艾烟可刺激病人的呼吸道，使痉挛加剧；二是许多病人的过敏源即是烟雾，艾灸会加重过敏症状。如果在哮喘的缓解期使用艾灸法，可能对一些寒性的哮喘有一定的作用。因此，在临床中还是采用《素问·气府论》王冰注的方法："天突在颈结喉下同身寸之四寸中央宛宛中，阴维任脉之会，低针取之，刺可入同身寸之一寸，留七呼。若灸者，可灸三壮"。我读此文献，与王冰有惺惺相惜之感，治疗哮喘之症，以针刺为首选方法，如果无效，或存在可灸的情况时，再行艾灸。我曾治疗一批哮喘病人，便针刺天突、膻中、或中、神藏、灵墟等穴，5穴共8针，称为胸八针，并配合中药汤剂。针灸治疗每周1次，数月后基本上都可脱离吸入治疗。与《针灸玉龙歌》中所述"哮喘一症最难当，夜间无睡气遑遑，天突寻之妙穴在，膻中一灸便安康"相当。

《太平圣惠方》中有"主咳嗽上气，噎胸中气，喉内状如水鸡声，肺痈唾脓血，气壅不通，喉中热疮，不得下食"的表述，应当是西医学中肺炎的表现，属于感染性疾病，2019年末在全世界流行的新型冠状病毒性肺炎即归于此类。肺炎的表现除呼吸困难、咳吐脓血痰外，还有胸痛等症状，正如《素问·气穴论》所描述的："背与心相控而痛，所治天突与十椎及上纪"。十椎指的是第10胸椎棘突下的中枢穴，上纪即中脘穴。天突有帮助排痰的功能，针刺或按摩该穴可使郁于胸中的痰咳出。

天突可治疗咽喉疾病。一种是器质性的咽喉炎症或传染性疾病引起的咽喉症状，如喉痹、大头瘟、咽喉闭塞、缠喉风、单鹅风等，相当于西医学的咽峡炎、腮腺炎、白喉、扁桃体炎等。如《太平圣惠方》中"小儿急喉痹，灸天突穴一壮，在项结喉下三寸两骨间，炷如小麦大"；《盘石金直刺秘传》中"颊肿如升，咽喉闭塞，水粒不下，刺少商，灸天突，泻液门、合谷"。另一种则是非器质性的咽喉疾病，如癔症性失音、梅核气、慢性咽炎等。《灵枢·忧恚无言》说"人之卒然忧恚而言无音者……取之天突，其厌乃发"。所谓的忧恚无言，即指突然受到情绪刺激时产生的失语状态，其声带、听力等均无异常。这种功能性的失音或失语，往往是针灸大显神威的疾病，所谓的针灸让哑巴开口即是此意。天突穴对于治疗梅核气及慢性咽炎也有非常好的疗效，我曾治疗一些思虑过多而出现咽部如阻，或因用嗓过多而咽部长期不适的病人，有教师、医生、律师还有心理咨询师等，天突及咽部诸穴对咽部不适及刺激性干咳都有非常好的效果。

现代研究证实，针灸天突等穴可改善中风引起的环咽肌失弛缓症[1]、假性延髓性麻痹吞咽困难等[2]。

天突可治疗颈部局部的其他病变，如甲状腺疾病等。由于现代检测手段的提高，人群中甲状腺结节的检出率日益增高，超声检查出的发病率为20%~76%。一般来说，大多数甲状腺结节均为良性，不会出现任何不适症状。只有极少数为恶性肿瘤，个别人会感觉到颈部疼痛、咽喉异物感或压迫感，继而出现声音嘶哑等症状。这时可使用天突或《灵枢·本输》中所述的人迎、扶突等腧穴，有助于消除症状，防止甲状腺结节的恶化。当然对于恶性的疾病，及时手术还是必要的。另外，临床上常有病人问及针刺的安全性问题。其实不必担心，天突穴本身不在甲状腺上，即使刺中甲状腺也不会引起太大的问题或导致癌细胞转移。因为在确定甲状腺结节性质时，穿刺细胞学检查是常规手段，被证实安全可靠。

天突穴可直刺，若治疗咽喉或局部疾病，可刺入0.2~0.3寸，针尖略向下；若治疗哮喘，则针刺有特殊要求，如王冰注中指出"低针取之"，直刺进针后即改变针刺方向，向下横刺，沿胸骨柄后缘与气管前缘刺入，深可1~1.5寸。但由于局部有气管、主动脉和无名动脉，针刺深度及操作应特别谨慎。

天突可灸，灸前应排除病人过敏情况。

---

① 阮传亮，林子涵，黄梅，陈若蓝. 应用肌骨超声观察电子灸对卒中后环咽肌失弛缓症病人咽侧壁活动度的影响［J］. 中国针灸，2020，40（2）：119-122.
② 嵇强，徐前方，周芸，顾红，张艳. 针刺治疗中风后假性球麻痹吞咽困难35例［J］. 上海针灸杂志，2004，23（5）：11-12.

以指腹轻轻按摩天突穴也可缓解咽部及气管的刺激或痉挛状态，也有助于缓解咽痛。

第三节　手太阴肺经

中府 LU 1

中府的概念很多元，一则指胃府，一则指腧穴。《素问·离合真邪论》中说："岐伯曰：审扪循三部九候之盛虚而调之。察其左右，上下相失，及相减者，审其病脏以期之。不知三部者，阴阳不别，天地不分；地以候地，天以候天，人以候人。调之中府，以定三部，故曰刺不知三部九候病脉之处，虽有大过且至，工不能禁也"。张隐庵在集注中说："中府，胃府也。"是对府库的借喻。《谷梁传·僖公二年》说："如受吾币，而借吾道，则是取之中府，而藏之外府。"之所以将手太阴肺经的第一个腧穴称为中府，是因为"肺手太阴之脉，起于中焦"，而中焦为营卫之气的源泉及府库。

中府属手太阴肺经，是肺的募穴。《黄帝明堂经》中"中府者，一名膺中俞，在云门下一寸，乳上三肋间，动脉应手陷者中"。《备急千金要方》中"肺募，在两乳上第二肋间宛宛中，悬绳取之，当瞳子是"。中府在胸部，横平第1肋间隙，锁骨下窝外侧，前正中线旁开6寸。其深部为皮下组织、胸肌筋膜、胸大肌、胸小肌，再深则为胸腔。腧穴处分布有锁骨上神经中支、胸前神经分支、第1肋间神经外侧皮支；上外侧有腋动、静脉，胸肩峰动、静脉。用力按压该穴，局部酸痛感明显，可放散到周围。

由于该穴位于胸部，可治疗胸、肺部病症，包括咳嗽、气喘、胸痛、

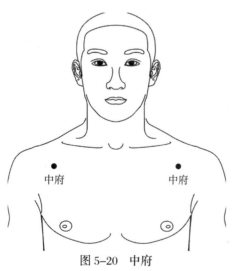

图 5-20　中府

乳胀或肩痛。《黄帝明堂经》指出其功用为"主肺系急，咳，胸中痛，恶寒，胸满悒悒然，善呕食，胸中热，喘逆，逆气相追逐，多浊唾，不得息，肩背风汗出，面腹肿，膈中不下食，喉痹。肩息肺胀，**皮肤骨痛**，寒热，烦满"。所谓肺系者，张介宾注："喉为肺系，所以受气，**故上通于天**。"也泛指构成呼吸道的肺之附属器官（如气管、喉、鼻道等）。

从上可看出，《黄帝明堂经》中所言的主治分为 3 类，首先是上下呼吸道的疾病，如气急、咳喘等。与之相呼应的文献如《灵枢·五邪》："邪在肺，则病皮肤痛，寒热，上气喘，汗出，咳动肩背。取之膺中外腧，背三节五脏之旁，以手疾按之，快然，乃刺之"。20 多年前，曾看过老针灸专家阎润铭用此穴治疗肺心病，那时我还是年轻医生，轻易不敢用胸部腧穴。见阎老用此穴前也是先以手按压，问病人是否有胸闷减轻的感觉，然后再快速行针。其次是食道症状，如呕、烧心、吃东西发噎等，应为食道炎或反流，或更严重的病症。在《备急千金要方》中"主奔豚上下""上气，咳逆，短气，气满食不下，灸肺募五十壮"，也能治"卒哕"，即突然干呕。再次可治外感性疾病或肩背部的疼痛。

中府穴可针刺，但由于该穴深处为胸腔，因此针刺应非常小心。应向外斜刺或平刺，如《窦太师针经》说"刺入一分，沿皮向外一寸阗，灸二壮"。如果向内或直刺过深，则易引发气胸。症状表现如《灵枢·刺禁》所描述的"刺膺中陷中肺，为喘逆仰息"。

个人经验，该穴在临床使用中还可以刺向乳头，也可刺入乳房，深度 1~2 寸，对缓解乳腺增生、乳腺炎等引起的乳房疼痛、乳汁不通等症状有作用。曾有一病人，剖腹产双胞男婴，男婴两个月大时，母亲因乳汁堵塞乳腺管而患上乳腺炎。由于担心影响乳汁质量，不敢服用药物，请了通乳师排出凝结的乳块。但乳房肿痛不可触碰，又不想就此断乳，便求诊于针灸。谁料针刺并配合芒硝外敷后，乳腺炎居然消退。后来病人屡发症状，针后肿痛便消。后来干脆 1 周来针灸 1 次，乳房肿痛就很少发作了。有意思的是，每当这位母亲在诊室接受治疗时，其爱人便推着双胞胎婴儿车候在诊室外，一旦针灸结束，两个孩子便能准时"开饭"了。

中府穴可灸，艾条灸及艾炷灸均可。尤其是对于慢性疾病，如肺心病、肩痹等更适合。

列缺 LU 7

列缺是手太阴肺经的络穴，八脉交会穴之一，通任脉。位置在前臂，腕掌侧远端横纹上 1.5 寸，拇短伸肌腱与拇长展肌腱之间，拇长展肌腱沟的凹陷中。简易的取穴方法便是交叉两虎口，一手食指压在另一手桡骨茎突上，"当食指末筋骨罅中"。罅，裂的意思。用手摸的话，可以触及桡骨茎突边的拇长展肌腱沟，如山峦的裂隙一样。汉语里列缺的意思是闪电或天边的裂隙，李白的那首《梦游天姥吟留别》中便有"列缺霹雳，丘峦崩摧"的句子。肺经本来行于前臂内桡侧，只有该穴拐行于前臂外桡侧骨罅中，手太阴从此穴别络于手阳明大肠经，行走的线路如天际裂缝，故名列缺。杨上善说："列，行列也。此别走络，分别大经，所以称缺。此穴列于缺减大经之处，故曰列缺也。"《会元针灸学》说："列缺者，高骨下缺，位列经穴而生奇络，引肺细络，肺阴生阳，至缺处而交手阳明……故高骨下缺，肺之络穴，故名列缺。"

列缺穴的局部解剖有皮肤、皮下组织及拇长展肌腱、旋前方肌、桡骨等，有前臂外侧皮神经和桡神经的浅支双重分布，桡动脉有两条伴行静脉，位于肱桡肌内侧。

《医宗金鉴·刺灸心法要诀》中记有列缺穴歌，总结了该穴的部分主治功能："列缺腕侧上，次指手交叉，善疗偏头患，遍身风痹麻，痰涎频上壅，口噤不开牙，若能明补泻，应手即能瘥。"

列缺善疗偏头疾患。《四总穴歌》中便有"头项寻列缺"，意指列缺可治疗头及颈项部的疾病。《灵光赋》中有"偏正头痛泻列缺"，《针灸穴名解》解释说"人巅顶有阴沉郁痛之疾，则头重目眩。刺列缺穴可使清爽，犹霹雳行空，阴霾消散，而天朗气清矣，故喻本穴为雷电之神，而名以'列缺'。《席弘赋》：气刺两

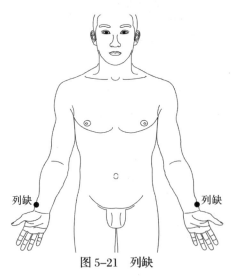

图 5-21 列缺

乳求太渊，未应之时寻列缺，列缺头痛及偏正，重泻太渊无不应。乳在胸部，胸部犹天之太空也，喜清明凉爽。若温热之雾气弥漫，而仅取渊、溪、池、泽之穴以泻之，何能有济？若得霹雳惊天，则雨过天晴，云收雾敛，而沟渠漾溢。故取列缺之后，宜复取太渊，以疏泻之也。三复此理，则知杂病法歌，太渊与列缺并用，后溪与列缺并用，等等法诀，即此意也"。在早期的针灸文献中，列缺的主治并没有此项，但由于四总穴歌的普及，这一主治便为列为第 1 项了。采用经颅多普勒（TCD）超声技术观察脑动脉血流速度发现，针刺列缺穴可有效加宽椎动脉的血管内径，提高收缩期血流峰值、每分钟血流量，从而改善椎动脉的供血强度。

列缺亦可治中风、半身麻木不遂、痰涎上涌，及小儿惊痫。这在《针灸甲乙经》《针灸大成》等文献中均有体现。《针灸甲乙经》载："热病先手臂痛，身热，瘈疭，唇口聚，鼻张，目下汗出如转珠，两乳下三寸坚，胁下满，悸，列缺主之……小儿惊痫，如有见者，列缺主之，并取阳明络。"《千金翼方》载："治猥退风，偏风，半身不遂。"《针灸大成》载："主偏风，口面斜，手腕无力，半身不遂，掌中热，口噤不开。"虽然在古代文献中均有清晰的描述，但现在有关列缺的这一主治却并无太多的临床报道予以关注和支持。

歌诀中未表明的是与肺相关的病症。其实，作为肺经的络穴，治疗肺经相关病症才是本穴的主要功用，如在《针灸甲乙经》中就有"寒热，胸背急，喉痹，咳上气，喘，掌中热，数欠，汗出"。《玉龙歌》等歌诀中提到可治"咳嗽""寒痰""喘嗽"等。不过，治疗的时候还要注意补泻。如《玉龙歌》中"治咳嗽寒痰先补后泻"，《窦太师针经》中"治嗽喘，寒补，热泻"。在列缺与阳溪中点处，有个 20 世纪 80 年代被美国俄亥俄州医师欧尔姆发现的奇穴 Tim-Mee（甜美穴），可用来戒烟，又称戒烟穴。针灸或指掐甜美穴后能使吸烟者再抽烟时感觉口渴、口苦、头晕等，对香烟产生厌倦，不再想吸烟。早期我也按照经验介绍，中规中矩地使用甜美穴帮助吸烟者戒烟，但后来干脆就直接使用列缺穴了，感觉效果也差不多。

在八脉交会穴中，列缺与照海是一对穴，联合使用可治疗肺与咽喉的疾病。凡属急慢性咽炎、消渴等疾病，均可使用这一组合。如《琼瑶神书》中便有"喉闭肿痛气不通，照海列缺用金针"。

　　从《灵枢》《黄帝明堂经》起,列缺主治中就有一类与泌尿生殖有关系,因为一直没想明白,我在临床中也未曾使用过。如《灵枢》中"小便频数",《针灸甲乙经》"溺白",《备急千金要方》"男子阴中疼痛,尿血精出",大约相当于西医学中的术后尿潴留、尿路感染、水肿等,可能与肺通调水道,下输膀胱的功能有关。在现代文献中可查找到这类报道。

　　列缺穴的针刺方法,历代文献记载为刺入 1~3 分,但比较强调补泻法。如《针灸玉龙歌》中"针入三分,横针向臂,泻之"。这句话讲了几个问题。第一,横刺或斜刺进针。因为真正刺激该穴时是针入拇长展肌腱沟中,第二,不能深刺。若再深就会遇到骨头,或针感过强令人不能忍受。第三,针尖方向向臂,即向心方向,是逆经方向。按迎随补泻法来说是泻法,所以歌中说泻之。《循经考穴编》中说"痰饮咳嗽,卧针沿皮向下,透太渊"。针尖方向向太渊,即是远心方向,是顺经,按迎随补泻法为补。这是通过虚则补其母的原则来调理脾肺功能,清除痰饮。除了迎随补泻法之外,《太平圣惠方》及《铜人针灸腧穴图经》中还配合有呼吸补泻法,"针入三分,留三呼,泻五吸……针入二分,留三呼,泻五吸"。我在临证时也采用与列缺平齐的肺经循行处穴位进针,取离经不离穴之意,效果不错。

　　该穴也可以用灸法,尤其是对于一些虚性、慢性的病症,如尿血精出,灸五十壮;若患偏风,灸至一百壮。或可针、灸同施,如《窦太师针经》中"针入一分,沿皮向前透太渊一寸半,灸二七壮"。从治法可看出,这肯定是针对虚寒之证。

　　列缺穴处恰当桡侧拇长展肌腱腱鞘近处,腕背侧第 1 个骨纤维性鞘管内有两条肌腱通过,即拇长展肌腱和拇短伸肌腱,两肌腱穿出狭窄的鞘管后与鞘管形成一定的角度,分别止于第 1 掌骨基底及拇指近节指骨基底。不少人喜欢张开虎口撑住婴儿的腋部将孩子抱起,使肌腱的折角加大,久而久之,会使局部的滑膜产生炎症,肌腱变粗,纤维鞘管壁增厚,桡骨茎突处出现皮下硬结节,使得肌腱不易在鞘管内滑动,产生疼痛等症状,压痛点多在阳溪、列缺等穴。我常称这种病况为妈妈手或奶奶手,临床上经常遇到此类病人,治疗时便针刺列缺及周围穴位,是取列缺的局部治疗作用,配合热敷或止痛药膏,效果不错。曾有一位专程从美国回来的海伦奶奶,是"文革"前中国科技大学的首届毕业生,后移民美国生活。由于过度劳作，双手腕疼痛几十年，止痛药已无效果，不能做家务，生活几乎不能自理。美国医生诊断为双侧桡骨茎突狭窄性腱鞘炎、双侧腕管综合征，需要前后动4次手术才能解决问题，年过八旬的海伦奶奶害怕手术，慌忙逃回国内寻求中医治疗。她在接受针灸治疗的过程中接到私人医生的邮件，通知她手术时间定在20天之后。她再三地要我保证她的手一定在这个时间前能针好。当然我只能尽力而为。经过隔日1次，一共8次的治疗，她的疼痛神奇地消失了。因此，她告诉私人医生，手术不用再做了。

太渊 LU 9

太渊是手太阴肺经的输穴、原穴，五行属土，八会穴中的脉会。该穴出自《灵枢·本输》："肺出于少商……注于太渊，太渊，鱼后一寸陷者中也，为输；行于经渠，经渠，寸口中也，动而不居，为经……手太阴经也"。"太"即大之意，杨上善注解说："少商初出为井，可谓小泉。鱼际停澹，此中涌注，故曰大泉之也。"此处"泉"是避唐高祖李渊的讳。《经穴解》释其名："以肺之经自中府至此，乃大聚之所，有渊之象焉。《难经》曰：脉会太渊。疏曰：脉病治此。平旦寅时，宗气、荣气二气从此始，故曰寸口脉之大聚会。十二经皆有动脉，而独以此动脉诊病人之生死者，以为脉之大聚会也。"以往的太渊穴定位于腕掌侧横纹桡侧，桡动脉搏动处，即在中医诊断的寸口脉处，与经渠穴均在诊脉处，同出于手太阴脉。古籍中的手太阴穴均指太渊与经渠。但由于桡动脉搏动处多有变异，如桡动脉搏动有可能并非在桡骨茎突处，而是绕向腕背处，此称"反关脉"。《古今医统大全》说："人或有寸关尺三部脉不见，自列缺至阳溪见者，俗谓反关脉。"《三指禅》说："间有脉不行于寸口，由肺列缺穴，斜刺臂侧，入大肠阳溪穴，而上食指者，名曰反关。"在临床中可见到的，有单手反关的，也有双手反关的，李

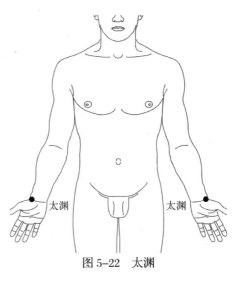

图 5-22　太渊

时珍在《濒湖脉诀》中说："寸口无脉，求之臂外，是谓反关，本不足怪。"金庸的武侠小说《天龙八部》中提到有反关脉的人非富则贵，但这不过只是小说家言而已。因此，新修订的国家标准《经穴名称与部位》中，太渊穴定位改为腕前区，桡骨茎突与舟状骨之间，拇长展肌腱尺侧凹陷中，不再强调动脉搏动的概念了。但是，临床上与脉有关系的疾病还是要求之于该穴，因为脉会太渊。

太渊处有桡侧腕屈肌腱和拇长展肌腱，分布有桡动、静脉，皮肤由前臂外侧皮神经支配，前肌腱由桡神经支配，后肌腱由正中神经支配。该处是进行动脉穿刺的重要部位，一般用来提高冠状动脉灌注量及增加有效血容量；或在手术过程中进行动脉血压的监测；或施行血气分析等检查，进行选择性血管造影和治疗、置入心导管，进行血液透析等。对于是否能针刺，《素问·刺禁论》持否定态度："刺臂太阴脉，出血多立死"。在《内经》时代，《官针》篇中所论及的针具相对于今天的针灸针要粗很多。因此，如果刺中了桡动脉，出血不止，又没有止血和补充血容量的技术，当然会立死。而近千年后的《千金翼方》中却提出该穴可刺："刺手太阴出血，主肺热气上，咳嗽，寸口是也……肝咳，刺足太冲……肺咳，刺手太泉"。可刺的前提是随时代发展针具的进步，针体变细，动脉血管肌层较厚，弹性强，并不容易被刺中。所以，所谓的刺手太阴出血只不过是刺中了桡静脉或毛细血管而已。

虽脉会太渊，但太渊用于诊断的意义要大于治疗的意义。因为古代文献中大多讲的是太渊作为肺经的输穴与原穴治疗肺相关的疾病，如有感冒咳嗽、鼻塞流涕等症状时可以选用太渊。如《针灸玉龙歌》中说"腠理不密咳喘频，鼻泫清涕气昏沉，喷嚏须针风门穴，咳嗽还须灸太渊"。只偶尔提到肺心痛，算是勉强与"脉会"的概念相关联。如《灵枢·厥病》说"厥心痛，卧若徒居，心痛间，动作痛益甚，色不变，肺心痛也，取之鱼际、太渊"。是讲突然发作的心痛，有间歇，动则加重，但与真心痛的心绞痛引起的面色青不同，其面色不变。《医宗金鉴》解释说："歧骨陷处痛，名心痛。横满连胸，名肺心痛。"这种横满连胸的疼痛可能与西医学中的肋间神经痛或肋软骨炎有关，也可能与乳腺的疾病相关。《灵光赋》中提到："伤寒过经期门愈，气刺两乳求太渊"。而《席弘赋》好像在接着吟诗："气刺两乳求太渊，未应之时泻列缺。列缺头痛及偏正，重泻太渊无不应。五般肘痛寻尺泽，太渊针后却收功。"两首歌诀中均有相同的论述，可能太渊穴对于气刺两乳的这种胸痛有疗效。因为我没有临床实证，不敢妄言。

针灸临床中针刺太渊时需以押手轻拨动脉，靠近动脉下针，既可避免刺伤血管，又可获得明显的针感。《黄帝明堂经》说该穴"刺入二分，留二呼，灸三壮"。其实就是想刺入深些也不可能，再深便会刺到骨膜了。《窦太师针经》说该穴"孕妇不可针"。我没想通为什么，临证中也未敢轻试。《针方六集》直接说"灸七壮，不宜用针"。

该穴可灸，《针灸玉经歌》说："咳嗽喘急及寒痰，须从列缺用针看。太渊亦泻肺家疾，此穴仍宜灸更安。"说明艾灸的方法更安全可靠。但《循经考穴编》却认为它是禁灸穴。

看来，由于太渊的位置特殊，治疗手段方面各家说法迥异，更说明在古代其诊断意义重于治疗意义。而在现代，由于心血管方面技术的进步，该穴却越发具有重要的治疗意义了。

少商 LU 11

古文字的"商"，很像一个四平八稳的青铜器。《说文》中释："从外知内也。"《玉篇》云："五音，金音也。""少"即小也，商为古代五音之一，为金声，代表肺。《广雅·释乐》云："神农琴有五弦，曰宫、商、角、徵、羽。文王又增二弦，曰少宫、少商。"少商为商之高音。如以肺之经气从脏走手言（十二经脉中，经气有着固定的走向，手三阴经的经气走行规律为从胸走手），则商金之气至此虽达高峰，但已微弱与微小；如以肺之经气初生和所出为井言，则商金之气在此尚属幼小和刚开始发生。此穴为肺经井穴，脉气初发，故名少商。

少商位于拇指末节桡侧，平爪

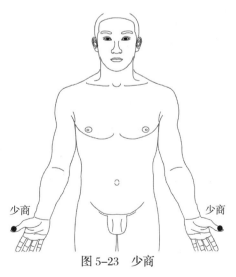

图 5-23　少商

甲根，指甲根角侧上方约 0.1 寸。《针灸甲乙经》将其定位在"手大指端内侧，去爪甲如韭叶"。十二井穴的定位大多存在这样的特点，除了位于中指尖的中冲穴和位于足底的涌泉穴外，少商、商阳、少泽、关冲、至阴等均位于爪甲根旁。杨上善说："爪甲有四角，此取内侧上角也。韭叶有大小，正取非大非小阔二分许量中度之人。若大小以意量之也"。《针灸集成》有"排刺三针"，即老商、中商、少商之合称。《江西中医药》曾详述其定位：老商位于拇指尺侧，距指甲根角 0.1 寸；中商位于拇指背侧正中，距指甲根角 0.1 寸；少商位于拇指桡侧，距指甲根角 0.1 寸。穴位处有指掌固有动、静脉所形成的动、静脉网，分布有前臂外侧皮神经和桡神经浅支混合支、正中神经的掌侧固有神经的末梢神经网。

《灵枢·本输》记载："肺出于少商，少商者，手大指端内侧也，为井木"。少商为肺经的井穴。按照《难经·六十八难》"井主心下满"，以及《备急千金要方》"少商主耳前痛"；《太平圣惠方》"不能食，腹中气满，吃食无味""癫狂、小儿胎痫、奶痫、惊痫"；《铜人针灸腧穴图经》"烦心善哕，心下满，汗出而寒，咳逆，痎疟，振寒，腹满，唾沫要，唇干引饮，不下膨膨，手挛指痛，寒栗鼓颔，喉中鸣"等说法，黄龙祥认为，少商在《黄帝明堂经》中主治为热病和肺病，而在宋以后则偏于治疗咽喉病[1]。现代的统编《针灸学》教材中将少商的主治功用大致总结为①呼吸系统疾病，如感冒、肺炎、咳嗽、支气管炎、喉痹、鼻衄、扁桃体炎、腮腺炎等；②精神系统疾病，如中风昏迷、中暑、小儿惊风、癫狂、热病、休克、精神分裂症、癔症、失眠等；③手指局部的病变，如手挛指痛、指肿麻木等。当然，还有其他的病变，如消化系统方面的疾病。

少商穴最常用的方法便是刺血法，如《肘后方》中"喉痹，水浆不入，七八日则杀人，随病人左右以刀锋刺父指爪甲后半分，令血出即愈"，这是用柳叶刀刺。《针经摘英集》"治颔肿如升，喉中闭塞，水粒不下，以三棱针刺手太阴经少商二穴，微出血，泄诸阳脏热，兼刺手大指背头节上，以三棱针挑刺三针，出血佳，次针手太阳经阳谷二穴，而愈"，这是用三棱针刺。而且，这也是后来《针灸集成》中所提到的并刺三针老商、中商、

---

① 《针灸腧穴通考》，152 页。

少商的来源。《医说》"针急喉闭，于大指外边指甲根齐针之，不问男女左右，只用人家常使针针之，令血出即效"，这是用家里的缝衣针刺。我治疗急病的时候，也使用过。有次去朋友的乡间别墅做客，他家老太太突发急病，咽痛失声。因地处荒僻，无处求医或买药，情急之下，我让朋友找出家用的缝衣针和高度白酒，以白酒消毒皮肤，又点燃后消毒针尖，刺少商及商阳穴。待血出 30 滴左右时，老太太居然能说出话了。古籍中还记载了如果不出血，可以用线缠、手捏等方法来帮助血出得更畅快。如《千金翼方》中就说"治喉痹方，以绳缠手大指刺出血一豆以上，瘥，小指亦佳"。如果刺少商，一定要出血。古人也观察到，如果刺少商不出血，估计也就没救了。如《针灸集要·盘石金直刺秘传》中说"凡遇伤寒，不问阴阳二症，用三棱针刺少商，宣诸脏腑热腠。有血者可疗，无血者不治"。所谓无血，当然不是指现在实习学生哆哆嗦嗦扎不进去针而造成的不出血，是指出现末梢循环障碍或血容量低到扎不出血的危象。所以古人才说无血者不治。因为当时没有静脉通路的概念，不能进行补液补血。

少商也可以针刺，我自己在临床上试过，扎在手指上是很疼的。《素问病机气宜保命集》中有"喉闭，刺少阳手足井，并刺少商及足太阴井"。足太阴井穴就是涌泉，针刺也挺疼的。我给昏迷的病人用过，病人疼醒过来了。所以，这组穴位够狠的。不过，刺激如果不足，怎么来"保命"呢？喉闭相当于现在的咽喉肿痛、白喉，或喉头水肿。当时没有气管插管或气管切开的技术，一旦通气障碍，当然是会要命的。

少商灸法我在临床上还没有用过。《备急灸法》提到："华佗治精魅鬼神所淫，癫邪狂厥，诸般符药不效者，用细索并两手大指缚之，灸三炷，每炷着四处，半在肉上，半在甲上，一处不着则不验。灸之当作鬼神语，诘问其略，即解脱之令去，其人遂苏。依图取法。男女同法少商"。这段话被许多古籍引用，因此，少商得了个别名"鬼信"，为十三鬼穴之一。这是治疗精神疾患的方法，结合了艾灸与祝由，应当是有效的。但也有文献说这种操作是有风险的，因为精神疾病患者神志不清，会伤人；而且治疗的时候，如果诘问鬼神时一着不慎，邪物会反过来附着在医生身上，就会出现赵本山小品里说的"精神病人都出院了，大夫疯了"的现象。因此，没两把刷子的人别轻易尝试。也可能有人压根儿不信，认为这是古人的危言耸听，或是胡说八道。反正，这的确是非常折磨人的过程，轻易不可尝试。

古籍里使用少商灸法的还不止一处，所治疾病也不止精神类。如《圣济总录》里说"少商二穴主哕，各灸三壮，炷如小麦大"，用的是麦粒灸。哕，指的是干呕，应该是中医里的胃气上逆之类的病症，相当于现在的胃食管反流。《备急灸法》里还记载"太仓公、孙真人救自缢死法云：如妇人札足者，只灸两大指上二穴少商"。《千金翼方》说"灸小便数而且难，用力辄失精，此方万验也。令其人舒两手合掌并两大指，令其急逼之，令两爪甲相近，以一炷灸两爪甲本肉际，际后方自然有角，令两角中小侵入爪上，此两指共当一炷也"。此方法与上述灸治精神疾病的方法非常类似，只不过，这是灸神志正常的人，病人十分配合地将双掌合十，而不必如前以"细索"缚住病人双手拇指。

《盘石金直刺秘传》中有采用不同手段刺激少商穴治疗不同疾病的记载。如"鼻中生疮，少商（出血）"，用的是针刺法；"缠喉风，少商（灸）"，用的是艾灸法。缠喉风是临床危急重症，主要表现为喉部红肿剧痛、呼吸困难、痰涎壅盛、语言难出、汤水难下等症状，与西医学的白喉、喉头水肿等阻塞性喉病相类似。因针灸临床中我很少遇到此类急症，故缺乏灸治少商的经验，不过，了解这样的文献，也可备不时之需。

细思少商的主治病症，与《难经》所谓的"井主心下满"相合的并不多。《铜人针灸腧穴图经》中有则甄权的病例，"唐刺史成君绰忽腮颔肿大如升，喉中闭塞，水粒不下三日"，甄权针少商后"立愈"。这可能是患了大头瘟，即急性的腮腺炎并发症。既然是喉中闭塞，水粒不下，心下（即胃中）当空虚才是啊。不知道是古人弄错了还是别有深意。

第四节　手阳明大肠经

合谷 LI 4

合谷应是我针灸常用腧穴中 Top10 中的一员，其位置在手背，第 2 掌骨桡侧的中点。合谷出于《灵枢·本输》："大肠上合手阳明，出于商阳……

过于合谷，合谷，在大指歧骨之间，为原……手阳明也"。是手阳明大肠经的原穴、四总穴之一，"面口合谷收"。

有关合谷的腧穴名有两种解释。一种是《经穴解》中说的"合谷者，言肺之经，由此而下行及于商阳，大肠之经，又由此而上臂也，故曰合谷"。这似乎言不达意。另一种是《中国针灸学辞典》认为的"合即结合，谷即山谷，此穴在第一、二掌

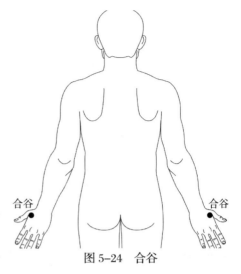

图 5-24　合谷

骨结合处，局部呈山谷样凹陷，故名合谷"。我个人认为，可能第 3 种解释才比较靠谱。是什么呢？所谓合谷者，其实是"合骨"，是手大拇指与食指二者相合之意。在许多针灸古籍中，确有以"合骨"代"合谷"者。比如《琼瑶神书》中就称合骨。"骨"与"谷"音同，黄龙祥先生认为古代穴名中谷与骨混用比较常见。

《黄帝明堂经》中有"过于合谷，一名虎口。在手大指歧骨间，手阳明脉之所过也，为原"的记载，后世文献中均引用了同样的文字。许多专家认为虎口即为合谷穴的别名，但我认为虎口只是人体部位名称，位置在拇、食指之间。《身经通考》说"歧骨前为虎口"，而合谷穴也恰在"手大指次指歧骨间陷中"，位置重合而已。有些文献，如《千金翼方》，说合谷"在手大指虎口曲纹头"。《医宗金鉴》的合谷穴歌也说"合谷在虎口，两指歧骨间"。甚至到了 1957 年，南京版的《针灸学》教材中也说合谷"在虎口，歧骨间陷中"。从文字的逻辑关系上，不能说敢问张三是谁，张三就是张三吧。因此，有了另外的说法，虎口是经外奇穴名，位于合谷穴前方赤白肉际处。如《备急千金要方》中有"紧唇，灸虎口，男左女右"。黄龙祥先生认为宋以前文献中的虎口系合谷穴别名，今人不辨，将此条文献归于奇穴虎口条下[1]。

---

[1]　《针灸腧穴通考》，172 页。

合谷穴处的肌肉有蚓状肌，起自掌侧，止于指背侧，越过掌指关节，可屈掌指关节，伸指间关节；骨间掌侧肌收缩可使相应的手指向中指靠拢，屈掌指关节，伸近侧指间关节；骨间背侧肌可使食指外展，屈掌指关节，伸指间关节。靠近拇指处的肌肉有浅层的拇短展肌和拇短屈肌，深层为拇对掌肌和拇收肌。腧穴皮肤处布有桡神经浅支，深部有正中神经的指掌侧固有神经——尺神经深支。血管有手背静脉网，深层食指桡侧动脉。

合谷穴的取穴法也有多种，按《千金翼方》的说法，"在虎口后纵纹头，立指取之宛宛中"。具体的做法，南京版《针灸学》教材描述得非常详细："以手平伸，拇、食二指伸张，视其歧骨前，即第一、第二掌骨间微现陷凹处取之"。是说当拇、食二指张开时，二指间的第1骨间背侧肌与拇收肌之间自然形成一个凹陷，此处即穴。另一种取穴法被称为简易取穴法，第1版《针灸学讲义》中说"或拇、食两指张开，以另一手的拇指关节第1节横纹沿虎口边缘下按，拇指尖尽处是穴"。第2版《针灸学讲义》将"虎口边缘"改为"指蹼缘"。还有一种取穴法也是简易取穴法，是将"拇、食指合拢，肌肉的最高处即是"本穴。目前国际标准规定的取穴法是在"第2掌骨桡侧中点"，临床上多根据杨甲三教授的取穴理念，在"第一、二掌骨相交处和虎口之间"取穴，但尽量多靠近第2掌骨边。此时如果以手按压腧穴，酸沉感最强烈，可放射到食指及掌中。而采用简易取穴法，腧穴处的酸沉感在大鱼际处，说明该取穴方法与标准取穴方法所刺激的部位是不同的。这种取穴法与上海第一医学院的经验相吻合："前臂旋前，肘关节半屈，手背面第一、二掌骨方向，在第二掌骨桡侧近侧1/3与远侧2/3交界处。进针方向：针尖偏向第二掌骨方向，与掌背侧成80度角"（《常用经穴解剖学定位》）。上述中最不靠谱的取穴是在"指蹼缘"，其下只有筋膜，根本刺激不到肌肉，按压时几乎没有任何感觉。由于合谷穴是手阳明经原穴，在原始的三部九候诊脉系统中为中部诊脉系列"手阳明动脉"，以候胸中诸病。因此，在取穴时有可能触及桡动脉的搏动。

合谷的功能主治非常多元，不过，最首选的还是"面口合谷收"，是指合谷穴可以治疗口面部的疾患。《灵枢·经脉》中描述了"大肠手阳明之脉，起于大指次指之端，循指上廉，出合谷两骨之间……贯颊，入下齿中，还出挟口，交人中，左之右，右之左，上挟鼻孔"。手阳明大肠经起于食指端，沿上肢桡侧上行，终于对侧口面齿部。《针经摘英集》中清楚描述了引起循手阳明大肠经感传的针刺手法："针手阳明经合谷，在手大指歧骨间陷中。随患人咳嗽一声下针，刺五分，内捻针，令病人吸气三口；次外捻针，呼气三口；次又内捻针，吸气五口，令人觉针下一道痛如线，上至头为度，长呼一口气出针"。朱兵研究员认为这是古人对合谷与头面部上下之间联络、反应的确切记载，他在 2009 年的《实用医学进修杂志》上发表了"面口合谷收的神经科学原理"[①]一文，其中有关古代针灸文献中合谷与面口的例子便举的是元代杜思敬的著作。现代针灸临床中的例子，他举的是国内外医者的临床案例，其中一例为右脑基底节区大量出血的病人，其左侧上下肢肌力为 0 度，有左侧中枢性面瘫症状，无语言障碍。在针刺左侧合谷穴时，病人能感觉到左面颊部有非常明显而强烈的酸胀麻木感。朱兵研究员认为这种现象符合掌颏反射，即轻划手掌大鱼际肌区引起同侧颏肌收缩，这是一种原始的浅反射，2 岁以后消失。如成年人出现该反射阳性即可认为大脑皮质—皮质下中枢受损，如脑动脉硬化、肌萎缩性侧索硬化、周围性面神经麻痹、球神经麻痹、多神经炎等，尤其是皮质脑干束病变时明显，皮质桥延束（尤其是双侧）损害时亢进，额叶病变时对侧掌颏反射亢进。但是，这似乎与古代针灸文献中所描述的并不完全一致。因为我有记工作笔记的习惯，读文章到这里的时候，就找出了 2008 年 3 月 15 日的工作笔记，标题醒目记着"合谷到面部的循经感传"。那天下午，我诊治了一位在日本留学回国的小伙子，时年 24 岁，主要问题是一年多来一侧面颊上反复起痤疮，其他地方的皮肤光洁无痕，只有那一块疮痕累累。先是在合谷进针，病人反映说不光是合谷胀，针感窜到了大拇指，于是我朝向其第 2 掌骨侧运了下针，结果病人的食指大动了几下。因想要针感上行而不是向末端传导，就又重新调了调针，这次，在运针下，针感逐渐上行，至肘，到肩，通过颈部，竟达到了面部，病人直嚷脸胀。整个过程持续了一分钟之久，在毫无语言诱导的情况下，实现了合谷到面部的针感传导。位于前肢手腕部的合谷穴与颜面部如此长距离的空间阻隔却有着如此密切的谜一样

---

① 朱兵，等. 面口合谷收的神经科学原理［J］. 实用医学进修杂志，2009，37（2）：65-69.

的联系。这如何从西医学上进行解释，在相当长的时间内困扰着朱兵在内的从事针灸研究的科学技术人员。临床观察或通过文献观察到了现象，朱兵研究员深入下去，通过现象寻找本质，在国外脑科学研究中发现了这样的一些关联："来自合谷穴区和同侧口面部的感觉传入信息可在感觉神经系统的第二级传入（脊髓背角）、第三级传入（丘脑）和在脑感觉皮层同一区域发生信息会聚及相互影响"。进一步地，在分析了猴子手与面部的交互联系以及截肢者手皮层对面部皮肤刺激之间的相互联系之后，朱兵团队经过多年的研究，2015在《中国科学·生命科学》上发表文章称"'面口合谷收'的脑机制是面部与手部大脑皮层间的接壤关系，在神经损伤的情况下会发生相互入侵的脑功能重组的变化"[①]。如果觉得上面的文字艰涩难懂的话，不妨听听朱兵研究员在学术会议上的比喻：对于猴子来讲，用手拿东西，第一反应就是要放在嘴里吃的。

无论面口合谷收的原理是否清楚，都丝毫不影响针灸临床上对合谷的广泛应用。

其一，治疗面部问题，面肿、面痛、面瘫、面肌痉挛等。在《黄帝明堂经》中，合谷主治的最后一条提到面肿；《窦太师针经》中也提到"面肿，皆治。量虚实补泻，泻多补少"。因为文献中没有明确说明，因此猜测所治疗的面肿应是局部病变，如感染、过敏等造成的，而非肾病、肿瘤等引起的全身性水肿。临床上不少病人由于使用面膜、化妆品等造成面部红肿痒痛，合谷、曲池就是必选穴。腮腺炎引起的面肿可以刺合谷，配合少商或商阳点刺出血。还有一种面肿可能是由牙痛造成的，如《医宗金鉴》中的"牙风面肿颊车神，合谷临泣泻不数"，指的就是急性的牙周炎或由智齿引起的冠周炎、牙槽脓肿等。面痛多指三叉神经痛，面瘫包括了中枢性、周围性的面神经麻痹。面肌痉挛是一种临床常见的、缓慢进展的周围神经疾病，以单侧面部肌肉阵发性地、不自主地抽搐为特点，多数病人由桥小脑角区血管压迫面神经根引起，也有可能由肿瘤或面神经炎等引起。个人经验认为占位性病变引起的面部问题不是合谷的治疗范围。十多年前，我和同事曾用激光散斑技术观察了针刺合谷对面部不同区域的影响，发现针刺

① 刘健华，等，面口合谷收的脑机制［J］，中国科学·生命科学，2015，3.

合谷可以特异性地提高面口及鼻旁皮肤的血流量^①。

其二，治疗牙痛。《黄帝明堂经》称为"龋齿痛"；《针经摘英集》称"治牙疼，刺手阳明经合谷二穴……针入三分，次足阳明经内庭二穴"；《盘石金直刺秘传》中"上下齿痛，泻合谷、两足外踝尖上，左痛灸右，右痛灸左，男女皆同"。泻合谷好理解，两足外踝尖上，可能是奇穴。合谷治牙痛，效果十分可靠。以前看文献，合谷可用作拔牙麻醉，虽然觉新奇，但有些将信将疑。后来认识一位西医大夫，两人聊起来，才知道他对麻醉药过敏，每次需要拔牙时，便去医院的针灸科请大夫来针刺合谷。问他真的不痛吗，他说当然会有些感觉，但不是痛，尤其比不扎针来说，感觉好得多。其实，除了治疗牙痛，合谷还能治疗牙关问题，如《世医得效方》中"治牙关不开"。临床中我通常以合谷配伍太冲，即四关穴，来治疗中风牙关紧闭，称为"开四关"。虽然《标幽赋》中说"寒热痹痛，开四关而已之"是用来治疗寒热、关节疼痛等症，但此对腧穴对于中风的闭证同样有效。曾治疗过一位美国姑娘，牙齿矫正过后，皓齿明眸配上特意晒成小麦色的肌肤，的确明艳动人。由于下颌关节经过矫治，她经常性地开口不利，张口有咔嗒声。虽然听说过针灸的疗效，但一旦看见医生持着针灸针走近，姑娘还是有些害怕。为免其恐惧，我言明只刺一针，便在合谷处迅速进针，运针操作几下后又迅速出针，整个过程不超过1分钟。针毕，姑娘将信将疑试着张口闭口了几次，果然咔嗒声没有了，不敢相信地张大着嘴巴不肯合上。

其三，治疗咽喉疼痛。《黄帝明堂经》中称为"喑不能言""喉痹"；《圣济总录》中有"风，失音不语，灸合谷穴"；《盘石金直刺秘传》"治双、单乳蛾，少商出血，合谷、委中、行间，俱泻""急缠喉风，刺少商，灸天突、合谷、委中、行间，俱泻""喉咙闭塞，饮食艰难，刺少泽、合谷、中渚、委中出血"。乳蛾是指化脓性扁桃体炎，由于咽喉两侧的腭扁桃体红肿疼痛，形似乳头，状如蚕蛾而得名。发生于一侧的称单乳蛾，双侧的称双乳蛾。缠喉风相当于急性的阻塞性喉病，如白喉、咽峡炎等，主要表现为咽喉红肿疼痛、痰涎壅盛、语言难出、声如拽锯、汤水难下等症状，严重

① 田宇瑛，等. 应用激光散斑技术观察针刺合谷对面部不同区域血流的影响［J］. 中国中医基础医学杂志，2013，19（2）：183-184.

者可发生窒息死亡。合谷对于该类疾病有一定的治疗作用，但需要配伍其他腧穴。

其四，治疗眼病。《黄帝明堂经》中提到治疗"目痛瞑"；《窦太师针经》中提到"目暗"；后世的《医宗金鉴》中指肝经火热或肝经风热引起的眼痛、红肿等，"赤眼迎香出血奇，临泣太冲合谷似。赤眼肿痛，迎香出血，立愈。甚者更泻太冲。眼红或瞳仁肿痛，流泪出血，烂弦风，俱泻足临泣，或太冲、合谷。胬肉倒睫，俱泻合谷、足三里"。《太平圣惠方》中有"小儿疳眼，灸合谷各一壮，炷如小麦大"。小儿疳眼是小儿疳积的并发症之一，《太平圣惠方》中描述为"小儿二三岁，忽发两眼大小眦俱赤"，症见消瘦、面色萎黄、食欲不振、眼睛干涩不适、眼痛、畏光流泪、视力下降等，严重时可出现角膜溃疡、角膜穿孔甚至眼内容物脱出。《针经摘英集》中"治眼疼不可忍，刺足少阳经风池二穴，手阳明合谷二穴，立愈"。这可能是讲对眼压增高引起的眼疼的治疗，临床上经常会遇到此类病人，实际治疗中除上述二穴外，还会配合刺耳尖出血以降低眼压。因此，对于后世总结出来的"眼痛则合谷以推之""合谷光明安可缺"（《席弘赋》）；"口噤眼合药不下，合谷一针效甚奇"（《肘后歌》）等有关合谷治疗眼病的疗效，要辩证地看待。

其五，治疗耳、鼻病等五官科的病症。如《黄帝明堂经》中提到的"主鼽衄""聋，耳中不通"。《盘石金直刺秘传》中提到治疗耳鸣、耳聋，"伤寒耳鸣，泻合谷、听会、足三里""耳聋气闭无闻，盖肾经虚败，攻于两耳，闭塞虚鸣如锣声，如蝉鸣，如热报叫，泻合谷、足三里""耳内脓出，或生珠气，痒不可当，刺合谷泻之，次灸听会"。合谷是治疗耳聋、耳鸣的要穴，无论虚实均可治之，刺的时候多用泻法。后世的《医学入门》总结为"耳聋临泣与金门，合谷针后听人语。耳暴聋，补足临泣。耳鸣或出血作痛，及聤耳，俱泻申脉、金门、合谷。鼻塞鼻痔及鼻渊，合谷太冲随手努。鼻塞不闻香臭，针迎香、合谷。鼻痔鼻流浊涕者，泻太冲、合谷。鼻渊鼻衄虚者，专补上星"。其中不仅有耳病的治法，还有鼻病的治疗，配伍迎香、上星、太冲等。临床上治疗上述病症，合谷为必选穴。

五官科病症中还有"鼻中流血不止""口舌生疮舌下窍，三棱刺血非粗卤。口唇及舌生疮，针合谷。舌肿甚及重舌者，更取舌下两边紫筋津液所出处，以三棱针刺出其血。舌裂出血寻内关，太冲阴交走上部。舌上生苔合谷当，手三里治舌风舞。舌风左右舞弄不停，泻两手三里立止。驴嘴风唇肿开不得者，亦泻三里"等记载。口舌生疮、舌裂出血、唇肿等，也可用合谷穴，配合在舌下金津、玉液处点刺出血，或泻太冲、手三里等。

以上都是面口合谷收的相关主治，相类似的，《针灸玉龙歌》中总结为"若遇头面诸般疾，一针合谷妙通神"。

其六，治疗头痛等痛证。合谷不仅是止痛要穴，还是针麻的要穴，如上面提到过的拔牙手术、甲状腺手术等均可使用。从《黄帝明堂经》说合谷治头痛，到《窦太师针经》"牙耳头疼"，再到《千金翼方》中的"烦热头痛，针虎口入三分"，都比较简单。《针灸集要·盘石金直刺秘传》中就比较详细地记载了以合谷为主的整个针灸方的内容，如"中风后头痛如破，灸百会，仍用三棱针四旁刺之出血，泻合谷、攒竹"。治疗中有灸法、刺血法、针刺法，所用腧穴不多，但治疗手段丰富。另一种头痛的治疗也非常详细："头风，满面疼痛，项强不得回顾，泻合谷，刺承浆、委中出血"。这种头痛可能是外感引起的，病位涉及足太阳和督脉。除了头痛，合谷还可以治疗关节疼痛，尤其是上肢或手指的疼痛，如《席弘赋》中说"手连肩脊痛难忍，合谷针时要太冲。曲池两手不如意，合谷下针宜仔细"；《针经摘英集》中说"治腰脊内引痛，不得屈伸，近上痛者，刺手阳明合谷二穴"；《针灸集要》说"手挛背急不能握物，刺合谷，痛则泻之，麻则补之"等。

因此，下面要谈的是合谷治疗风证，包括内风与外风，是其功效之七。外风即是外感风邪引起的表证，如《针经摘英集》中记载的就是太阳中风的麻黄汤证："治伤寒在表，发热恶寒，头项痛，腰脊强，无汗，尺寸脉俱浮，宜刺手阳明经合谷二穴，依前法刺之，候遍体汗出，即出针。此穴解表发汗，大妙"。使用合谷解表发汗，或者说治疗汗症，在针法操作上颇有一番讲究。《盘石金直刺秘传》中说"伤寒不论阴阳，日过不汗，补合谷、泻复溜；汗出，补复溜，泻合谷，刺委中血出；少愈，更泻合谷"。《针灸玉龙歌》中方法相对简单："伤寒无汗泻复溜，汗出多时合谷收"。因此，后世将其归纳为无汗补合谷、泻复溜，汗多泻合谷、补复溜。专家解释说，合谷属阳，清轻走表，泻之以通经络，疏风散邪，使邪随汗出而解。复溜为足少阴肾经的经穴，"经主咳嗽寒热"，补之可滋肾回阳，启闭开窍，扶正祛邪。二穴一阴一阳，一补一泻，故既可发汗解表，又可滋阴固表。吕景山老先生曾治疗一位农民的外感风寒型感冒，症状表现以身痛无汗为主，遂泻合谷、补复溜，行针 10 分钟后，病人鼻尖、额头汗出，热退身爽，次日便下地劳动了（《当代中国针灸名家医案》）。临床中许多女性在更年期时常伴有潮热、汗出等症状，可以汗多症进行治疗。我曾遇到过一例男性更年期病人，60 岁，汗出不止，心烦难眠。治疗便取合谷、复溜二穴，每次治疗 30 分钟，一周治疗 2 次。治疗第 3 次时出汗便明显减少，巩固治疗两周后痊愈。

合谷也可治疗其他风证，如《医学入门》说："合谷主中风，破伤风，痹风，筋急疼痛，诸般头病，水肿难产，小儿急惊。"其中就有内风、破伤风、风湿引起的关节疼痛等病证。《针灸资生经》中记载："或灸风疾……只灸合谷云。"王执中治疗脑卒中后遗症等，合谷也是常用腧穴，尤其是出现上肢及手部的精细功能丧失时。

合谷能治疗的疾病还有很多，临床应用范围也很广，最后我想提的是其在妇产科方面的作用。在《南史·张融传》中记载这样一段话："徐文伯针刺堕胎，泻足太阴，补手阳明，胎便应针而落。"有关足太阴与手阳明的解释，黄龙祥先生有深入的研究，内容可详见本书的三阴交条。在宋以后的医书，如《铜人腧穴针灸图经》中，该段话写作"泻足三阴交，补手阳明合谷，应针而落"。这段话讲的是一个载于《南史·徐文伯传》中的故事。主人公徐文伯世代为医，医术与人品均佳，曾治好过当时南朝刘宋王朝中许多达官贵人的疾病。有一次，徐文伯与宋后废帝刘昱一同外出，遇到一个怀孕的妇人，诊了脉，李煜说"此腹是女也"。问徐文伯，徐伯文说"腹有两子，一男一女，男左边，青黑，形小于女"。那个烂皇帝，真的视人命如草芥，"帝性急，便欲使剖"。徐文伯心有不忍，便"泻足太阴，补手阳明"，"胎便应针而落。两儿相续出，如其言"。于是，后世的所有针灸文献便认为合谷有堕胎的作用，为怀孕妇人所禁忌。但是，反过来说，合谷可促进宫缩，治疗滞产，有助于生产。我曾和同事一起承担国家中医药管理局的课题，使用合谷一方面可催产，一方面有助于减轻产程中的分娩痛。对 371 名产妇的临床研究显示，针刺合谷、三阴交、足三里等腧穴可以有效地缓解疼痛指数小于 7 时的分娩痛，而且可对产后结局（剖宫产率、产程时间、产后伤口恢复、下奶情况等）产生最佳影响[1]。

合谷常用的刺激方法是针刺，刺入 3 分~1 寸，针尖朝向不同，针感不同，针效亦不同。通常的方法是针尖朝向第 2 掌骨方向，针感可到达示食及手掌；如果要治疗拇指处疼痛或弹响指，则针尖须朝向拇收肌方向，针感可达到拇指；如果出现手指挛痛，则针尖可向后溪方向，所谓的合谷透后溪。临床中常有脑卒中后遗症的硬瘫病人，手指拘挛，不能伸展，采用透刺针法，针入手指即可伸开。

合谷穴可艾灸，我在临床中使用得不太多。但按摩合谷是非常好的保健方法，在祝总襄老人创立的"三一二锻炼法"中，就有按摩合谷穴一节。平时有头痛症状时，可按压合谷穴进行缓解。曾经有些焦虑症病人，常常在上班途中焦虑症发作。发作时心慌、汗出，有心中无主的感觉，最严重时有濒死感。但等就医时什么症状都没有了。于是我教会那些病人合谷的取穴方法，一旦疾病发作，可自行按压腧穴进行缓解。

曲池 LI 11

曲池位于肘部，在肘横纹外侧端，屈肘，当尺泽与肱骨外上髁连线中点，是手阳明大肠经五输穴之合穴，五行属土。《灵枢·本输》云："大肠上合手阳明，出于商阳……入于曲池，在肘外辅骨陷者中，屈臂而得之，为合。"屈臂而得，是说取穴时的姿势，也有文献说"以手按胸取穴"（《针灸甲乙经》）或"以手拱胸取穴"（《素问》王冰注）。无论何种描述，都是强调在屈肘时取穴。如果有兴趣，可以试着自己按住曲池穴部位，就会发现，上肢伸直时，桡侧腕长伸肌隆起，而在屈肘时，肱桡肌和桡侧腕长伸肌就会在穴位处形成一个小小的凹陷，这就是"曲而成池"。

采用简易取穴法时，则可以屈肘成直角，当肘弯横纹尽头处取穴；或屈肘，于尺泽与肱骨外上髁连线的中点处取穴。不过，对有些人来说，这两种方法所取的穴位有可能不在一个点上，取穴时要注意不要过度屈肘，以免肘横纹过长。

曲池是个非常好用的教学与试针的腧穴。进针时，毫针由皮肤刺入，

[1] 黄涛，杨咏梅，黄醒华. 分娩中针刺镇痛穴位及时机的选择 [J]. 中医杂志，2008，49（7）：625-628.

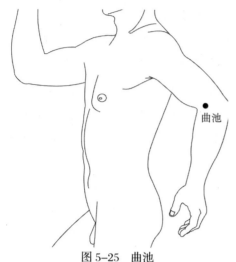

图 5-25 曲池

经皮下筋膜深入桡侧腕长、短伸肌，由肱桡肌的后面进入，穿过桡神经干可抵肱肌。由于该处分布有前臂背侧皮神经，内侧深层有桡神经，故刺破皮肤时疼痛感不强，但针感易得而强烈。在产生"如鱼吞饵"式的针感时，肉眼可看到肌肉的跳动，便于示教。又因为进针的疼痛感较其他穴位轻，且上肢处方便暴露，特别适合初学者进行练习进针。

因为阳明为多气多血之经，曲池又是手阳明的合穴。所谓合穴者，可治六腑病症。因此，曲池的主治包括热症及手阳明经病变，如五官口齿病、神志病及皮肤病，当然还有上肢的局部病症。

曲池的清热作用指可以清表里之热。如《黄帝明堂经》论及其主治的第一句就是"主伤寒余热不尽"，还伴有"寒热，渴饮辄汗出"等症状，而《伤寒论》中治疗伤寒余热不尽的主方就是竹叶石膏汤。如果以药来喻穴的话，论清热力量，曲池就相当于竹叶，可清心除烦。一般来说，外感后发热，可以使用曲池配合谷、外关等穴，以清表热。如果是五志化火而引起的肝胃之火，如"胸中满，耳前痛，齿痛，目赤痛"，也可以用曲池。若是血压升高等肝火上炎或肝阳上亢等，也可刺曲池，行泻法。

曲池是十三鬼穴之一，名鬼腿或鬼臣。《黄帝明堂经》中载其有治"身热，惊狂"的功用，曲池在《针灸大成》中被列为鬼穴第 12 针，采用火针，刺入 5 分进行治疗。不过，据说使用鬼穴或鬼门十三针时需要以咒语等配合方有效，因未掌握方法，我还未曾在临床上尝试过。

曲池治疗皮肤病变十分有效，虽然《黄帝明堂经》中未提及其可以治皮肤病变，但《太平圣惠方》及《铜人腧穴针灸图经》中提出可以"刺风疹""瘾疹风""偏身风瘾，皮肤痂疥""皮肤干燥"等。在临床中，凡是西医学所谓的湿疹、过敏性皮炎、荨麻疹等皮肤病变，均可刺曲池。大约 20 年前，有位新加坡的女医师来学习针灸，她患有湿疹，由于新加坡气候潮热，皮疹顽固不退。我为她针灸曲池等穴，加上北京气候干燥，其症状便明显好转。但一回新加坡，症状立刻又加重了。在讲穴位注射法时，我不免眼睛一亮，是否可以用此法巩固疗效呢？于是，我试着在她的曲池穴注射当归注射液。后来，她的湿疹基本上被控制住，不再复发了。这则病例提示，凡是普通的病症可以针刺，倘若顽固、反复发作的，则可以使用穴位注射疗法。

曲池治疗上肢局部症状包括两方面。

一是可以通络止痛，如《太平圣惠方》说曲池可以治疗"肘中痛，屈难伸，手不得举"或"疼痛冷缓，捉物不得，挽弓不开，屈伸难"，在《铜人针灸腧穴图经》中改为"筋缓捉物不得，挽弓不开，屈伸难，风臂肘细而无力"。前者可能是网球肘或肩周炎的早中期，以疼痛为主，与天气变化有关，到了后者，则包括了疾病的中后期，出现了上肢肌肉萎缩的现象。看来编书者是有临床观察与体会才能如此改编的。我有一大拨儿乒乓球、羽毛球运动员病人，或出现单纯的"肘中痛"，即肱骨外上髁炎或肩袖损伤引发的上肢连肩疼痛等。针曲池不仅对运动损伤引起的急性疼痛有用，对于慢性损伤和长期性疼痛均有非常好的效果。所以《标幽赋》中才说"肩井曲池，甄权刺臂痛而复射"。这种方法，对提高古代士兵的战斗力，极其有用。但针曲池时也要注意，有时病人疼痛点恰在肱骨外侧髁上，与曲池穴并不一定重合，可采用齐刺法，即《内经》刺法中的散刺法，甚至可以采用局部多针刺法；疼痛较重者，可采用巨刺法，即刺健侧的曲池，来达到治疗效果。

其次，曲池可治疗脑卒中后遗症等引起的半身不遂，尤其是上肢拘挛。《窦太师针经》说"治半身不遂，手臂酸疼，拘挛不开，先泻后补；两手拘挛，先补后泻"。这是指中风后造成的硬瘫，肌张力增高才会导致拘挛不开，需要先行泻法，使肌张力降低，然后再采用补法，补虚通络。《备急千金要方》中记载甄权治疗"偏风，服防风汤"，是针药结合的方法；《千金翼方》中又记载针灸结合的方法，"治猥退风、偏风、半身不遂法：又针曲池入七分，得气即泻，然后补之。大宜灸，日十壮，至百壮止。十日更报，不少至二百壮"。所谓猥退风，"猥"通"腲"，《康熙字典》解释说"腲脮，肥貌。又舒迟貌"。"退"通"腿"，整个意思即为下肢的痿软无力。在《针灸集要·盘石金直刺秘传》中记载："猝暴中风，头痛，夹脑风，头面四肢浮肿，胸膈痰涎……泻合谷、曲池"。因此，临床中曲池是治疗脑卒中后遗症不可或缺的要穴，用之即可通络，又可控制血压，预防复中。

此外还值得一提的是，《针灸聚英》《古今医统大全》《针灸大成》等诸文献中均记载了曲池可治"妇人月经不通"。黄龙祥先生认为"不能认定系曲池的主要治疗作用，故自第4版教材后不再收录"[①]。虽然治疗月经不调的病人较少采用曲池，但我在"针灸对穴区皮内微血管舒缩振幅的影响"研究[②]中，曾选取14例患痛经的女大学生针刺曲池，留针时间30分钟，这期间使用激光多普勒血液仪对她们合谷处皮肤的血液灌注量进行扫描。经过统计分析，受试者针刺曲池穴后合谷穴皮内微血管舒缩振幅明显提高。还有个意外的收获是，这些患痛经的女孩子们针刺后当月痛经的发病人数降低，痛经程度都明显减轻。通过研究认为通过针刺曲池改善了血管的通血量及血流速度，也就是中医常说的经络通畅了。研究表明，针刺曲池治疗月经不通也不是不可能的。

曲池进针多用直刺，刺入深度根据病人的胖瘦。但如果是治疗上肢局部的问题，可以调针斜刺，针向患处，这就是所谓的使气至病所。相对于其他腧穴，曲池穴进针后采用各种手法，比较容易使针感或气向病所传导。如果采用多穴进行治疗，则应注意针刺的先后顺序及在曲池处所施的补泻方法。

曲池穴亦可灸，古人多用艾炷灸法。急病者，选多穴同时进行艾灸，灸的壮数较少；而慢性病者，则需要久灸，灸足百壮或数百壮。急病如《太平圣惠方》中"忽中风，语言謇塞，半身不遂，宜于七处一齐下火，灸三壮。如风在左灸右，在右灸左，一百会，二耳前发际，三肩井，四风市，五三里，六绝骨，七曲池。右件七穴，神效极多，不能具录，无不获愈"。《景岳全书》中记载的"灸瘰疬法：取肩尖肘尖骨缝交接处各一穴，即手阳明经肩髃、曲池二穴也，各灸七壮，在左灸左，在右灸右，左右俱病者俱灸之。余常用之甚效"，不仅详述了病情、操作规程，还确认了灸曲池等穴

---

① 《针灸腧穴通考》，201页。

② 杨李健，等．针灸对穴区皮内微血管舒缩振幅的影响．微循环学杂志，2012，22（3）：30-31.

治疗淋巴结核类疾病的疗效。同样是施灸，所灸部位也都有曲池穴，但两书所载具体操作截然不同。一书是交叉施灸，一书是局部施灸，均有明确效果。这说明针灸之奥妙无穷，其原理有待深入研究，在实证基础上加以探讨。慢病如《千金翼方》中"治猥退风"条，要求灸不少于二百壮，值得注意。

肩髃 LI 15

肩髃穴为手阳明经、阳跷脉之交会穴，出自《灵枢·经脉》"手阳明之别，名曰偏历。去腕三寸，别入太阴；其别者，上循臂，乘肩髃"。《广韵》说："肩，项下。"《说文》说："髃，肩前也。"段注："肩头也，髃之言隅也，如物之有隅也。"肩髃穴位于肩部，在三角肌区，肩峰外侧缘前端与肱骨大结节两骨间凹陷处，是人体测量学中的肩峰点所在处。肩峰点是肩胛骨的肩峰外侧缘上最向外突出的点，为测量肩宽、上肢长的体表标志。其取法与肩髃穴如出一辙，用食指和中指沿着肩胛冈从后内方向前外方触抚，易找到此测点；或令被测者举起上肢，可见肩峰部呈现两个皮肤小凹，用食指按压前面的小凹，并令被测者将上肢放下，即是此点，而后面的那个小凹则是腧穴肩髎之所在，位于肩峰外侧缘的后端[①]。所以，历代的针灸文献取肩髃穴时都强调举臂取之。如《千金翼方》《太平圣惠方》等说"在膊骨头陷中，平手取之"，《铜人腧穴针灸图经》《圣济总录》《针灸大成》等说"举臂取之"。只有《循经考穴编》描述得极为详细复杂："膊骨端上两骨罅间，举擘平肩陷中。下直对曲肘缝尖。须搁臂纵手，或转手插腰"。

肩髃穴处有三角肌、三角肌下囊、冈上肌腱，血管系统有旋肱后动、静脉，分布有锁骨上神经及腋神经。

肩髃穴主治肩关节及周围软组织疾患，如肩臂疼痛、半身不遂、手臂挛急、臂神经痛等症。如《黄帝明堂经》有"主肩中热，指痹臂痛"，比较简单，但《太平圣惠方》中则记载了肩髃的更多功能："主疗偏风、半身不遂，热风，肑风，胸俯仰风，刺风，风虚，手不得向头，捉物不得，挽弓不开，臂细无力酸疼，臂冷而缓。患刺风者，百日刺筋，百日刺骨，方可

---

① 《针灸腧穴通考》，219 页。

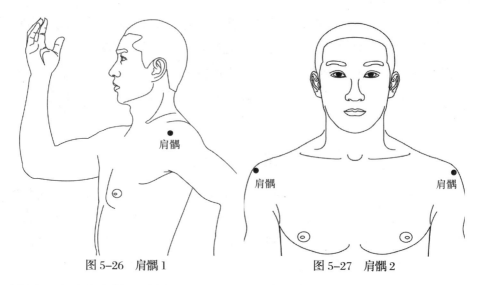

图 5-26　肩髃 1　　　　　　　　　　　　图 5-27　肩髃 2

得瘳。灸亦得，然不及针。还以平手取其穴，日灸七壮，增至二七壮，以瘥为度"。偏风又称"偏枯"，即半身不遂。《灵枢·邪气脏腑病形》说："肺脉……微缓为痿瘘，偏风。"《素问·风论》说："风中五脏六腑之俞，亦为脏腑之风，各入其门户所中则为偏风。"王冰注："随俞左右而偏中之，则为偏风。"《诸病源候论·风病诸候》说："偏风者，风邪偏客于身一边也。人体有偏虚者，风邪乘虚而伤之，故为偏风也。"相当于西医学的脑卒中后遗症。"胗"通"疹"，胗风，风疹，属皮肤疾病。刺风是指遍身痛如针刺的病症，病因是"气血为风寒所侵，不得宣利，则蕴滞而生热，寒热相搏于皮肤之间，淫跃不能发泄"。《太平圣惠方》中提到的治疗刺风的方法"百日刺筋，百日刺骨"是指针刺的层次与深度。同样是治疗刺风，《圣济总录》中使用的是天麻散、防风丸等方，取祛风养血、活络止痛之意。说明肩髃还有治疗风热瘾疹等皮肤疾病的作用。

　　肩髃可用直刺法，针刺深浅与病人肌肉的丰厚及针刺方向有关。若直刺，针入不深即可遇到阻碍；但若向下沿三角肌方向向肘部刺，则可深入2~3寸，针刺造成的酸胀感可扩散至肩关节周围，或有麻电感向臂部放射。如果是肩周炎，针刺后患者可有明显的放松感。治疗冈上肌腱炎时，垂臂，沿肩峰与肱骨大结节之间水平方向斜刺 1~2 寸，刺入冈上肌；如果要刺激到臂丛神经，则应抬臂针刺向极泉方向，进针 2~3 寸。也可以在肩髃处进行合谷刺等多向针刺法，得气后，再朝向不同的方向散刺，尽量疏散开筋结，通络止痛。不过，在治疗肩部疾病时，临床中往往先以远端穴位进行针刺，针刺时令病人尽量活动患侧的肩部。但如在肩髃穴行针，则忌活动肩部，否则易发生弯针甚或折针的现象，"已针不可摇，恐伤针"。肩三针是治疗肩部疼痛或损伤的常用腧穴组合，无论是肩前、肩髃和肩髎组合还是肩髃、肩髎和肩贞组合，肩髃都是重要的穴位之一。

针刺时，我个人比较偏爱深刺并使用针上加罐法，深刺是以针刺激深处的肩部损伤，加火罐是以负压来改善表层皮肤的血液循环，二者结合，可以治疗多层次多维度的疾患。

在治疗因虚寒引起的肩部问题时，也常针、灸同用。古人多用艾炷灸，如《备急千金要方》中说"凡颜色焦枯，劳气失精，肩背痛，手不得上手，灸肩髃百壮"。但现代多用艾条灸，温和灸、雀啄灸均可。江西省陈日新教授团队以热敏灸治疗肩周炎、肩手综合征在内的疾病，效果良好。所谓热敏灸，是在距离腧穴皮肤 3cm 左右处依次施行回旋灸、雀啄灸、循经往返灸。当病人感受到热敏灸感或艾灸反应，如透热、扩热、传热、局部不热远部热、表面不热深部热及其他非热感觉时，即为发生腧穴热敏化现象[1]。此时再施行温和灸，待热敏感消失为度。因运动时受伤，我曾很长时间患肩痛，活动受限，在使用热敏灸治疗时，肩髃恰好就是热敏穴。每次灸完的当天晚上便觉舒适，疼痛明显减轻。

迎香 LI 20

迎香在面部，鼻翼外缘中点旁，鼻唇沟中。为手、足阳明经的交会穴。此穴在鼻旁，因能主治"鼻鼽不利，窒洞气塞"，鼻塞不闻香臭，故有迎香之名。《灵枢·脉度》中说"肺气通于鼻，肺和则鼻能知香臭矣"。在针灸文献中，还有上迎香穴与内迎香穴，容易与迎香穴混淆。

从解剖学角度来看，鼻分外鼻、鼻腔与鼻窦。鼻腔为前后开放的狭窄腔隙，顶窄底宽，每侧鼻腔分为鼻前庭和固有鼻腔。迎香穴在外鼻外侧的鼻唇沟处，内迎香在固有鼻腔处，而上迎香则在鼻根两侧，眼内眦下五分处。许多针灸文献中使用内迎香多采用针刺出血法。《针灸玉龙歌》中载

---

① 陈日新，康明非. 腧穴热敏化的临床应用［J］. 中国针灸，2007，27（3）：199-202.

黄博说穴

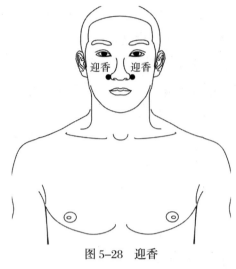

图 5-28　迎香

"内迎香，在鼻孔内。用芦叶或箬竹叶削尖，鼻内搐出血即效"。记得在农村医疗扶贫时，一个高血压多发的村里，村民说到一个土法：每逢头痛、眼赤，自我感觉血压增高时，将麦秸秆捅入鼻腔内，刺破出血后头痛会立刻松快下来。这其实跟临床中的放血法如出一辙。在鼻部，鼻根、尖部由眼神经支配，鼻翼、鼻前庭的皮肤由上颌神经支配；运动神经由面神经的颊支支配。迎香处有面动静脉及眶下动静脉的分支，肌肉有提上唇肌。由于古代针灸文献中有关迎香的定位各不相同，黄龙祥先生在制定国家标准腧穴定位时将其定在鼻唇沟中。对于鼻唇沟不明显的个体可以用以下两种方法取穴[1]：

其一，可以在瞳孔内侧垂线与鼻翼点水平线的交点处取穴；

其二，经鼻翼旁、口角旁口轮匝肌边缘点作一略带弧度的弧线，此线即相当于鼻唇沟的走行。可以在此线上取穴。

临床上定取迎香穴，多在鼻孔边取穴，按压此穴时鼻可立刻通气或有酸胀感，有助于确定腧穴位置。

顾名思义，迎香的主要功效是治疗鼻病、口面部疾病，如《黄帝明堂经》中说该穴可主治"鼻鼽不利，窒洞气塞，喎僻多洟，鼽衄有痈"。鼽，《说文解字·鼻部》说："鼽，病寒鼻窒也。"指受寒后引起的鼻塞不通，是风寒感冒的常见症状。《礼记·月令》说"季秋行夏令，民多鼽嚏"，与《淮南子·时则》中的"冬藏殃败，民多鼽窒"是同一个意思，是说天气该冷的时候不冷，阳气无法闭藏，从而引起呼吸系统疾病的大流行。"洟"是鼻涕的意思，郑注："自目曰涕，自鼻曰洟"。《黄帝明堂经》中迎香穴的主治为流鼻涕、鼻塞、鼻出血、鼻疖、口眼歪斜等，相当于西医学的急慢性鼻炎、鼻窦炎、面神经炎等。《太平圣惠方》及《铜人腧穴针灸图经》中还增

---

① 《针灸腧穴通考》，237 页。

加了两类疾病，一是"鼻有息肉不闻香臭"；二是"偏风面痒、浮肿，风叶叶动状如虫行，或在唇痛"。从西医学角度认识，鼻息肉是增生的黏膜从鼻道突入鼻腔而形成的良性肿物，以鼻塞或鼻涕增多为主要表现，可伴有面部疼痛或肿胀感、嗅觉减退或丧失等，在人群中的发病率1%~4%。结合古代文献可知，两类病症可能只是同一种疾病的不同表现而已。

《窦太师针经》中开始记载比较明确的治疗方法："治鼻塞不闻香臭，生息肉，鼻流清涕，泻；浊涕名鼻渊，灸七壮，看症补泻。"鼻渊指鼻窦炎，主要表现为鼻塞、流脓涕、头痛，伴嗅觉减退或丧失。《针灸集要·盘石金直刺秘传》中有更为详细的腧穴配伍："头风鼻塞等症，灸上星；少愈，灸前顶，次迎香穴……鼻塞不闻香臭，灸神庭，刺迎香泻之。"以迎香配伍上星、前顶等穴。因此，一些针灸歌诀中便将迎香总结为治疗鼻病的要穴。如《针灸玉龙歌》"不闻香臭从何治，须向迎香穴内寻"，《通玄指要赋》"鼻窒无闻，迎香可引"。

每年过敏季节，我都会在临床上遇到数十位过敏性鼻炎的病人，迎香为必选穴之一。自己幼年时即患慢性鼻窦炎，每发作时鼻塞不通，头痛难以入睡，学习针灸之后，发作时便自己针刺或按摩迎香，针刺时可感觉上颌神经被刺激，针感可达到四白穴，鼻塞及头痛均可缓解。

由于迎香穴所在为口轮匝肌处，尤其是提上唇肌处，可治疗面神经麻痹引起的鼻唇沟变浅，同时，也可以将该用处反其道而用之。皮肤组织老化造成肌肤表面凹陷可始法令纹加深。我曾治疗过一些要求减轻法令纹的爱美之人，顺手针之，居然也有效果。

20世纪70年代，遵义医学院通过临床研究增加了迎香的功用——治疗胆道蛔虫病，并提出针刺迎香透四白可解除奥狄氏括约肌的痉挛，缓解疼痛[①]。因临床中我少见该类病人，对此作用也不甚理解与重视。值得一提的是，幼时曾亲眼见过蛔虫从儿童鼻中出来，后来查资料发现这一现象还屡见不鲜。

迎香可刺0.3~0.5分，不宜灸。不过，针刺迎香时痛觉稍明显，小儿患鼻炎时常畏痛不愿针刺。曾治一朋友的孩子，因对许多物质过敏，1岁左

---

① 遵义医学院附属医院. 中西医结合治疗胆道蛔虫病经验［J］. 科技简报·医药卫生部分，1970（9）：36-37.

右时即常患鼻炎，为其针刺迎香、印堂等穴即愈。但孩子日渐长大后，知道针刺疼痛，便生畏惧之心，每每来针治时都要费好大一番口舌。不过，好在迎香疗效可夸，每逢发作，针治一二次即愈。

第五节　足阳明胃经

承泣 ST 1

承泣在面部，眼球与眶下缘之间，目正视，瞳孔直下。穴在眼窝内，眶下缘上方，是足阳明胃经与任脉、阳跷脉的交会穴。

《针灸甲乙经》有承泣治"目不明，泪出"的记载，《尔雅·释言》说"泣，泪也"。该穴最直白的解释就是承即承接，泣指眼泪，"穴在目下为泣之所至"，口之下名承浆，目之下名承泣。在《齐民要术》中，专门列有相马术，一种情形就是"旋毛在目下，名曰'承泣'，不利人"。不利人，就是妨主的意思。历史上最有名的妨主的马，就是《三国演义》中的的卢。的卢其实是匹千里宝马，辛弃疾词中说"马作的卢飞快，弓如霹雳弦惊"一点也不夸张。只不过，此马"眼下有泪槽，额边生白点，名为'的卢'，骑则妨主"。的卢马的第一位主人是张武，被刘备手下的赵云不下三合刺于马下，此马便归了刘备。后来刘表手下的大将蔡瑁欲设计谋害刘备，刘备得信后慌忙从酒席中逃走，却是慌不择路地来到了檀溪。前是阔越数丈的檀溪，后有追兵，刘备这才想起的卢妨主的说辞，不由大叫："的卢！的卢！今日妨吾！"那马闻言忽然从水中踊身而起，一跃三丈，飞上对岸。《三国志》中虽无的卢妨主之类的话，但还是能从中体味到当时的危急与的卢的神骏。裴松之

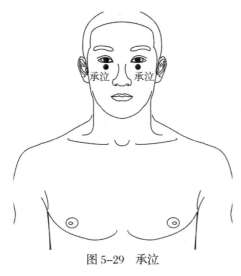

图 5-29　承泣

注引《世语》云："备屯樊城,刘表礼焉,惮其为人,不甚信用。曾请备宴会,蒯越、蔡瑁欲因会取备,备觉之,伪如厕,潜遁出。所乘马名的卢,骑的卢走,堕襄阳城西檀溪水中,溺不得出。备急曰:'的卢,今日危矣,可努力。'的卢乃一踊三丈,遂得过"。

承泣穴在眶下缘上方,眼轮匝肌中,深层有眼球下直肌、下斜肌。血管有眶下动、静脉分支,眼动、静脉的分支。神经分布有眶下神经分支、动眼神经下支的肌支及面神经分支。

承泣的主要功效是治目疾。《黄帝明堂经》中说本穴"主目不明,泪出,目眩瞀,瞳子痒,远视䀮䀮,昏夜无见,目𥆧动与项口参相引,㖞僻口不能言"。以后的《备急千金要方》《铜人腧穴针灸图经》等均承袭其说法。从西医学的角度,《黄帝明堂经》中所言的目疾包括视力减退、近视、夜盲、干眼症和泪囊炎等,最后两项则指的是面瘫、面肌痉挛所引发的眼部症状。《针灸大成》《针灸聚英》及《针方六集》中还说承泣治耳鸣耳聋。这就令人疑惑了,真正的耳病临床中不会用承泣。这是怎么回事呢?把"目𥆧动与项口参相引,㖞僻口不能言"与耳鸣、耳聋连起来看,再来联系西医所认识的面肌痉挛就能明白了。面肌痉挛发病初期多表现为眼角跳动,即眼轮匝肌的间歇性抽搐,渐渐扩散到面部,尤其是口角肌肉抽搐明显,甚至累及同侧颈阔肌,即"项",严重者可引起面部疼痛,出现睁眼困难、口角歪斜,以及耳内搏动样杂音,到了晚期还有轻度的面肌瘫痪。很明显,在《黄帝明堂经》时期,当时的医生已经对面肌痉挛的所有临床表现及治疗认识得非常清楚了。

承泣可针刺,《黄帝明堂经》中说"刺入三分,不可灸";《铜人腧穴针灸图经》中说"禁针,针之令人目乌色,可灸三壮,炷如大麦",描述的是针灸眼病时常见的现象——静脉出血造成的"熊猫眼"。我临床使用承泣、睛明等眼周腧穴20余年,所治病人成千上万,出现"目乌色"者几十或百中不到一个。不过,最可怕的后果是《圣济总录》说的情况:"只可针三分,深即令人目陷,陷即不治"。这是针中眼球造成的玻璃体破裂,当然后果很严重。关于承泣的灸法,《黄帝明堂经》及甄权说可针不可灸,《铜人腧穴针灸图经》说可灸不可针。如果灸了会如何呢?《外台秘要》及《太平圣惠方》中都说"若灸,无问多少,三日以后,眼下大如拳,息肉日加如桃许大，至三十日定都不见物，或如升大"。眼下有物如桃许大的病人，我临床上见过不少，西医认为这是眼睑腺体的一种急性化脓性炎症，由于眼睑血管丰富，其静脉与眼眶静脉及颜面静脉相通，而且没有静脉瓣来阻挡，因此可以长得非常大。治疗可在局部或耳尖刺血，配合清热解毒中药，即使肿如升大，也可消散。中医认为这种病症是上火造成的，如过食炙煿油腻、腥膻辛辣之品，或五志过极化火，当然，使用艾火熏灸不当也会造成这种病症。《针灸聚英》解释说："或问睛明、迎香、承泣、丝竹穴，皆禁灸，何也？曰四穴近目，目畏火，故禁灸也。"不过，《儒门事亲》中却提出"目之斜灸以承泣，口之㖞灸以地仓，俱效"，而且还解释"夫气虚风入而为偏，上不得出，下不得泄，真气为气邪所陷，故宜灸"。可谓见仁见智。最有意思的是王执中的观点："二家必各有所据，未知其孰是，不针不灸可也"。干脆撂挑子不干了！其实，对于临证中病情不明，或把握不准的情况，静观察，少干预，也不失为一项很好的临床策略。

临床中刺承泣的时候，往往以押手按住眼眶边缘，刺手持针，沿骨边缓慢刺入，深度依病情的不同而有所不同。根据眼眶的解剖，成人眶深40~50mm，球后麻醉的针深不能超过40mm，因此，针刺进针最深时可达1寸。针浅时刺入眼轮匝肌，可改善眼轮匝肌痉挛或斜视的症状。针深时对视神经病变有一定的作用。

随着生活水平的提高，人们对美的追求日益提升，正好处在承泣穴处的眼袋、黑眼圈等影响美观的生理病理现象也开始为人们所重视。眼袋是下眼睑处脂肪堆积而造成的皮肤下垂、臃肿，呈袋状；黑眼圈则是由于各种原因引起眼部皮肤血管内血流速度过于缓慢导致组织供氧不足，血管中代谢废物积累过多造成的眼部色素沉着。在局部进行浅刺、围刺有一定效果。也有爱美人士反映，无论即刻效果还是远期效果，针刺承泣都优于美容院的各种手法美容。

下关 ST 7

下关与上关相对而言。关者，指的是机关，即下颌关节。具体到定位则指颧弓，在其上者，为上关，古籍中又称客主人，是足少阳胆经的腧穴；在其下者，为下关，是足阳明胃经的腧穴。《灵枢·本输》说："刺上关者，呿不能欠；刺下关者，欠不能呿。"呿，张口、开口。《庄子·秋水》说："公孙龙口呿而不合，舌举而不下，乃逸而走。"欠，《说文》释："张口气悟也。象气从儿上出形。"在甲骨文中即有此字，象形为一个人张着口打哈欠。《类经》中详细解释说："刺上关者，呿不能欠；刺下关者，欠不能呿。刺犊鼻者，屈不能伸；刺两关者，伸不能屈。此言取穴之法有所验也。呿，张口也。欠，张而复合也。上关，足少阳客主人也，在耳前开口有空，张口取之，故刺上关则呿不能欠。下关，足阳明穴也，在客主人下，合口有空，开口则闭，故刺下关则欠不能呿也。犊鼻，足阳明穴也，屈足取之，故刺犊鼻则屈不能伸。两关，内关、外关也，内者手厥阴，外者手少阳，俱伸手取之，故刺两关则伸不能屈也。"其意即在下关穴处闭口有空，张口则闭。在新修订的《经穴名称与部位》中其定位为"在面部，颧弓下缘中央与下颌切迹之间凹陷中"，闭口取穴。

下关穴处有腮腺、咬肌、颞下窝，深处有翼腭窝。浅层皮肤有下颌神经的耳颞神经分布，在皮下组织内，血管主要有上颌动静脉、面横动静脉、面神经及其神经丛。下关穴针刺至蝶腭神经节深度为49.9~55mm。蝶腭神经节是头部四大副交感神经节之一，位于翼腭窝内，由岩大神经组成，支配泪腺、副鼻窦、鼻腔黏膜和咽部以及硬腭部分的黏膜腺体，与鼻腭神经相互交联。

《针灸甲乙经》记载下关的功能为"失欠，下齿龋，下牙痛，肿"；《备急千金要方》增加了"耳痛"一症；《铜人腧穴针灸图经》载"疗聤耳有脓汁出，偏风，口目，牙车脱臼"；《类经图翼》说"主治偏风，口眼斜，耳鸣耳聋，痛痒出脓，失欠，牙关脱臼"。综合起来，下关穴主要可以治疗五官科的疾病。

首先是口腔科的疾病。所谓失欠者，其实就是牙车脱臼或牙关脱臼，即下颌关节脱臼。按时间顺序，《针灸甲乙经》中将其列为该穴的第

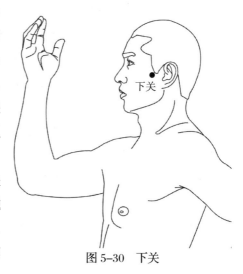

图5-30 下关

一主治，到《类经图翼》中就成为最后的主治病症了。黄龙祥认为，治疗这类疾病"不仅古代文献上有明确记载，直到民国时期还可见这类的医案，而针灸教材，除了1957年《针灸学》和1959年《常用经穴解剖学定位》之外，皆不再列此主治症，其重要原因是如今人们极少会为这种病症去针灸科就诊，久而久之，针灸医生难有实践机会，故针灸教材即使记载这样的主治，临床上也失去了实际意义"。我十几岁开始学习中医，在几十年的临床过程中，也只遇到两例下颌骨脱臼（即俗称的"掉下巴"）的病人。不过，即使遇不到这样的病人，也会有不少下颌关节损伤、颞颌关节功能紊乱的病人来诊。曾有一妙龄女郎，雨天骑电动车时从坡上摔下，整个面部损伤严重，鼻骨颧骨骨折，门齿几乎全部折断。在国外进行了半年的手术整形之后回国，虽然外貌上看来已如常人，但不能张口，口张最大时仅能容一指，只能每日吃流食度日。因此，下关穴便是治疗必用的穴位。其他口腔科疾病如牙痛、牙肿，此穴均有效。但考虑到现代口腔科学的发达，在为病人止痛之余，我还是会建议他们一定要去口腔科把龋齿补上，或把不正的颞颌关节调整过来。

其次是耳病。下关穴就在耳前，治疗耳聋、耳鸣及耳部肿痛时也可配伍耳前三穴，即耳门、听宫、听会，一起使用。

再有，就是面神经问题。古代文献中提到本穴可治疗偏风、口眼斜，即面瘫。其实，该穴也可以治疗面痛，即三叉神经痛。有一次，朋友带母亲来诊，说她母亲患牙痛一周多了，彻夜难眠。她带母亲去看了北京最有名的三甲口腔医院，该处理的口腔科问题全部处理完了，但牙痛仍在。我提醒说，这不是牙痛，是三叉神经痛，并依法针了下关等穴，结果居然痛止。

古人没有提该穴可以治疗鼻病。但1976年，在以治疗五官科疾病见长的北京同仁医院，有位西医大夫李新吾，发现了针刺蝶腭神经节来治疗鼻病的方法，并将针刺进针点命名为"新吾穴"。

新吾穴的定位：李老建立了两条平行线来定位蝶腭神经节。外平行线：以眶下孔（四白穴）为起点，向后经颧骨弓表面，到同侧外耳道孔中央画一条横线，即外平行线。外平行线的中点即是蝶腭神经节的体表投影位置，用以计算毫针经进针点刺入皮肤后应瞄准的方向。内平行线虚设在55mm

深处，以蝶腭神经节为中心，向其前后延伸，与外平行线等高、等距、等长，用以确定穴位所在的位置。

取穴方法：蝶腭神经节在颧骨弓的下缘与冠突之间的缝隙中，相当于颞骨颧突和颧骨颞突合缝线部位稍显膨大处（暂定名为颧颞结节）。医者以左手食指在颧颞结节的稍后方向上轻轻按压，可触摸到颧骨弓弯向前上方的最高点（此凹陷处为弓形切迹），左手食指尖的宽度正好与弓形切迹的宽度相当，将指尖对准并压满弓形切迹，并轻轻将该处皮肤向下按压约1~2mm左右，使其离开颧骨弓下沿，即可露出进针的缝隙。

一些"蝶腭神经节针刺术"的学习者，没有学习到李老建立的新吾穴针刺方法，或感觉新吾穴的针刺方法难以掌握，就选择下关穴为进针点。是的，以下关穴为进针点容易进针，但蝶腭神经节的命中率很低。为什么？一是进针方向很难掌握，因为要命中蝶腭神经节，进针的角度大，针进入翼腭窝比较难，要命中神经节就更难了。二是从下关穴进针，进针方向不易掌握，进针后调针很困难。以下关穴为进针点还容易导致周围组织器官的损伤。为什么？一是容易损伤到下牙槽神经；二是容易损伤上颌动脉及其分支，导致出血；三是进针方向把握不好容易进入眼眶，导致眼球损伤，视力下降，眶内血管出血，出现"熊猫眼"。

以颧弓上方为进针点，是刺不到蝶腭神经节的。蝶腭神经节位于翼腭窝的后上方，位置比较深，从颧弓上方进针，针必须弯曲才能进入翼腭窝，直刺是不可能进入翼腭窝而命中蝶腭神经节的。这种方法是在没有基本解剖学知识的基础上提出来的，是行不通的。颧弓上方，即上关穴处。

原同仁医院的杨威主任是李新吾的学生兼同事，也是我的一位同门师兄。我自己鼻炎发作时，曾请杨师兄针刺治疗过。其进针点，我感觉就在下关穴附近。针入之后，只觉得被针刺的半侧脸剧烈麻木，如遭电击，针感可放射到牙齿、鼻部。起针后的两三天内针感仍在。后来鼻炎再发作时，我就自己摸索着给自己扎针，由于对针刺到神经节的那种电击感的恐惧，没敢特别深入，但留针之后，或稍提插动针，鼻塞感便立刻消散。与针刺迎香、四白穴的针感略有不同，但效果也同样出色。因而将此法试用于其他病人，虽然电击感不能达到100%，但效果还是不错的，而且没有因此出过一例熊猫眼之类的问题。因此，我感觉从下关进针在临床可行，关键是要避免上文中所提到的错误进针方向。

关于针刺深度问题，一般来说，针刺下关穴不必太深，半寸左右即可。但如果想治疗鼻病，去刺激蝶腭神经节，则需要进针较深。考虑解剖位置，需要用 2 寸以上的针才可以。右手拇、示指持针，把针尖放在左手指尖中央的前上方，即弓形切迹骨缘下方中央最高点处，如像射箭一样把箭竿放在弯弓的正中央，针尖刺入皮肤后，再调整针身方向，瞄准前上方蝶腭神经节所在的位置，徐徐送入。根据李新吾的经验，按上述方法进针，成功的概率较大。长 55mm 的针身完全没入皮内，仅留针柄在外，而且连续向深部刺动，针尖毫无阻力，病人立感面部麻胀或出现放电感时，才证明刺在了翼腭窝内。

如果是面瘫的病人，可以考虑在下关穴处用灸法。如果是耳鸣、颞颌关节紊乱的病人，还可以采用按摩的方法辅助治疗。

头维 ST 8

头维穴在头侧部，当额角发际直上 0.5 寸，头正中线旁 4.5 寸，是足阳明胃经、足少阳胆经与阳维脉的交会穴。

本穴的穴名有不同的解释。一种是《中国针灸学辞典》："头即头部，维指隅角，穴在头之额角部位，故名头维"。另一种是《针灸经穴解》："维，维持、维系之意。该穴名意指本穴的气血物质有维持头部正常秩序的作用。

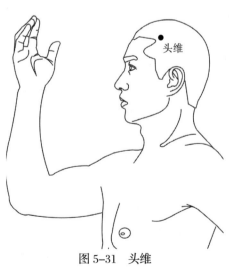

头部为诸阳之会，它要靠各条经脉不断地输送阳气及营养物质才能维持它的正常运行"。个人倾向第一种说法，《说文》中"维"是指古代车上的帷幔，"车盖维也"，与《医心方》中"维角者，人眼精之所，心通神为明者也，此则头维也"的论述一致。

图 5-31　头维

头维处有颞肌、帽状腱膜，分布有面神经颞支，血管有颞浅动、静脉的额支。取穴有几种方法：横坐标是固定的，入发际 0.5 寸；而纵坐标则有不同的取法，或距正中线 4.5 寸，或瞳孔直上 1.5 寸。古今文献中的描述也不尽相同，详细的如 1957 年南京版《针灸学》教材的描述："正坐，从眉心直上发际 5 分为据点，向外侧平行横开约 4 寸 5 分处，或是耳边之发鬓尖直上与发际上 5 分横开平行线之接合处取之"。而简略的则如第 5 版《针灸学》教材："额角发际直上 0.5 寸"。其实临床上真正用此穴时，可令病人咬牙做咀嚼动作，此时颞肌收缩，额角触及肌肉活动处即是穴点。

本穴所主治的疾病多为头面部疾病。《黄帝明堂经》中说该穴可治疗"寒热，头痛如破，目痛如脱，喘逆，烦满，呕吐，流汗难言"。黄龙祥先生说"寒热，头痛如破"可见于疟疾初发时，原文可见于《素问·疟论》，"目痛如脱，喘逆，烦满"则是肺胀的典型症状，可参见《金匮要略》。而后两条症状，却不好解释。

后人不解该适应证的出处，多说该穴可治疗头痛、目视不明。如《铜人腧穴针灸图经》说该穴可治"头偏痛，目视物不明。今附：治微风，眼睑瞤动不止，风泪出"。《铜人腧穴针灸图经》之后，《窦太师针经》干脆说"治偏正头风痛，眼赤烂不止，风沿泪出"，变成了与《黄帝明堂经》相差甚远的肝火上炎、肝经风热的病症。

临床中除了《针灸玉龙歌》所说的"眉目疼痛不能当，攒竹沿皮刺不妨，若是目疼亦同治，刺入头维疾自康"的头目疼痛用头维之外，头维更多的是用于神志疾病和面肌痉挛等症。所谓神志疾病，与西医学的脑病相关，如失眠、健忘、痴呆、精神分裂症等。有研究显示，针刺头维可使大多数人皮肤电位显著增加，通常引起交感神经兴奋，但对于交感神经处于高度兴奋状态者则可以起到抑制作用。曾有病人因家中子女遭遇"套路贷"而着急上火，数夜不能合眼，虽然不是疟证，但来诊时诉头痛如裂。我为其针合谷、支沟、太冲等穴时，病人觉肝火渐渐下行，心中稍觉安静；后再针头维，他终于觉得头部的疼痛与沉重感开始有所缓解，人开始轻松，能有困意。也有些病人，自觉在针头维后觉记忆力有所恢复，不再丢三落四的了。

头维穴可刺入 0.5 寸左右，可朝向悬颅透刺，刺入可稍深。针刺时，痛胀感可向周围扩散，如果恰值头痛发作，则病人可立时感觉轻松。

因腧穴邻近耳、眼处，各书中均认为不宜灸，但受风引起的剧烈头痛或风寒引起的面瘫初期除外。我临床上曾遇一位风寒头痛的病人，因刚刚退休无事可做，遂去延庆山中租屋小住，想过世外桃源的生活。不料城中虽是夏末，但山中夜间已是寒气逼人。他单衣夜半出门看山景，因感寒气，次日便头痛难忍，吃止痛药也无效，不得已返回北京就诊。察其舌紫，脉弦且硬，可见寒气深入。无奈便以针刺加温灸，令人持艾灸对针柄加热（因为针刺入既浅，体位又不便挂灸炷），其疼痛才慢慢缓解。后给予汤药，以助驱除寒气。

人迎 ST 9

人迎穴在颈部，横平喉结，胸锁乳突肌前缘，颈总动脉搏动处，为足阳明胃经、足少阳胆经之会。《素问·气府论》载："足阳明脉气所发者，六十八穴……人迎各一。"

人迎其实是"迎人"。中医脉诊体系中有人迎寸口脉诊法，是用人迎脉和寸口脉的大小对比来指导临床，如果人迎和寸口脉大小相一致，说明阴阳平调；人迎大于寸口1倍，说明少阳之气太过，从少阳论治；人迎大于寸口两倍，说明太阳之气太过，从太阳论治；人迎大于寸口3倍，说明阳明之气太过，从阳明论治。原文见于《灵枢·禁服》："气口者，手太阴经之动脉，在鱼际之下。人迎者，足阳明经之动脉，在结喉之旁"。气口即寸

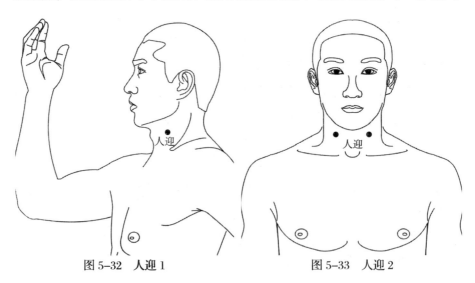

图 5-32　人迎 1　　　　　　　图 5-33　人迎 2

口。"寸口主中，人迎主外。春夏人迎微大，秋冬寸口微大，如是者，命曰平人"。《太素》注解说："人迎主外，结喉两箱，足阳明脉迎受五脏六腑之气以养于人，故曰人迎。《下经》曰：人迎，胃脉也。又云：任脉之侧动脉，足阳明，名曰人迎。《明堂经》曰：颈之大动脉，动应于手，挟结喉，以候五脏之气。人迎胃脉，六腑之长，动在于外，候之知内，故曰主外。寸口居下，在于两手，以为阴也；人迎在上，居喉两旁，以为阳也。"人迎穴恰在人迎脉处，取穴时要先找到颈总动脉搏动处，穴位在动脉之后，胸锁乳突肌之前。人迎位高可以迎受天气，经穴属胃可以迎受地气。天地合气，聚而为人，所以《素问·宝命全形论》才说"天地合气，命之曰人"。

人迎处的局部解剖层次为皮肤、皮下组织、颈阔肌、胸锁乳突肌前缘和肩胛舌骨肌上腹，邻近组织器官有甲状腺。《灵枢·寒热病》说："颈侧之动脉人迎。人迎，足阳明也，在婴筋之前。"浅层有颈横神经、面神经颈支和颈前静脉分布，深层有副神经、舌下神经分布，更深处有颈血管鞘（鞘内有颈内动、静脉和迷走神经干），鞘后有颈交感干经过。

人迎的功用与其解剖位置有密切的关系。

人迎在颈部，咽喉的外侧，因此可以治疗气喘、咽喉疼痛等症。如《黄帝明堂经》中就有"胸满呼吸喘喝，穷诎窘不得息"，指的是呼吸极度困难的样子，也像离开水的鱼。临床中可见于呼吸窘迫综合征 ARDS，此时恰当的治疗是吸氧、气管切开术，针刺人迎可能是古人能想到的最好的办法了。但是，如果是气管痉挛造成的喘息，针刺人迎倒可以缓解痉挛，为进一步的治疗争取时间。

谁都知道颈部是人体重要的部分，联结头部和躯干。《灵枢·本输》中提到了颈部的一些重要的腧穴："缺盆之中，任脉也，名曰天突，一；次任脉侧之动脉足阳明也，名曰人迎，二；次脉手阳明也，名曰扶突，三；次脉手太阳也，名曰天窗，四；次脉足少阳也，名曰天容，五；次脉手少阳也，名曰天牖，六；次脉足太阳也，名曰天柱，七；次脉颈中央之脉，督脉也，名曰风府；腋内动脉手太阴也，名曰天府；腋下三寸手心主也，名曰天池"。临床上在诊治咽峡炎、咽喉肿痛时，我常会在颈部上述穴位处进行按压诊查，如有压痛点，则刺之，常常收到意想不到的效果。这可能是由于咽喉处的炎症沿淋巴管蔓延到气管前或咽后间隙所造成的。此时拔火罐或揪痧，有一定效果。但是，千万要注意的是，一定要在明确诊断之后再进行。一位急诊室的医生曾发文提醒大家，他曾一晚上接诊了两个急性心梗的病人，都表现为胸闷、咽痛、轻微咳嗽。病人自以为是上火或感冒。结果，其中一位病人在拔火罐的 6 小时后死于心梗；另一位稍年轻些的，经过紧急抢救侥幸逃回生天。查阅资料后发现，江苏省中医院针灸科的盛灿若教授自创了"咽四穴"来治疗咽喉部的声带麻痹、声带小结、声带息肉、急慢性咽炎、喉炎、癔症性失音、舌咽神经痛、扁桃体炎等。以甲状软骨边缘作为定点，定点上下各 5 分外为 2 个治疗点，左右共 4 个，上下两点之间的距离为 1 寸。操作时取平卧位，头微向后仰，沿甲状软骨边缘呈外八字形向内直刺 1~1.2 寸，小幅度捻转提插，以得气为准，切忌大幅度刺激。进针后局部出现一种如鱼刺鲠喉的感觉时可停针，这种感觉在刺激人迎等穴时也会出现。虽然我在临证中用的不是咽四穴，但使用人迎、扶突、水突等固有的喉部穴位，尤其是在穴位有痛敏时，效果也非常好。我治疗过许多靠声音吃饭的病人，如老师、歌手、心理咨询师、配音师等。

由于人迎穴靠近甲状腺，甲状腺的一些疾病，如甲状腺结节、甲状腺肿等，均可以选择该穴。此类疾病，古籍中多称为瘿病。我临床中治疗过一位老人家，因患甲状腺癌在家乡手术，结果术后一年声音仍然嘶哑，经喉镜检查，发现是因为手术过程中损伤了左侧的喉返神经，造成左侧声带无活动，声门闭合不全。经过 3 个月的针灸治疗，老人说话的声音逐渐清晰响亮，高高兴兴地回老家去了。后来她女儿告诉我，老人已经可以在电话里跟她大声"吵架"了。

在推拿术中，有推桥弓的方法，也有人称桥弓为穴位，可能不太准确。桥弓确切地说是推拿的部位，是耳后翳风穴至缺盆的斜线，其实是胸锁乳突肌的位置，靠近颈动脉窦，在人迎附近。在小儿推拿中，推桥弓可以治疗小儿斜颈；成人推桥弓，由于颈动脉窦处交感神经节的作用，可以调节血压。而在现代临床中，也多有刺人迎来治疗高血压病的报道。

人迎穴不宜灸，刺入 0.3 寸左右即可，《铜人腧穴针灸图经》认为禁针，许多文献中都注明必须避开颈动脉。

天枢 ST 25

天枢穴在上腹部，平脐中，前正中线旁开 2 寸，是大肠的募穴，属足阳明胃经，会手阳明大肠经。脐，居人体中部，谓齐分人体上下故名。《东医宝鉴》言："脐者，齐也，身之本，正谓脐中也。"脐为人体上下、左右交会之枢纽，一身之中枢，因本穴在脐旁，故名天枢。《素问·至真要大论》说："身半以上，天之分也，天气主之；身半以下，地之分也，地气主之。半，所谓天枢也。"类似的论述在《素问·六微旨大论》也有记载："天枢以上，天气主之；天枢以下，地气主之。气交之分，人气从之，万物由之。"

腹部天枢穴下为皮肤、皮下组织，尤其是对肥胖的人来说，有着厚厚的皮下脂肪，肌肉则有腹直肌鞘前层、腹直肌、腹直肌鞘后层，同时还有腹横筋膜、腹膜下筋膜。血管系统有第 10 肋间动、静脉分支及腹壁下动、静脉分支。天枢处皮肤有第 9~11 肋间神经的前皮支重叠分布，从脊髓发出的脊神经在胸腹壁呈阶段性分布，第 10 胸脊髓段相连的脊神经的皮支正分布于脐平面。腹腔内相对应的是大网膜和小肠。

天枢穴的首要功能是治疗肠胃疾病，尤其是腹痛、便秘、泄泻；其次是妇科病症。

《黄帝明堂经》中说天枢穴"主脐疝绕脐而痛，时上冲心。女子胞中痛，恶血月水不以时休止。腹胀肠鸣，气上冲胸，不能久立，肠中切痛而鸣濯濯，冬日重感于寒则泄，当脐而痛，肠胃间游气切痛，食不化，不嗜食，身重，夹脐急，疝，振寒，热甚狂言，阴疝，气疝，烦闷，面肿，奔豚，大肠胀"。在西医学的概念中，疝是指某一脏器通过周围组织较薄弱的地方而隆起，常见的疝有脐疝、腹股沟直疝、斜疝、切口疝、手术复发疝、白线疝、股疝等。而在古文中，疝就指腹痛。《说文解字注》说："诜诜引小腹急痛也。"所以，《黄

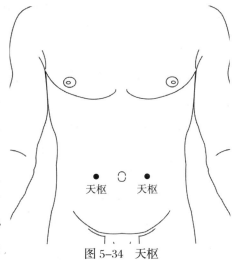

图 5-34 天枢

帝明堂经》中所谓的"脐疝绕脐而痛"有可能是因腹内压力增高而引起的腹壁疝，或者只是脐周疼痛而已。《黄帝明堂经》中提到了3次气上的症状，有"时上冲心""气上冲胸""奔豚"，结合其他症状，如"腹胀肠鸣""食不化""大肠胀"，指的都是肠道不通，腹压增高而致的胃不降浊。中国中医科学院刘保延教授的团队曾在国际知名杂志上发表文章，论述深刺天枢穴治疗慢传输型便秘，获得医学界广泛认同。结肠慢传输型便秘是指由于长期生活习惯不良，或家庭遗传因素，或长期服用助泻剂等引起大肠功能紊乱、传导失常而导致的排便周期延长和排便困难，属慢性、原发性、功能性、结肠性和传输缓慢性便秘。其特点是大便干结，排便困难，每次排便时间大于5分钟，每周少于3次，自然排便间隔时间延长，并逐渐加重。常见的伴随症状有腹胀、腹痛、口苦、口渴、头晕、恶心、会阴胀痛、肛门下坠、心情烦躁、皮疹等，与《黄帝明堂经》的描述颇一致。

许多腧穴均有双相调节作用，天枢穴亦如此，在治疗便秘的同时，亦可治疗泄泻。有研究称，针刺天枢可使亢进的肠鸣音减弱，也可使蠕动缓慢的肠道加快蠕动。后者可治疗便秘、胃瘫，而前者则可治疗泄泻，是《黄帝明堂经》中所谓的"肠中切痛而鸣濯濯，冬日重感于寒则泄"。

天枢穴是名老中医王乐亭的老十针之一。临床中，我治疗其他胃肠相关疾病或进行减肥治疗时，也会用此穴配合其他腹部腧穴，效果颇佳。

由于天枢穴位于腹部，对妇科的疾病，如痛经、月经不调等也有疗效。临床上有一类病人，多表现为月经不调、痛经，月经前常有胸痛、乳胀、手足不温，而又常伴大便便秘，面部多发痤疮，与月经周期相关。西医可诊断为原发性痛经或子宫内膜异位症、经前期紧张综合征等。从中医角度来看，这些病症多因于肝气郁结伴寒痰瘀血凝结于胞宫而致。因此，天枢穴在此的使用，既可通过针刺局部活血通络，又可行气通便。

《黄帝明堂经》中载天枢穴可"刺入五分，留五呼，灸三壮"，而《窦太师针经》则提出可"针入二寸半"或"针入三寸半"。前人有"腹部深如井，背部薄如纸"的说法，因此，天枢穴深刺的安全性是可以保障的。在前述刘保延团队的研究中，试验组刺入的深度为20~65mm，而对照组为5~8mm。对照组的半寸到八分，应该只刺到了皮肤及皮下组织，而超过两寸则通常可以穿透腹内外斜肌、腹筋膜及腹膜外筋膜，最深可达腹腔内。

天枢穴直下正对小肠及大网膜，小肠属平滑肌组织，大网膜多富集脂肪及吞噬细胞，具有重要的防御功能。这些组织对针体有自发性的避让反应，但在针刺时还是需要注意，避免伤及。

天枢穴可灸，艾炷灸或艾条灸均可，由于腹部平坦，易于操作，也可使用艾盒灸。对于寒性的腹痛、便秘、痛经均适合。

在小儿推拿中，"揉天枢"能够有效刺激并调整肠胃蠕动，对改善肠胃功能起到良好的促进作用，可以治疗小儿腹胀腹痛、消化不良、便秘、肠炎、胃炎、细菌性痢疾等胃肠道疾病。

对于成年人而言，按揉天枢对消化系统和妇科也有益处，不仅可以消除腹胀疼痛，调理月经，也有一定的减肥作用。

梁丘 ST 34

梁丘穴在股前外侧，髌底上2寸，股外侧肌与股直肌肌腱之间，是足阳明经的郄穴。

梁丘是个真实的地名，就在今天山东省菏泽市武成县境内，是春秋时期宋国、鲁国的一个邑，现在那个地方还有梁丘城的遗址，建城的人也以梁丘为姓，是我国为数不多的复姓之一。在此穴的释名中，"梁"是堰堤之意，指大腿骨髀，即股骨；"丘"即土丘，指肌肉隆起之状。《经穴解》说："此穴在膝之后，膝之骨在其前，而股之骨又屹其两旁，有丘之象焉。"《针灸穴名解》文字尤妙："骨亘如梁，筋犹小丘，穴在髌上，因名梁丘"。

该穴取穴的方法多种多样，针灸古籍中论述不详，多认为在"膝上二寸"或"膝上二寸两筋间"。早期的统编《针灸学》教材中，取穴法为正坐屈膝，以膝盖上际正中向上2寸，再往外开1寸，以手按之微有凹陷处取之。或者认为是在阴市穴下1寸。第6版的《针灸学》教材中增加了更多解剖结构上的描

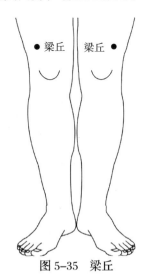

图 5-35 梁丘

述："正坐屈膝位，在膝髌上外缘上 2 寸凹陷处，当髂前上棘与髌骨外上缘之连线上取穴。"还有种方法是将大腿肌肉绷紧，如下肢用力蹬直时，可显现股直肌肌腱与股外侧肌，在髌骨外上缘上方两肌之间处可出现凹陷，其正中处即是穴（《经络穴位按摩大全》）。临床上简易的取穴法是令人正坐，屈膝，将手的虎口放在髌骨前缘，则大拇指与示指分别指向血海与梁丘。

梁丘处的局部解剖为股外侧肌与股直肌腱，有股外侧皮神经和股神经前皮支双重分布。血管有旋股外侧动脉降支。一般来说，郄穴多在肌肉丰隆处，但众多足阳明胃经的腧穴中，肌肉最为丰厚的穴位是伏兔，可能是梁丘穴在两筋之间，是隙处，符合郄穴的另一特性吧。

作为郄穴，梁丘的主要作用是治疗急性的胃痛。虽然临床中治疗急性胃痛多不用该穴而用中脘及足三里，但查文献中多有梁丘治疗急性胃脘痛、腹泻的记载，说明古人所言不虚。令人比较不可思议的是，梁丘穴可治疗乳腺疾病。如《黄帝明堂经》中说"大惊，乳痛；胫苔苔，膝不能屈伸，不可以行"；《针灸大成》中也说"主膝脚腰痛，冷痹不仁，跪难屈伸，足寒，大惊，乳肿痛"。虽然我在临床中从未尝试过以梁丘治疗乳腺炎或乳腺增生，也未查到相关的临床报道，但各版的统编《针灸学》教材中却均将治疗乳肿痛、乳痈、乳痛等列为梁丘穴的主治，不知道是否出于乳为胃经循行处的考虑。因为《灵枢·经脉》中记载"胃足阳明之脉，起于鼻之交頞中……其直者，从缺盆下乳内廉，下挟脐，入气冲中；其支者，起于胃口，下循腹里，下至气冲中而合，以下髀关，抵伏兔，下膝膑中"。

临床中使用梁丘比较多的，还是治疗下肢或膝关节的疼痛。许多专业的运动员在剧烈奔跑时，由于股四头肌爆发时的收缩力的峰值超出力学负荷极限，导致肌腱不完全断裂，即部分胶原纤维微观撕裂，从而出现髌周肌肉疼痛，运动受限，甚至膝盖不能弯曲。有的足球运动员在退役后若干年仍有症状，在天气变化、运动量增加、过度劳累时发作，这其实就是中医所说的痹证。此时针刺梁丘、膝眼、足三里等穴均有效果，亦可配合电针或艾灸。我曾治疗过一些皮划艇运动员，由于该运动长年在水上训练，许多运动员都有膝、肩、腰的问题。尤其是划艇的运动员，由于桨手前腿成弓步，后腿呈跪姿，两手握一支像铲子般的单面桨，在艇的一侧划水，时间久了，跪着的那侧膝盖皮肤增厚，关节都有所变形。我甚至见过一例肌肉关节疼痛的病人，长年跪姿的患侧关节汗出如珠，而健侧或其他处皮肤则滴汗皆无。对于这样的运动员病人，我一般先在肌肉关节处寻找压痛点，有不少病人的痛点会在梁丘穴，在此处进针，通常一到两针即可解决疼痛问题。这可能与运动员年轻、长年运动、营养良好有很大的关系。对于非运动员，则可以选择艾灸或热敷、理疗等方法进行治疗。

针刺天枢时可直刺进针，针尖可朝向不同方向进行合谷刺，其深度与个体的肌肉丰满程度有关，0.5~1寸。本穴可艾灸，艾条或艾炷灸均可。

足三里 ST 36

足三里是最著名的腧穴之一，据统计，中文文献中出现过15万余次，英文文献中出现近2000次，可治疗的疾病有300余种。

《说文解字》中释："传曰：里，居也。二十五家为里。"《灵枢·刺节真邪》说："刺天容者无过一里。"杨上善注曰："一里者，一寸也。"《素问·针解》说："所谓三里者，下膝三寸也。"《灵枢·本输》说："入于下陵，下陵者，膝下三寸，胻外三里也。"杨上善说："人膝如陵。陵下三寸，一寸为一里也。"在人体上，称为三里的腧穴有两个，在上肢的，叫手三里；在下肢的，就是足三里。日本的《针灸学》教材中，手三里也称上三里，足三里也称下三里。在腧穴系统中，还有手五里、足五里，手三里、手五里与足三里为阳明经穴，足五里为厥阴经穴，在股前区气冲直下3寸，动脉搏动处。

足三里五行属土，为足阳明胃经五输穴的合穴、胃的下合穴，同时也是四总穴之一，"肚腹三里留"。

足三里穴的标准定位在小腿外侧，犊鼻下3寸，胫骨前嵴外1横指处，犊鼻与解溪连线上。犊鼻穴在膝前侧，髌韧带外侧凹陷中。也就是通常说的外膝眼处，《针灸聚英》说："犊鼻，膝髌下，胻骨上夹解大筋陷中，形如牛鼻，故名"。解溪穴在踝前侧，踝关节前面中央凹陷中，

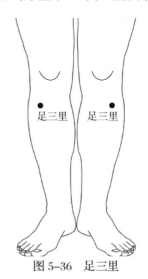

图5-36 足三里

踇长伸肌腱与趾长伸肌腱之间，《太平圣惠方·明堂》中说"在系鞋处陷者中"，故又名鞋带。正坐屈膝或仰卧位，以本人手四指相并，示指上缘置于犊鼻处，中指中节水平直下4横指（即采取一夫法）处取穴。或屈膝位正坐，用手从膝盖正中往下摸取胫骨粗隆，在胫骨粗隆外下缘直下1寸处即是该穴。无论是手三里还是足三里，如果取穴后要验证腧穴是否准确，可以用力按压，出现酸疼感则表明取穴是准确的。

不过，在《灵枢·邪气脏腑病形》中提到，"取之三里者，低跗"；而《素问·针解》在讲完三里位于"下膝三寸"之后，接着说"所谓跗之者，举膝分易见也"。这又是什么意思呢？跗者，《说文》解释说是"足背也"。参加一个形体训练班进行了上千次的勾绷脚练习后，我突然发现，绷起脚尖，即跖屈"跗之"时，足三里处胫骨前肌与趾长伸肌间形成的凹陷非常明显，即是所谓的"举膝分易见"；勾起脚尖，即背伸时，则足三里处练得发达的胫前肌明显隆起如鱼形。因此，恍悟《内经》中强调取足三里穴要注意足背的姿势，取穴才更准确和便易。我曾为多位国家队职业运动员针灸治疗过，其周身肌肉虬然，尤其是胫骨前肌在足背伸时高高隆起，该穴正在胫骨前肌隆起最高点处。

除了有胫骨前肌、趾长伸肌、胫骨后肌外，足三里穴处皮肤浅层分布着腓肠外侧皮神经，深层分布着腓深神经肌支和胫前动脉，小腿骨间膜深面有胫神经和胫后动脉经过。无论是按摩、针刺，还是艾灸等刺激方式，都有可能刺激到腓深神经，从而产生酸胀感、麻串感，这就是针灸学上的得气，无论是针感还是灸感，都较身体的其他腧穴所诱发的来得强烈。

作为胃经的合穴、下合穴及四总穴之一，足三里的首要功能是治疗腹部问题，胃、脾、肠病症，包括与脾胃功能相关的腹胀腹痛、胃寒胃满、肠鸣泄泻、消化不良，以及其他原因引起的腹部不适。根据文献报道，本穴还可以在胃大部切除、胆囊切除、阑尾切除等手术中作为针麻用穴。《灵枢·海论》说："胃者水谷之海，其输在气街，下至三里。"有研究团队曾花了3年时间以足三里为主穴治疗了近千例腹部肿瘤术后胃肠功能障碍的病人，其术后排气、排便及早期进食时间均比未经针灸组的病人提前1天左右。对于那些肿瘤术后的病人，"时间就是生命""时间就是金钱"不再是句口号，而是非常实在的现实。病人早一天排气，早一天进食，也就意味着能更好地恢复体力与病魔斗争。同时，也可以减少术后用药的时间与剂量，早一天出院，也可以减少住院费用，平均可节约万元左右。

相比之下，普通的腹痛腹泻、消化不良则是足三里穴的适应证。《黄帝明堂经》中总结出了50多个足三里可以解决的临床问题，其中消化系统的占一半左右。某年工会组织去国家5A级景区黄龙旅行，黄龙位于高海拔地区，其山顶最高处5588m，终年积雪，各景点海拔3070~3900m。有不少同事出现不同程度的高山反应，其中大部分人是头晕头痛，也有部分人出现恶心呕吐。一位同事因胃部难受，恶心，瘫坐在地。但是，在按压足三里后，她觉得被人揪起的胃"咕咚"一下掉回了原位，那种难受恶心一下子消失了，只剩下了乏力。这种感觉，其实就是足三里下气作用的体现。《千金翼方》说："人年三十以上，若灸头不灸三里穴，令人气上眼暗，所以三里下气也。"相比于按压、艾灸，针刺更可起到"下气"的作用。《内经》中可以看到多处有关三里可以"下胃气"的记载，如《灵枢·四时气》中"腹中常鸣，气上冲胸，喘不能久立，邪在大肠，刺肓之原、巨虚上廉、三里。邪在胆，逆在胃，胆液泄则口苦，胃气逆则呕苦，故曰呕胆，取三里以下胃气"，是讲胃与食管反流、胆汁反流时的治疗；《灵枢·五乱》中"气在于肠胃者，取之足太阴、阳明，不下者取之三里"，是讲气滞在肠胃，六腑以通降为顺，取三里以通降之意。后世的医学文献中也经常出现类似功能的表述。如《黄帝明堂经》说"喉痹，胸中暴逆，先取冲脉，后取三里、云门，皆泻"，此处虽言喉痹，看上去是呼吸问题，其实是胃食管反流造成的症状。从胚胎发生学的角度看，食管与气管原属同一胚层，发病症状也接近。现在临床上有大批病人同时患有哮喘及食管反流，其中一组症状好转后，另一组症状也随之缓解，二者具有很强的相关性。因而，《黄帝明堂经》提出三才治法，以云门为局部取穴，在上；以冲脉平冲降逆，在中；以足三里下气，在下。更晚些的文献对上述经验予以总结整理，编成歌诀，以便人记忆、传播："忽然气喘攻心胁，三里泻之须用心"（《针灸玉龙歌》）；"手足上下针三里，食癖气块凭此取"（《席弘赋》）；"治气上壅足三里，天突宛中治喘痰"（《灵光赋》）。

除了消化、呼吸系统造成的胸腹不适，妇科疾病引起的月经不调、痛经、腹痛、带下异常等，也可使用足三里穴治疗。《针经摘英集》中就有"治妇人经脉不通，刺手阳明经曲池二穴，手少阳经支沟二穴，足阳明经三里二穴，足太阴经三阴交二穴。如经脉壅塞不通者，泻之立通；如经脉虚耗不行者，补之，经脉益盛，即通行矣"的记载。可指导临床使用足三里穴治疗妇科病。

因足三里穴位于下肢、膝旁，对于下肢部的疼痛、痿弱、肿胀、麻痹等，均可起到局部治疗作用。如《灵枢·四时气》中"着痹不去，久寒不已，卒取其三里"。着痹是湿邪为患造成的关节疼痛，久寒不已不是指症状，而是指原因，寒湿造成的关节病痛可以用足三里治疗。在《针灸集成》中便记载了一则病例，某人在狱中，因"日久睡近土墙，寒湿入膝，大痛，百日前后在床"，用"三里、阳陵、天应穴"治疗。其中天应穴就是其痛处，即阿是穴，效果是"当时立起"。《备急千金要方》中有针方，可以治疗风劳脚疼，"身重肿，坐不欲起，风劳脚疼，灸三里五十壮，针入五分补之"。有针有灸，但只一个穴位足矣。王执中在其《针灸资生经》中也记载了一则真实病例，其母亲患脚肿，"不敢着艾，谩以针置火中令热，于三里穴刺之，微见血，凡数次其肿如失"。见到此方法治好了母亲，王执中凡自己脚肿，或遇到病人脚肿，也如法炮制，效果是"翌日，肿亦消，何其速也"。这便是针灸的有效性与可重复性。那些诟病针灸治疗效果没有经过动物实验验证的，应该多读读这些书。该穴也可以治疗腰痛，如《素问·刺腰痛》中就有"阳明令人腰痛，不可以顾，顾如有见者，善悲，刺阳明于胻前三痏，上下和之出血，秋无见血。王冰注曰……则正三里穴也"。对于腰痛的症状，《黄帝明堂经》说"腰痛不可以顾，顾而有似拔者"，是说这种腰痛的症状令人无法回头或转身，好像有人拉住了一样。二者文字相比较，《素问》中明显不通，当以《黄帝明堂经》中所说的为准。

30多年前我初入临床时，针灸科里基本只有两类病人，一种是中风偏瘫，半身不遂；一种是面瘫，口眼㖞斜。因为只有患了这两种病的人，西医认为没什么好的方法，才推到针灸科进行治疗。足三里便是治疗中风偏瘫的要穴，几乎每个病人都要使用。在《太平圣惠方·明堂》中有个灸方："或饮食不节，酒色过度，忽中此风，言语謇涩，半身不遂，宜于七处一齐下火灸三壮。如风在左灸右，在右灸左。一百会穴，二耳前发际，三肩井穴，四风市穴，五三里穴，六绝骨穴，七曲池穴"。书中还列其效果："神效极多，不能俱录，信法灸之，无不获愈"。非常可惜，由于我对艾烟过敏，不能亲自尝试。听朋友说，他家乡有位年近九旬的老妪，大字不识，却善使用艾火治疗中风，被当地人传为神婆婆。神婆婆年高不再看病，我向被她治疗过的病人细询得知，其治疗方法、艾灸顺序基本上与文献中的无异，可见书中所载不虚。

足三里穴在十三鬼穴中被称为鬼邪，言其可治疗神志方面的疾病。《备急千金要方》说："邪病大唤骂走远，三里主之，一名鬼邪。"《针灸集要·盘石金直刺秘传》说："伤寒发狂，满目见鬼，泻合谷，刺足三里、曲池、委中出血。"《医学纲目》说："遍身发热如火，狂言妄语。气虚者，补手三里；气实者，泻足三里。"均讲的是在外感热病后热入心包，出现的谵妄症状，可使用足三里进行治疗。至于治疗的时间及刺数，《针经摘英集》中有详细的解说："治鬼击，刺足阳明三里二穴，手少阳支沟二穴，立愈，不愈复刺。《灵枢》云：刺之气不至，无问其数，刺之气至，去之勿复针"。其中关键点就是气至，也就是以得气为指标。针刺得气后即可有效，有效后不用再刺激；如果针刺后无效，就要一直刺激下去，直到气至再停止。现代临床中因要考虑病人的依从性、医学伦理及统计学等因素，却往往不能按照这一金标准进行操作，甚为可惜。

《铜人针灸腧穴图经》中载足三里"治胃中寒，心腹胀满，胃气不足，恶闻食臭，肠鸣腹痛，食不化。秦丞祖云诸病皆治，食气水气，蛊毒痃癖，四肢肿满，膝胻酸痛，目不明。华佗云：疗五劳羸瘦，七伤虚乏，胸中瘀血，乳痈"。说明该穴的主治范围非常广泛，也能解释为什么在文献中会有那么多足三里的主治功能与适应证。现代人把足三里可疗五劳羸瘦、七伤虚乏的作用总结为保健，"有病治病，没病强身"。话糙可理不糙。许多疾病，甚至看上去与脾胃无关的疾病都能应用足三里且有效的原因就是脾胃为人的后天之本、水谷精微的化生之源，脾胃强健之后，人体的正气化生源泉充足，当然就能使身体向愈。

足三里可针刺，根据针刺的不同方向及操作手法，可产生不同的针感及针感传导，这在临床中均有验证。对于体虚的病人，针感以轻柔和缓的酸胀为佳；对于下肢疼痛，酸胀甚的病人，则可引导针感下行；对于腹部疼痛较重的病人，可引导针感向周边放散，会对腹部疼痛有很好的减缓作用。对于麻痹不遂的病人，还可配合以电刺激，以锯齿波或断续波为主，强令患肢被迫运动，以恢复肢体运动能力，防止肌肉萎缩。

足三里可艾灸，如《备急千金要方》的治中风灸方中使用的就是艾炷灸，而治风劳脚疼方则是针灸并用。师弟大昭在日本开针灸诊所，对日本的灸法深有心得，他讲过一个在日本广为流传的故事——农民万平长寿灸。是说在江户时代，某地为长寿者举行集会，由当地最长寿者领头走上大桥。此时，人们惊讶地发现，走在前面的，居然都是万平一家人。在问及其家族长寿秘诀时，得到的回答是从中国得来的灸足三里的方法。中国有句俗语叫"若要安，三里长不干"。具体方法就是在足三里穴进行化脓灸，使足三里处皮肤长期保持化脓状态，刺激人体的免疫力。传说农民万平由于灸足三里活了243岁，他的家族也人人得享长寿。据记载，日本虽然在明治维新之后扼杀汉方医学，废医存药，但同时又大力推行足三里灸。1929年，原志免太郎在东京成立了三里灸实行会（后改称国民保健灸实行会），以增进会员健康、培养健全的日本精神为目的，会员可以免费接受足三里的保健灸，当时的一些政府公务人员和知名人士，如外务大臣宇垣一成、铁路大臣永田秀次郎等人也加入了该组织。在抗生素缺乏的情况下，这种足三里保健灸运动有效提高了一战、二战时期日本国民的体质和军队的战斗力，对于近代日本帝国主义的罪行间接地起到了一定的助纣为虐的作用。

在使用灸法的时候，《备急千金要方》强调说："人年三十以上，若灸头不灸三里穴，令人气上眼暗"。后世医家的记载虽类似，但实则是曲解，如《窦太师针经》中"凡人年三十以上，不灸此穴，则热气上冲，眼目无明"；《琼瑶神书》中"人三十已上不灸，热气冲眼则可灸百壮"。《备急千金要方》原意是说人30岁以上如果灸头的同时不灸足三里，不用其"下气"的功效进行纠偏的话，容易造成被灸者的眼病，主要症状是视物不清。这在临床中是非常容易发生的事件，因为热的刺激使头部血管充盈，如果过度，则有可能造成眼底毛细血管破裂出血，令人视物不清。因此，本人对于头面部长期使用灸或使用TDP照射也是非常慎重，如非必要，尽量不去直接照射病人头部。而后世文献所言，则因果颠倒，指人若年三十以上不灸足三里则会导致热气上冲，眼目无明。请问热气何来呢？应该说，针刺足三里是非常安全的，只不过针感过于强烈时会有后遗感，最长的可持续数天。一般来说，最长一周便可恢复正常了。但我也见过一例意外。同诊室同事的病人，针刺足三里后感觉后遗痛强烈，开车回家时自觉连刹车都踩不动，差点儿出了意外。在某医院进行检查后，诊断为腓神经损伤。看来，临床还需要注意啊。

不过，刺激足三里穴最令人舒服和惬意的方式就是穴位按摩，也许个别敏感的人不太能消受，但那种酸胀感觉，则不亚于一碗螺蛳粉带给人的酸爽。

条口 ST 38

条口在小腿前侧，犊鼻下8寸，犊鼻与解溪连线上。《经穴解》解释说："以本经之脉可行膝，行骨之外，筋之里，十下行，有条之象，而此穴在中，有口之象焉，故曰条口。"取穴时病人正坐，足背伸，即足跟着地，足尖向上时，由于胫骨前肌隆起，在肌肉与胫骨之间出现一条口形的缝隙，与两巨虚同在一条缝隙中，上巨虚在缝隙上端，下巨虚在缝隙下端，条口在中间。局部有胫骨前肌、趾长伸肌、小腿骨间膜及胫骨后肌，浅层有腓肠外侧皮神经分布，深层有腓深神经肌支分布，局部血管有胫前动、静脉通过。

该腧穴主治功能本来非常简单，《黄帝明堂经》中说"主胫寒不得卧，胫痛，足缓失履，温痹，足下热，不能久立"，几乎全是下肢局部的症状。《医学入门·穴法杂病歌》中总结："条口后针能步履"。但在近现代的临床文献中，却充斥着大量条口透承山治疗肩周炎的报道，这是"文革"期间"新针疗法"的代表之一，黄龙祥先生与彭增福博士曾就条口的新功用写就几万字论文详述[1][2]。原来，所谓条口透承山之方出自20世纪50年代，其最初主治为腰痛，后经多次引用、引申而成为治疗肩凝症的主方。黄先生认为有类似作用的不仅是条口，也包括下巨虚、三阴交、阴陵泉、阳陵泉、胆囊炎等[3]。该方法主要是通过对下肢特定部位的刺激，引发大脑皮层相应

---

[1] 黄龙祥. 从三个著名案例看针灸临床研究的复杂性，科学通报，2012, 57 (14)：1210–1221.

[2] 彭增福. 条口穴主治肩周炎经验的追本溯源 [J]. 中国针灸，2009, 29 (2)：118–118.

[3] 《针灸腧穴通考》，375 页。

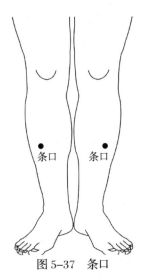

图 5-37　条口

区域的活动，从而减轻肩部的疼痛。临床中我常常会用类似的方法，首先在下肢找到压痛点，压痛点往往并不一定在条口，可能在足三里或上述提到的不同腧穴处；而且，压痛点有时出现在同侧，有时出现在对侧。找到压痛点后，以 1.5 寸针刺入，边捻转提插刺激，边令病人试着将上肢抬高。一般来说，使用该方法之后，由于疼痛减轻，肩部活动度均可大幅度提高。如果只远端刺激，疗效维持时间不长，但如果能在肩的局部找到损伤所在，或进行局部针刺、拔罐、按摩、理疗等刺激，彻底修复损伤的肌肉肌腱，就可获得更好的远期效应。

条口可针刺，刺入 1 寸左右，针刺可到达踝部（解溪）处。

丰隆 ST 40

《灵枢·经脉》中说"足阳明之别，名曰丰隆，去踝八寸，别走太阴；其别者，循胫骨外廉，上络头项，合诸经之气，下络喉嗌。其病气逆则喉痹瘁喑，实则狂癫，虚则足不收，胫枯，取之所别者也"。丰隆是足阳明胃经的络穴，在小腿前外侧，外踝尖上 8 寸，胫骨前肌的外缘，恰在条口穴外 1 横指处。临床中比较方便且准确的取穴方法是横坐标取膝中与外踝高点连线的中点，纵坐标取胫骨前缘外 2 横指。

《灵枢·根结》说"足阳明根于厉兑，溜于冲阳，注于下陵，入于人迎，丰隆也"。

丰隆在汉语里是象声词，象征轰隆的雷声，有些文献便将其与水湿、雷雨等联系起来。但对丰隆穴的解释，大多数人都认为"丰即丰富，隆即隆起，足阳明脉谷气充足，气血旺盛，至此溢入大络，故名丰隆"（《中国针灸学词典》）。连美国的针灸教程中都将此穴的名称译为 Rich and Prosperous，因为胃经气血俱盛，是多气多血之经，胃的络脉"以通于足太阴，则必盛之极者，而始溢焉络而入于他经。曰丰隆者，言盛之极也"（《经穴解》）。

丰隆穴在胫骨前肌外侧，局部有趾长伸肌、腓骨长肌、腓骨短肌，前肌由伴行于胫前动、静脉的腓深神经支配，后二肌由腓浅神经支配。血管系统有胫前动、静脉分支。

《经脉》中提到过丰隆所治疗的疾病包括了喉痹瘁喑、狂癫、胫枯等，即咽喉疼痛不能说话，神志不清以及小腿局部肌肉萎缩等。这应该是常规的足阳明胃经腧穴的主治特点，与《针灸甲乙经》中的主治描述相差不大，"厥头痛，面浮肿，心烦，狂见鬼，善笑不休，发于外有所大喜，喉痹不能言，丰隆主之"。《针灸大成》因袭了该思路，并补充了具体的补泻方法："主厥逆，大小便难，怠惰，腿膝酸，屈伸难，胸痛如刺，腹若刀切痛，风痰头痛，风逆四肢肿，足青身寒湿，喉痹不能言，登高而歌，弃衣而走，见鬼好笑。气逆则喉痹卒喑，实则癫狂，泻之。虚则足不收，胫枯补之"。

《窦太师针经》中提出了至今为临床普遍认可与应用的丰隆治痰的认识。"大治痰饮壅盛，喘满不能动止，泻；头风晕，补之"。之后的针灸文献中，大都引用此观点，如《针方六集》"主痰饮壅盛，喘不得宁"；《玉龙歌》"痰多宜向丰隆寻……咳嗽须针肺俞穴，痰多必用刺丰隆"；《肘后歌》"哮喘发来寝不得，丰隆刺入三分深"。明代的医家楼英在《医学纲目》中记载了一则医案，"予治一男子四十九岁，久病痰嗽，忽一日感风寒，食酒肉，遂厥气走喉，病暴喑"，病症表现是旧有痰疾，内伤外感之下突然说不出话来，治疗措施是"与灸足阳明丰隆二穴各三壮，足少阴照海穴各一壮"，效果"其声立出，信哉圣经之言也"。

基于这一思路，现代临床中许多与痰相关的疾病，包括中医认识的有形之痰如肺病、哮喘、支气管炎等，无形之痰如中风、肥胖、高脂血症等，均选用丰隆进行治疗，

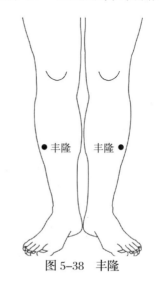

图 5-38　丰隆

许多医生都采用穴位埋线的方法，在丰隆、足三里等腧穴上进行治疗，可起到很好的减肥效果。但在我临床中遇哮喘急性发作，还是感觉取天突、膻中、大椎、风门、定喘等局部腧穴更为有效，而丰隆使用主要在哮喘缓解期，用来健脾之运化，以绝生痰之源。

丰隆穴可直刺，刺入 1~2 寸，针感比较强烈，酸胀感上可扩散到膝以上，下可至足踝部。本穴可灸，如果慢性疾病，灸的效果更好。

内庭 ST 44

内庭在足背，第 2、3 趾间，趾蹼缘后方赤白肉际处，是足阳明经五输穴之荥穴，五行属水。《灵枢·本输》说："胃出于厉兑……溜于内庭，内庭，次趾外间也，为荥。"

内即里边，庭指庭院，要解释内庭之名，离不开对厉兑穴的认识。"自厉兑而上入于足跗上，在二指之间，有庭之象焉"（《经穴解》）。厉兑是足阳明胃经的井穴，所谓的经气所出之处。查《康熙字典》，厉的解释可见于《小尔雅·广服》中，说"带之垂者谓之厉""以衣涉水，由带以上曰厉"。而《易·说卦》中说"兑为口"。从这个意义上来说，厉应该指的是衣带下垂到足部，表示腧穴的位置；兑为口，"为饮食之象，皆合于胃之意"。因此，对厉兑来说，本穴犹如门内的庭院，故名内庭。在腧穴名称中，和厉兑一样与衣饰有关的不少，足阳明胃经的阴市穴便是如此。其实该穴的"市"字是"巿"的误写，该字音"福"，古同"韨"，是古代一种系于腰间，遮于官服或礼服下裳前的服饰。《说文解字·巿部》说："巿，韨也。上古衣蔽前而已，巿以象之。天子朱巿，诸侯赤巿。"也称为"蔽膝"或"围腰"，是古代遮羞物的遗制，也存在于后世的祭服、朝服中，用来遮盖大腿至膝部。当然后来就是象征性的装饰品了。阴市穴就恰在大腿前侧巿所能遮蔽处，其实应作"阴巿"。

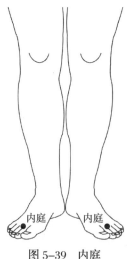

图 5-39　内庭

内庭穴由于在赤白肉际处，局部主要是皮下组织和趾腱膜，分布有足背动脉及足背静脉网，由腓浅神经足背支和足底内侧神经的趾足底总神经支配。针刺时痛感比较明显。

《医学入门》中有歌总结该穴的功用："内庭次趾外，本属足阳明，能治四肢厥，喜静恶闻声，瘾疹咽喉痛，数欠及牙疼，疟疾不思食，耳鸣针便清"。其主治为典型的足阳明经病症及头面五官病。

《灵枢·经脉》中记载了足阳明经的是动病："是动则病洒洒振寒，善呻，数欠，颜黑，病至则恶人与火，闻木声则惕然而惊，心欲动，独闭户塞牖而处。甚则欲上高而歌，弃衣而走，贲向腹胀，是为骭厥"，与《黄帝明堂经》中的记载颇有一致之处："主四厥，手足闷者，使人久持之，逆冷胫痛，腹胀皮痛，善伸数欠，恶人与木音，振寒，嗌中引外痛，热病汗不出"。内庭为荥穴，按照《难经·六十八难》中所说的"荥主身热"，此穴可以治疗热病，清除胃热。除足阳明经症外，还常见有"瘾疹不快，咽喉肿痛，数欠，牙龈疼""耳内蝉鸣"（《医学入门》）等多为所谓的上火症状。上火是指人体阴阳失衡后出现的内热证候，具体症状有眼睛红肿、口角糜烂、尿黄、牙痛、咽喉痛、耳鸣等。瘾疹即是现代所谓的荨麻疹，主要表现为皮肤的风团和血管性水肿，是由于肥大细胞活化导致皮肤、黏膜的小血管扩张及渗透性增加引起的隆起于皮肤黏膜表面的中心性水肿性团块，出现瘙痒或疼痛，常常与一些物理性刺激、辛辣的食物性刺激以及各种病毒、细菌、真菌感染有关。严重者伴随症状还有发热、恶心、呕吐、腹痛、腹泻及喉梗阻等。因此，《黄帝明堂经》中还有内庭的其他主治："下齿痛，恶寒，目急，寒栗，断口噤僻，不嗜食"。看起来与上述所言有非常密切的联系。

作为胃经的腧穴，内庭可以治疗消化系统疾病，如《针方六集》中对内庭的治疗用法论述尤其详细："治小腹胀，小便不通，先补后泻；小便急痛，单泻；腹中雷鸣，单补；臌胀，看虚实补泻"。小腹胀，小便不通，可能是膀胱问题引起的尿潴留；小便急痛可能是急性的泌尿系感染；腹中雷鸣是肠蠕动亢进；而臌胀是复杂性疾病，可能与水、气等均有关系，所以才说看虚实补泻。在《琼瑶神书》中内庭的功效为"治大小腹胀，酒食所伤，泻之"。在程莘农院士所编的《中国针灸学》中还载有一个经外奇穴里内庭，顾名思义与内庭的位置相对，也在第 2、3 趾缝间。两穴一在足背一在足底，主治病症为癫痫、足趾麻木、胃痉挛与食积。因此，我刚开始临床时，便常常用内庭或里内庭穴治疗饮食积滞、酒食所伤引起的腹胀、胀泻、不思饮食。但久之发觉此二穴针刺时痛感颇强，病人不到不得已时常常比较抗拒治疗。

该穴可直刺，刺入 0.2~0.5 寸，由于痛感强，比较少进行捻转提插等操作。但对于足背红肿疼痛或足趾麻木者，可点刺放血。我曾用此法治疗过痛风足背红肿热痛者，局部点刺放血而愈。也治疗过因感染而导致的丹毒病人，足背红肿而痛，如染丹霞，且向上蔓延至小腿。该病西医学为急性淋巴管炎，多由于足部伤口感染而引起。其中一例病人即是由于足趾缝中感染真菌而出现皮肤创口，逐渐感染加重，而出现从足趾起渐肿至足背、小腿，治疗在内庭等处点刺放血，配合清热解毒、消肿利湿的中药内服外洗，半月后向愈。

文献中提及该穴可灸，"三壮"，但我临床中尚未尝试过。

第六节　足太阴脾经

公孙 SP 4

公孙穴在足内侧，第 1 跖骨底的前下缘赤白肉际处，为足太阴经络穴，又是八脉交会穴之一，通于冲脉，合于胃、心胸部位。《灵枢·经脉》曰："足太阴之别，名曰公孙，去本节之后一寸，别走阳明；其别者，入络肠胃。厥气上逆则霍乱，实则肠中切痛，虚则鼓胀，取之所别也。"

中药银杏又称为公孙树，是因为该树生长期长达 40 年，往往爷爷（阿公）种下树，孙子才能享用到。与前述的命名直接不同，公孙的穴名很有意思，需要转折来理解。一种说法是《中国针灸学辞典》提出的，公孙为黄帝的姓氏，黄帝以土德王天下，此穴为脾（土）经络穴，故名公孙；另一种说法是《针灸穴名解》提出的公孙即祖孙，分别指的是正经与别络。《灵枢·脉度》说："经脉为里，支而横者为络，络之别者为孙。"杨上善曰："肝木为公，心火为子，脾土为孙。穴在公孙之脉，因名公孙也。"还有种说法来自《经穴解》，从五行角度解释公孙："万物生于土，而土又以火为父，以金为子，脾经子井隐白，木生大都火，以及太白土，又将生商丘金，有祖孙父子之义，故曰公孙"。

公孙在第1跖骨下皮下筋膜内，有血管网及少量的脂肪，趾跖侧筋膜在足底部形成跖腱膜，前方止于跖趾关节囊和屈肌腱鞘。腧穴局部分布有蹋展肌和蹋短屈肌，有跗内侧动脉及足背静脉网。皮肤有足背内侧皮神经的内侧支和隐神经双重分布。

由于公孙通于冲脉，而冲脉起于胞中，至胸中而散，足太阴脾经又上注于心，故该穴可治疗脾胃、心胸部位的疾病。《窦太师针经》中说公孙可"治脾虚不食，先泻后补；本节红肿，泻；食积，泻"，是指该穴首先可以治疗因脾虚而致的食欲不振，治疗时需要先泻后补；而治疗食积，需要泻。所以针灸歌诀中予以总结，《标幽赋》说"脾痛胃疼，泻公孙而立愈"；《针灸玉龙歌》说"咽酸口苦脾虚弱，饮食停寒夜不消，更把公孙脾俞刺，自然脾胃得和调"。当年制定治疗胆汁反流性胃炎的针灸方案时，我提出了中脘、内关、阳陵泉与足三里的草案，并求教于各位专家。杨甲三教授曾提出，使用内关穴应该配用公孙，一方面是八脉交会穴之间的配伍组合；另一方面，从杨老的个人经验来说，他认为公孙对胃痛的治疗效果很好，还背了《席弘赋》中的两句歌诀："肚疼须是公孙妙，内关相应必然瘳"。后来我按照杨老的意见修改制定了新的方案，并在临床中治疗了60例左右的胃痛、呃逆、呕吐的病人，取得了良好的疗效。

《窦太师针经》中所举的公孙主治的另一种症状是"本节红肿"，《针方六集》中也说"本节红肿，宜出血"。那么本节红肿是什么病呢？本节，指的是第1跖骨。第1跖骨红肿，最常见的就是痛风病。痛风是因血尿酸水平过高导致尿酸结晶沉积在关节，而使关节内及关节周围出现疼痛性炎症，最常见的发病位

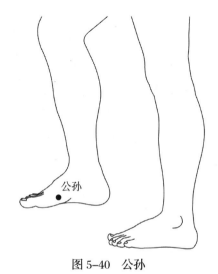

图5-40 公孙

置是耳郭、跖趾等处。发作时关节红肿热痛，中医认为是热痹或白虎历节风。我临床中常见此类病人，所采用的就是《针方六集》中的方法，太白、公孙处点刺放血，配合中、西药物，降低血尿酸水平，治好不少病人。

公孙穴可针刺，进针 0.3~0.5 寸，不过，由于该穴在赤白肉际处，针刺可产生非常明显的痛感。这种疼痛，对于以疼痛为主要表现的痛风病人来说，是没问题，能够接受的，而且，针出血后病人反而有轻松感，疼痛缓解。但对于一般的病人，接受度却不是太高。不过，凡事也有例外，有位病人，因运动过度造成趾跖筋膜炎，尝试过一次针刺公孙后，感觉效果明显，每次治疗时都会主动要求加针该穴。

理论上公孙穴可灸，但我临床中未使用过。

三阴交 SP 6

三阴交穴也是我临床使用 Top10 中的穴位之一，属足太阴脾经。其位置在小腿内侧，内踝尖上 3 寸，胫骨内侧缘后际。几乎所有的针灸相关文献如此解释三阴交穴：三阴，足三阴经也；交，交会也。3 条阴经气血交会于此，故名三阴交穴。但是，这只是个美丽的误会。这些解释都是望文生义，黄龙祥先生及其博士生早在 20 年前就专为三阴交的真相撰写了论文[①]，但那些以讹传讹的误会流传太深，至今只有学术界内部的一些学者能了解。我利用这个机会，结合自己的理解，来替黄老师讲讲这个真实的三阴交的故事。

第一，三阴交的"三阴"是 3 条阴经的意思吗？

答案是否定的。先说一下三阴是什么。《素问·阴阳离合》中说："天覆地载，万物方生。未出地者，命曰阴处，名曰阴中之阴；则出地者，命曰阴中之阳。"其中便论述了何为三阳，何为三阴："是故三阳之离合也，太阳为开，阳明为阖，少阳为枢"。少阳为一阳，太阳为二阳，阳明最盛，为三阳。"外者为阳，内者为阴。然则中为阴，其冲在下，名曰太阴，太阴根起于隐白，名曰阴中之阴。太阴之后，名曰少阴，少阴根起于涌泉，名曰阴中之少阴。少阴之前，名曰厥阴，厥阴根起于大敦，阴之绝阳，名曰

---

① 艾红兰，黄龙祥. 三阴交主治演变考 [J]. 上海针灸杂志，2002，21（4）：45-46.

阴之绝阴。是故三阴之离合也，太阴为开，厥阴为阖，少阴为枢。三经者，不得相失也，搏而勿沉，名曰一阴"。其中，厥阴为一阴，少阴为二阴，太阴为三阴。《素问·经脉别论》说："一阴至，厥阴之治也。"

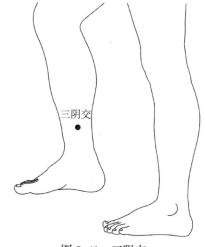

三阴交

图 5-41　三阴交

因此，此处的三阴不是指 3 条阴经，而是指第 3 阴经——太阴。

第二，三阴交的"交"是 3 条经相交吗？

所谓足三阴经，是指肝、脾、肾 3 条阴经，均走行于下肢部。其中肾经起于足小趾之下，交于足底心及脚内侧，绕过内踝，沿着小腿及大腿的最内侧上行，足厥阴肝经"上踝八寸，交出太阴之后"，足太阴脾经"循胫骨后，交出厥阴之前"。所以，三阴交不是 3 条经相交，相交的只是足厥阴肝经和足太阴脾经。《黄帝明堂经》说："三阴交，在内踝上八寸，胫骨下陷者中，足太阴、厥阴之会。"新刻本的《备急千金要方》中称"足太阴交"，《黄帝虾蟆经》中称"厥阴交"。表达的都是同一个意思，所谓的三阴交，其实是交三阴。

第三，交三阴的位置是在内踝尖上 3 寸处吗？

答案也是否定的。真正交三阴的位置是在"内踝上八寸"（《医心方》），故内踝上 8 寸骨下陷中才名三阴交，为足厥阴、足太阴脉气所发之穴。

那么，既然三阴交不是在内踝尖上 3 寸，我们现在说的内踝尖上 3 寸的腧穴又是什么呢？根据黄老师的考证，这个位置叫足太阴。《诸病源候论》中载"足太阴穴，在内踝上三寸是也"；《千金翼方》载"足太阴穴，在内踝上一夫，一名三阴交"；《幼幼心书》中引用的"《千金》又灸足内踝上三寸宛宛中，或三寸五分百壮，三报，此三阴交穴也"则已经是足太阴与三阴交混用了。

综上所述，原来的三阴交与足太阴实是名称、定位都不同的两个腧穴。1994 年黄龙祥先生就注意到了这个问题，在南齐名医徐文伯"泻足太阴，补手阳明"针刺引产的故事中，后世传下来的引产处方却变成了"泻三阴交，补合谷"。那么，"足太阴"穴与"三阴交"穴是否为同一穴？其部位又发生了哪些变化？这些变化对今天的腧穴、经络学又产生了哪些影响？沿着这些问题，黄老师开启了对经络腧穴演变进行深入研究的探索之旅，并提出了"经脉穴"的概念。经脉穴是由早期的诊脉部位转化而来的腧穴，足太阴便是指由足太阴经诊脉部位转而形成的腧穴。

在这里，我们所要讲述的只是足太阴穴怎么变成了三阴交穴。错误产生的"元凶"是唐代的王焘，王焘的主要医学成就是对两晋南北朝及隋唐时期影响较大的著作加以收集整理，其中包括孙思邈的《备急千金要方》、陈延之的《小品方》、张文仲的《张文仲方》等，形成了《外台秘要》。其中，他在转载《黄帝明堂经》时出现了错漏，误将三阴交注作"三阴交，在内踝上三寸骨下陷者中，足太阴、少阴、厥阴之会"，而后世的《太平圣惠方》照本沿袭了这一错误。之后，以讹传讹者更众，从而使《黄帝明堂经》中的三阴交穴的名称及位置均发生了改变，变成了今天的三阴交。

名称与位置改变之后，三阴交的主治功能必然也有所不同。在《黄帝明堂经》中，三阴交主治仅为"主足下热，胫痛不能久立，湿痹不能行"，而在《外台秘要》中，由于误录，则增加为"腹中热若寒，膝内痛，心悲气逆，厥仍能保护及巅；脾病者身重若饥，足痿不欲行，善瘛，脚下痛，虚则腹胀腹鸣，溏泄，食饮不化，脾胃肌肉痛"。其中包括了原来足太阴脾经中的漏谷、太白穴的主治内容。而现代《腧穴学》教材中，三阴交的主治范围则更扩大至消化、泌尿、生殖、神经、皮肤等系统。用黄龙祥先生的话来说，这些主治内容不一定都来自临床，而是包含了许多非实践的成分，有主观类推、错会原文及传抄失误三大类。

从我个人的临床实践来说，三阴交穴对于治疗男、妇科病症尤其有效果。《铜人针灸腧穴图经》有"女子漏下不止"；《窦太师针经》有"治疝气，偏坠木肾，女人赤白带下，经事不调，看症补泻"，《大本琼瑶神书》中也说"治妇人经血不调，赤白带下，先泻后补；男子遗精白浊，宜补"。这些文献都在王焘之后，说明使用三阴交可以很好地治疗妇人的月经不调、阴道炎症及男子的遗精、疝气、阴囊疾病等。有报道称对无排卵子宫出血者，以三阴交、中极、关元连续治疗几个月，可使病人排卵过程与月经周期恢复正常。另有报道，针刺三阴交、关元、肾俞对阳痿有显著疗效，对精子缺乏症也有一定疗效。从腧穴本身的功能特点来看，三阴交兼具诊断与治疗的双重功效。许多病人，尤其是月经不调者，在三阴交穴处都有明显的压痛。而出现痛敏的病人，使用三阴交穴后，效果也更为突出。如在临床中有不少因试管婴儿技术多次失败，造成促排卵后卵巢功能衰退的病人，已经出现闭经、潮热、盗汗等更年期的症状，经过治疗，卵巢功能都恢复正常，其中一些更是成功升级为母亲。

针刺三阴交对痛经以及妇科疾病手术的镇痛作用也十分明显，对剖宫产手术，针刺麻醉成功率可达 95.29%~96.4%。研究显示，其作用机制可能是直接兴奋阿片受体或兴奋胆碱能系统，从而加强针刺镇痛作用。临床上对于痛经病人经期腹痛严重时的治疗，常常用到真正的"三阴交"穴，即内踝高点上 8 寸处，有比较好的止痛作用，针感特别强烈。

历史上有徐文伯"泻死胎于阴交，应针而陨"的说法，在临床上也有许多类似的小故事。在计划生育政策放开之前，对于意外妊娠者，妇产科一度使用米非司酮和米索前列醇进行人工流产（怀孕 49 天之内），它的作用机制就是促进子宫肌肉收缩，促使子宫颈口开放，然后使胚胎组织流出。优点是对子宫无创伤，缺点是易造成流产不全，阴道出血。最后要么进行清宫术，要么病人吃止血药物从而造成继发性的多种妇科疾病。针对这种情况，采取针刺合谷、三阴交，基本上都能促进病人排出异物及恶露，快速康复。

曾有位病人，因为怀头胎时便是针灸辅助怀孕及保胎，因此，对针灸治疗非常钟爱且有信心。在二胎怀孕 35 周时出现早产迹象，阴道出血。给予中药及针灸治疗，阴道出血遂止。谁料，到孕 41 周时，仍无生产迹象，且胎儿头尚未入盆。检查检查胎盘并未老化，二级胎盘，医生建议 1 周内如果不能自然分娩则选择进行剖宫产。孕妇夫妇直奔针灸诊室，要求针灸促产。当时是上午 11 时左右，我为其针灸合谷、三阴交，留针并配合电流刺激 30 分钟，令其回家。结果，当天夜间 10 时孕妇破水，出现临产征象，遂送往医院待产，次日晨 8 时顺产一个 4 公斤重男婴。

此例虽不似文献所载"徐文伯针刺堕胎，泻足三阴交，补手阳明合谷，应针而落"。但不到 24 小时，孩子顺利降生，说明古人所言不虚。《千金翼方》中有"产难，月水不禁，横生胎动皆针三阴交"；《针经摘英集》中载

"治产生理不顺，或横或逆，胎死腹中，胞衣不下，刺足厥阴太冲二穴……次泻足太阴经三阴交二穴，立时分解，决验如神"。古代文献中的各种赞美之辞，只有在经过临床验证之后，才会觉得都是踏实可信的临床故事。

因为三阴交穴归足太阴脾经，所以《针灸学》教材记载了其对脾胃虚弱、心腹胀满、不思饮食、肠鸣溏泻等消化道疾病的作用。且也有临床研究证实针刺三阴交对胃总酸度、游离酸度、胃蛋白酶等有作用。但我个人还是觉得，该穴治疗消化相关问题不如足三里、中脘等有效。本人宁愿用三阴交穴来治疗下肢问题，如足痿、痹痛、脚气等，体现其局部治疗作用。

本人使用三阴交所治疗的其他疾病还包括失眠与皮肤疾病等。其中，对于心脾两虚的失眠，以神门配伍三阴交；对于湿热浸淫的皮肤病，以曲池配伍三阴交。

三阴交的刺激方法主要是针刺，按照杨甲三的取穴理论，进针时应靠近骨边，针感以麻串感为主，有时可达到足部。如果是用来催产或堕胎，采取泻法。

三阴交穴可灸，如治疗妇科疾病的漏下赤白、消化疾病的泻痢、泌尿疾病的劳淋、男科疾病的阴囊肿大等，均可用灸法。《针经摘英集》中论及三阴交穴时还有一句特别的话："凡灸虚则炷火自灭，实则灸火吹灭"。说明灸法同样可以用于虚证，关键在于操作方法。

阴陵泉 SP 9

阴陵泉在小腿内侧，胫骨内侧髁下缘与胫骨内侧缘之间的凹陷中，为足太阴脾经的合穴。《灵枢·九针十二原》中载有"阴有阳疾者，取之下陵三里……疾高而内者，取之阴之陵泉；疾高而外者，取之阳之陵泉也"。所谓陵者，《说文》说"大阜也"。人的膝骨高耸如陵，因此，凡在膝周围的腧穴，如上述而言的"下陵三里"，指的是膝下3寸的足三里穴；膝下位于阴部，即内侧的是阴陵泉，主治病位高而在内的疾病；相反的位置是阳陵泉，在膝外侧的凹陷中。《灵枢·本输》中说"阴之陵泉，辅骨之下陷者之中也，伸而得之，为合"；《穴名解》解释说"地之高者曰陵，脾经自足上行至膝之下，可谓高矣，故曰陵。脉过其处，有泉之象，以其与阳陵泉相对而处，此在内，彼在外，故曰阴陵泉"。不过，我有个小小的疑问，泉为水之源，像水流如川之状，按五输穴的排列，井为经气发祥之处，而合穴已经为经气之聚合，为何不称井穴为泉，合穴为海，而以此合穴为泉？

阴陵泉解剖位置在胫骨后缘与腓肠肌之间，比目鱼肌起点上，穴下为皮肤、皮下组织、缝匠肌（肌腱）、半膜肌及半腱肌（肌腱）。皮肤有隐神经分布。皮下组织内除隐神经之外，还有与神经伴行的大隐静脉、膝最上动脉，最深层有胫后动、静脉，布有小腿内侧皮神经本干，最深层有胫神经。

阴陵泉的主治大致有 4 方面。

一是治疗脾，即消化系统的病变。原因在于一则阴陵泉为脾经腧穴，二则为脾经的合穴，"邪在腑，取之合"，《难经·六十八难》说"合主逆气而泻"。因此，阴陵泉所治疗的有"溏泄，谷不化，腹中气胀……不嗜食，心下满"等；《灵枢·四时气》中有"飧泄补三阴之上，补阴陵泉，皆久留之，热行乃止"。不过个人体会，临床上凡上述消化系统症状，不如使用阳经的足三里或局部的中脘、天枢等腧穴效果更好。

二是治疗水液代谢障碍的病变，《针灸甲乙经》中提及阴陵泉，"阴陵泉者，水也。在膝下内侧辅骨下陷者中，伸足乃得之，足太阴脉之所入也，为合"，是指阴陵泉为合穴，在阴经的五输穴中五行属水。因此，可治疗"肾腰痛不可俯仰，气隆溺黄"（《黄帝明堂经》）；"失禁，遗尿不自知"（《备急千金要方》）；"水胀腹坚，喘气不得卧""小便不利，气淋"（《铜人腧穴针灸图经》）等水液代谢问题，在《医学入门》中称为"主胁腹胀满，中下疾皆治"。"中下疾"可能就是中、下焦的疾患，相当于西医学中的泌尿生殖系统的疾病，临床中用阴陵泉治疗水肿、小便不利等，效果甚著。《备急千金要方》中载"遗尿失禁，出不自知，灸阴陵泉随年壮"；《千金翼方》中载"水肿不得卧，灸随陵泉百壮"。说的都是使用灸法刺激三阴交。其实临床中刺法亦效。

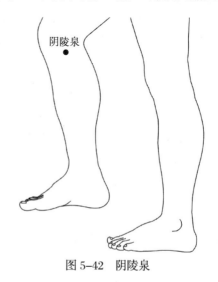

图 5-42　阴陵泉

我自己当初生产时，由于产程过长，产后12小时仍不能自行小便，小腹胀满。产科医生要插导尿管，我因担心插尿管感染不愿意插管，无奈让家人送针灸针到病房中，自己摸索着针刺阴陵泉、三阴交穴，结果效验，顺利完成"任务"。后来在治疗产后或腹部手术后小便不利或尿潴留的病人时，往往使用阴陵泉穴，均有明显疗效。

三是治疗妇科疾病。我在临床遇到许多女性病人，在进行经络腧穴诊察时，多有阴陵泉的压痛，而试着去压男性病人，除了个别有消化或泌尿系统疾病者外，大多数人没有压痛感。在《黄帝明堂经》中有段描写："女子疝瘕，按之如以汤沃其股内至膝，飧泄，妇人阴中痛，少妇坚"。黄龙祥先生认为这是典型的伏冲之脉的相关病症，他在解释冲脉时，就曾做过类似试验，按压住腹主动脉或腹股沟动脉，然后突然放开，动脉血液猛然下冲，那股热流便有"如汤沃"之感（《中国针灸学术史大纲》）。李时珍在《奇经八脉考》中讨论说："越人《难经》曰：'冲脉为病，逆气而里急。'《灵枢经》曰：'气逆上，刺膺中陷下者，与下胸动脉。腹痛，刺脐左右动脉，按之立已。不已刺气街，按之立已。'"此处的冲脉病气逆并没有提到可刺阴陵泉，而是刺"脐左右动脉"及气街。又说"孙真人《千金方》云：咳唾手足厥逆，气从小腹上冲胸咽，其面翕热如醉，因复下流阴股，小便难，时复冒者，寸脉沉，尺脉微，宜茯苓五味子汤，以治其气冲"。所谓的茯苓五味子汤就是《金匮要略》中的桂苓五味甘草汤，《痰饮咳嗽病脉证》的原文为"青龙汤下已，多唾口燥，寸脉沉，尺脉微，手足厥逆，气从小腹上冲胸咽，手足痹，其面翕热如醉状，因复下流阴股，小便难，时复冒者，与茯苓桂枝五味甘草汤治其气冲"。阴陵泉所治疗的冲脉病症，应当指的是这种病况。

男性病人，如有性功能问题，阴陵泉穴有压痛时也可选用该穴。《针灸集成》中载有"玉茎中痛：中极、三阴交、太溪、复溜"。然后又补充解释说"因少年之时过用金石之药，有伤茎孔，使阴阳交感不能发泄，故如此也。宜刺后穴：中极、阴陵泉、关元、血海"。

最后，要讨论的是阴陵泉对局部的治疗作用。这在针灸歌诀中表达得特别充分："红肿名为鹤膝风，阳陵二穴便宜攻，阴陵亦是通神穴，针到方知有俊功"（《针灸玉龙歌》）；"脚痛膝肿针三里，悬钟二陵三阴交，更向太冲须引气，指头麻木自轻飘"（《席弘赋》）。说明阴陵泉治疗下肢的肿痛、膝关节问题，效果突出。

阴陵泉可针刺，刺入 0.8~1 寸，如果深入 2 寸以上，则可透刺到阳陵泉。针感可在局部，酸胀感也可向下或向上到膝。

阴陵泉可灸，灸时可用艾条灸或艾炷灸。

血海 SP 10

在中医学中，有许多与海有关的术语，如前文提到过的气海等。人身之中，中医认为"冲"脉为血海。

足太阴脾经腧穴血海在股前内侧，髌底内侧端上 2 寸，股内侧肌隆起处。该穴为什么也被称为血海呢？主要的说法有 3 种。一种与冲脉有关，冲为血海，任主胞胎，在《医心方》中有这样的说法："《曹氏灸经》曰血海者，名为冲使，在膝人骨上一夫陷中，人阴阳气之所由从也"。血海为冲脉的使者，故名。另一种说法则与脾的功能有关："脾居五脏之中，寄旺四时之内，五味藏之而滋长，五神因之而彰著，四肢百骸，赖之而运动也……盖人之饮食入口，由胃脘入于胃中，其滋味渗入五脏，其质入于小肠乃化之。至小肠下口，始分清浊，浊者为渣滓，入于大肠；清者为津液，入于膀胱，乃津液之府也。至膀胱又分清浊，浊者入于溺中，清者入于胆，胆引入于脾，散于五脏，为涎，为唾，为涕，为泪，为汗，其滋味渗入五脏，乃成五汗，同归于脾，脾和乃化血，复归于脏腑也"（《针灸大成》）。简而言之，人之气血皆由脾胃所化生，"本穴在膝上内侧，按之凹深，脾生血，此穴离膝而上，血渐生旺，而腹中饮食所生之血，亦能于此所上下，血生于此地。主治崩经带产，以及男女之血分诸证，犹言治血症之渊海，针灸此穴有引血归脾之效，犹如江河百川入归诸海之意，因名'血海'"（《针灸穴名解》）。但据此，所有脾经腧穴均可当此名称，独此穴名血海，说服力不强。其三，是

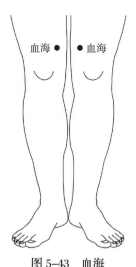

图 5-43 血海

认为本穴善治各种血症，犹如聚溢血重归于海，故名血海（《中国针灸学辞典》）。但无论何种解释，我都略觉牵强。

血海穴处为股四头肌的内侧肌，有股动、静脉肌支，膝上内动脉起于动脉，在股骨内上髁上方紧贴骨内面深进，经半腱肌、半膜肌、大收肌腱与股骨骨面之间至膝关节前面，参加膝关节网。穴处分布着股前皮神经及股神经肌支。皮下筋膜内脂肪较厚，有隐神经和大隐静脉行经。大腿前面阔筋膜内脂肪较厚，纤维组织较外侧薄弱，有隐神经和大隐静脉行经。取穴时屈膝，髌底内侧端上 2 寸处取穴；简易取穴时，屈膝，医者以对侧掌心按其膝盖，第 2~5 指向膝上伸直，大拇指约呈 45 度角斜置，大指尽处是穴。

血海穴的主要作用当然与治疗血证有关，主要分两大方面。一方面是妇科疾病的"妇人漏下，若血闭不通，逆气胀"（《黄帝明堂经》），属月经过多或闭经等月经失调病。《类经图翼》说："主治女子崩中漏下，月事不调，带下，逆气腹胀，先补后泻"。杨继洲在《针灸大成》中引用东垣的话进行总结："东垣曰：女子漏下恶血，月事不调，暴崩不止，多下水浆之物，皆由饮食不节，或劳伤形体，或素有气不足，灸太阴脾经七壮。"虽然原文指的是足太阴脾经，如果按照《九针十二原》或经脉穴的说法，应当灸的是三阴交或太白之类的，但杨继洲却将此话置于血海条下，说明这是该穴的主要主治功能。《盘石金直刺秘传》中有个针灸方，用来治疗妇女月经不调，也是临床中常用的腧穴配伍："妇人经脉不调，补合谷，泻三阴交，灸血海"。

血海另一方面作用是治疗皮肤疾病。在经外奇穴中，有个腧穴名叫百虫窝（窠），其位置就在血海上 1 寸处，也有些文献直言血海就是百虫窝，互为别名而已。如《针灸大成》就将其列为同穴异名，临床上取穴也没有特别区分开。顾名思义，百虫窝可治疗与虫相关的疾病。在古代，虫的概念可大可小，大者泛指一切动物，连人都属于倮虫，是没有毛的动物；小者指可以叮咬人或寄生在人躯体内的动物。因此，许多文献说该穴可以治疗湿疹或蛔虫病，前者可以认可，后者就有些胡说八道了。先来看看血海所治疗的皮肤病指的是哪种。《医学入门》说血海"主一切血疾及诸疮"，也就是说所有的皮肤病都可以治疗。原因倒也好理解，中医学中认为，许多皮肤疾病都与风有关，"治风先治血，血行风自灭"，临床上使用血海也的确对许多皮肤病，如湿疹、荨麻疹之类的有一定疗效。但是，再来看看对血海主治功用的一些描述，说不定能对其名称的来源有另一番理解。

在《类经图翼》中，血海除了可治疗妇人血崩等之外，还说"又主肾脏风，两腿疮痒湿不可挡。《胜玉歌》：热疮臁内年年发，血海寻来可治之"。《医宗金鉴》说："血海治男子肾脏风，两腿疮疡湿痛等症。"所谓肾脏风者，指湿脚气，是湿热下注造成的皮肤瘙痒、溃烂等症。后面《胜玉歌》中更明确说这是"热疮臁"。热疮臁就是臁疮腿，是常年好发于下肢的溃疡性皮肤病，其发病的最常见原因，就是下肢的静脉曲张。该病是下肢表浅静脉功能障碍导致的疾病，静脉的瓣膜功能障碍使静脉内血液瘀滞造成静脉内压力增高，久之可使受累的静脉壁扩张、膨出和迂曲。其迂曲的形状常为条索、团块状，如一群聚集在一起的虫子，这估计就是古人对该病理现象最直观的描述，故命名为百虫窝（窠）。从西医学角度，单纯性下肢静脉曲张分为大隐静脉曲张和小隐静脉曲张两种类型。血海处有股动、静脉肌支分布，大隐静脉行经，故而治疗此处对下肢静脉曲张有根治性的作用。要想治好臁疮腿，就必须要治好下肢静脉曲张，而按压髌骨内上缘处，下肢的血管丰盈度就有变化。因此，古人认为此处就是血海。由于该部位位置并不恒定，所以古人在对血海位置的描述中才有髌骨内上缘上1寸、2寸、2.5寸、3寸等各种不同。

血海穴可刺入1~2寸，针感局部酸胀，可向上扩散到髋部。本穴可灸。

第七节　手少阴心经

极泉 HT 1

腧穴系统中有不少带"泉"字的腧穴，如极泉、天泉、曲泉、阳陵泉、阴陵泉、涌泉等。极泉在腋区，腋窝中央，腋动脉搏动处。该穴出自《黄帝明堂经》："极泉，在腋下筋间动脉入胸中，手少阴脉气所发，刺入三分，灸五壮"。

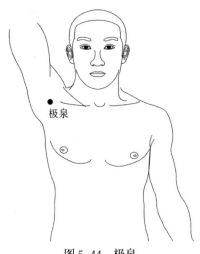

图5-44 极泉

其穴在腋窝深处，杨上善注曰："腋下臂极处深陷如泉。"《经穴解》释名说："心，至尊者也，故曰极。其脉之发源第一穴，故曰泉。"腋窝处为胸廓与臂部之间由肌肉围成的腔隙，是颈部与上肢血管、神经的通路。该处为臂丛神经所在处，又是淋巴管富集之处。极泉穴处皮肤较厚，皮内汗腺发达，表面长有腋毛，皮下组织疏松，富有脂肪组织和淋巴结，肌肉有大圆肌，由肩胛下神经支配。外侧为腋动脉，围绕腋动脉有臂丛神经的3个束（即尺神经、正中神经、臂内侧皮神经）及5条支配上肢肌的终支。取穴时外展上臂，在腋动脉内侧定穴。

极泉主治比较广泛。其一，极泉穴是手少阴心经腧穴，心主血脉、主神志，故极泉有宽胸宁神的作用。如《针灸大成》中提到该穴可"主臂肘厥寒，四肢不收，心痛干呕，烦渴，目黄，胁满痛，悲愁不乐"。其中的情绪问题的产生主要就是由于"心藏脉，脉舍神，心气虚则悲，实则笑不休"（《灵枢·本神》）。但黄龙祥先生认为，《针灸甲乙经》等书中均未记载极泉主治，此处悲愁不乐，当是承袭明代高武之误。因我在临床上未使用过极泉的此类功用，不敢妄言。

其二，手少阴心经的经脉出腋下，行于肘臂，经筋结于胸胁，故极泉可通经活络，治疗经脉所过的肢体病。如《外台秘要》说："主心腹痛，干呕哕，是动则病嗌干，心痛，渴而欲饮，为臂厥；是主心所生病者，目黄胁痛，臑臂内后廉痛，掌中热痛。"《铜人腧穴针灸图经》中提出可治疗"心痛干呕，四肢不收，咽干烦渴，臂肘厥寒，目黄，胁下满痛"。临床上凡出现上肢内侧的疼痛、麻木，属臂丛神经损伤的，均使用该穴，或针刺，或按压。

其三，石学敏院士的醒脑开窍针刺法中，即选用极泉穴刺激臂丛神经，配合其他腧穴用于中风的急救，而且方案中还确定刺激后上肢抖动3次为刺激量。

最后，有意思的是极泉穴可治疗腋臭。汗为血之余、心之液，心液外溢，郁久化臭。有观点认为，极泉穴为心经首穴，又位于腋部，可使汗液归经，玄府开张，腋臭得除。其实，来看看《医宗金鉴·刺灸心法要诀》中是如何除腋臭的，就能明了，所谓的除腋臭，实际是破坏腋窝局部的毛囊。"凡腋气先用快刀剃去腋毛净，乃用好定粉调搽患处，六七日后，看腋下有一点黑者，必有孔如针大，或如簪尖，即气窍也。用艾炷如米大者灸之，三四壮愈，永不再发"。

极泉穴可直刺 0.3~0.5 寸，不宜向胸壁方向进针过深，以防刺伤胸肺。刺激臂丛神经时，可进针稍深，并施雀啄手法，使上肢出现抖动或触电样感为度。

本穴可灸。亦可经常按摩局部，改善上肢的疼痛、麻木等症状，也对局部淋巴液回流不良有一定作用。

通里 HT 5

通里穴在前臂前区，腕掌侧远端横纹上 1 寸，尺侧腕屈肌腱的桡侧缘，是手少阴心经的络穴，《灵枢·经脉》中载"手少阴之别，名曰通里。去腕一寸半，别而上行，循经入于心中，系舌本，属目系。其实则支膈，虚则不能言。取之掌后一寸，别走太阳也"。

通里之名也与手少阴络穴有关，《经穴解》说"以此穴别通于手太阳，必有路以通之，故曰通里"。《中国针灸学辞典》也持这一观点："通即通往，里指邻里，手少阴心经络脉由此穴别出与毗邻之手太阳经联络，故名通里"。但所有的络穴或络脉都有别通于相表里之脉，为什么只有手少阴的络穴称为通里？《针灸穴名解》结合了《千金翼方》中通里的别称"通理"来解释："本穴以通

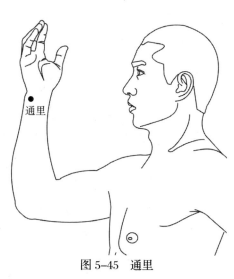

图 5-45 通里

为治，故名'通里'，即通而理之也。""本穴为手少阴之别络，从此别走手太阳小肠经，经气由此通达表里二经，且兼小肠为受盛之官，化物出焉，若井里然，故以为名"。

临床中有简易取通里的方法：仰掌，将尺骨小头分成两等份，平尺骨小头中部，尺侧腕屈肌腱的桡侧缘，便是通里穴。局部解剖，手少阴心经腕部的 4 穴神门、阴郄、通里、灵道均在腕管及其邻近处。腕管由屈肌支持带和腕骨沟共同构成，管内有指浅、深屈肌肌腱和拇长屈肌肌腱及其腱鞘，并有正中神经通过，尺侧有屈肌总腱鞘，桡侧有拇长屈肌腱鞘。通里通过前臂深筋膜处在尺侧腕屈肌与指浅屈肌之间，邻指深屈肌、旋前方肌。浅层有前臂内侧皮神经分布，深层有尺神经。血管有尺动脉通过，在神门等穴均可触及动脉搏动。

通里代表性的主治功能是出自《内经》的"其实则支膈，虚则不能言"。后世的许多针灸文献都沿袭此说，《黄帝明堂经》说"实则支满，虚则不能言"，《铜人腧穴针灸图经》说"实则支肿，虚则不能言"。需要讨论的是，此处"不能言"是咽喉的疾病暴喑不能言还是其他原因的不能言。除了不能言之外，《黄帝明堂经》中提到"主热病先不乐，数日乃热，热争则卒心痛，心中懊憹，数欠频伸，悲恐，头痛，面赤至巅，心下悸，臂臑肘痛"，这是手少阴心经的病症；《太平圣惠方》中，通里"主头目眩痛，悲恐畏人，肘腕酸重，及暴哑不能言也"，这就更清楚了，不是咽喉有疾病不能说话，而是心理疾病不能言，这与通里为手少阴心经穴，"主于心中，系舌本，属目系"有关。临床上一些心理有问题的病人，或畏惧不敢进诊室，更不敢开口说话；或进门则哭泣不休，根本说不了话。曾有一女孩由于高三学习压力大，精神出了问题，进教室则头痛，烦躁不安，无法上学；继而哭笑无时，醒睡颠倒。由家长带着前来求诊时，女孩根本没有精神，一进门便伏在诊桌上，如果问她什么，她只是哭闹不休，一句话也说不出来，根本无法交流。这种不能言，才是通里所治的，而不是指咽喉肿痛引起的说不出话。《医学入门·杂病穴法歌》说"通里腕侧后，去腕一寸中，欲言声不出，懊憹及怔忡"，即是此理。

通里穴可治疗手臂的局部症状，如《乾坤生意》中说"治中风，惊怖声音不出，肘腕酸疼"。《针灸集成》中还记载了含通里的针方："手臂红肿痛，五里、中渚、曲池、通里……气壅滞不散，关节闭塞，经不通，故如此也"。补泻方法在《窦太师针经》中论得非常详细："治烦虚头面赤，泻补；手臂酸疼，补泻；心牙粉怕惊，宜补"。

该穴可针入 0.3~0.5 寸，文献中有些认为可灸，有些认为禁灸。临床中在治疗腕关节疼痛时可灸。

神门 HT 7

神门在腕前区，腕掌侧远端横纹尺侧端，尺侧腕屈骨腱的桡侧缘，是手少阴心经的输穴、原穴，五行属土。《黄帝明堂经》说："神门者，土也……在掌后兑骨之端陷者中，手少阴脉之所注也，为输"。但《灵枢·九针十二原》《本输》中均将手少阴的经脉与输穴写作"手厥阴心包"，如《九针十二原》中说："阳中之太阳，心也，其原出于大陵，大陵二。"《本输》说："心出于中冲，中冲，手中指之端也，为井木……注于大陵，大陵掌后两骨之间方下者也，为俞……手少阴也。"这可能与经脉理论的发生发展史有关系。其实，神门在《内经》时期还只是指经脉，《素问·至真要大论》中所说的"太阳之复，厥气上行，水凝雨冰，羽虫乃死。心胃生寒，胸膈不利，心痛否满，头痛善悲，时眩仆食减，腰椎反痛，屈伸不便，地裂冰坚，阳光不治，少腹控睾，引腰脊，上冲心，唾出清水，及为哕噫，甚则入心，善忘善悲。神门绝，死不治"，与该篇上文中所说的"阳明之复……太冲绝，死不治"一样，此处的神门指的就是神门脉，为三部九候诊脉部位之一，手少阴心经之动脉，即中部人，以候心气。王冰在注《素问·三部九候论》时说："谓心脉也，在掌后锐骨之端神门之分，动应于手也"。黄龙祥先生经过研究，总结出针灸学发展史上存在着一批由脉发展而成的腧穴，并命名为经脉穴，神门即为其一。

神门为心经起始，心主神明，

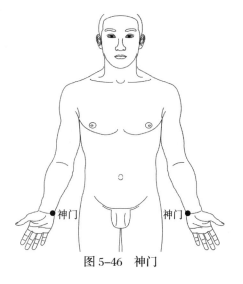

图 5-46 神门

且神门脉、穴均在"小指掌后尖骨，谓之兑骨"处，"离腕而入掌……有门象焉，故曰神门"(《经穴解》)。

仰掌，豌豆骨上缘桡侧凹陷中，腕掌侧远端横纹上即是该穴。局部解剖为尺侧腕屈肌腱的桡侧穿前臂深筋膜，经尺神经、尺动脉、尺静脉的内侧达尺骨小头的前面骨膜。有皮神经和尺神经的掌皮支分布。

《灵枢·九针十二原》曰："五脏有疾，当取之十二原。"但原文中所取的却是手厥阴心包经的输穴大陵，《太素》中说"《明堂》此手心主经下，有手少阴五输，此经所说心不受邪，故手少阴无输也"。所以，在中医理论中有心包代心受邪的说法。那么，作为心经原穴，神门所治疗的应该不是心脏本身的病变，如血脉类的病症，而主要是心主神明方面，故以治疗心神疾病为主。因此，《通玄指要赋》中就有"人中除脊膂之强痛，神门去心性之呆痴"的说法。《针灸玉龙歌》也说"痴呆之证不堪亲，不识尊卑枉骂人，神门独治痴呆病，转手骨开得穴真"。西医学认为痴呆是一组综合征，叫作慢性获得性进行性智能障碍综合征，而非一种疾病。它以缓慢出现的智力减退为主要特征，伴有不同程度的人格改变。临床上常见的阿尔茨海默病、血管性痴呆、脑外伤性痴呆以及其他的代谢性疾病引起的痴呆都属此范围，主要表现为记忆障碍，思维缓慢、贫乏，学习新事物的能力明显减退，情绪不稳定，或焦虑不安、抑郁消极，或无动于衷，或勃然大怒，易哭易笑，不能自制。《窦太师针经》中载有具体的治疗方法："治心内呆痴，泻；癫痫，先补后泻；发狂等症，泻。治健忘失记，喜怒不常，失笑无则，多言。"心在志为喜，过喜则伤心，心伤心气涣散则喜笑不休。因此，《针灸大成》中还有则神门"主喜笑"。

临床中常用神门来治疗失眠、健忘的病人。曾有位妇科医生，因工作压力大，失眠长达 35 年，甚至退休后睡眠也未能恢复正常，记忆力也逐渐减退。后经针灸百会、印堂、神门、三阴交等穴治疗半年，每晚可睡 5 小时以上，思维及记忆力也基本恢复正常。但是，其他类似的病人，则需要配合药物综合治疗，才可使病情稍得缓解。

神门针刺时刺入不深，0.3~0.5 寸即可，但注意要在尺侧腕屈肌腱的桡侧进针。临床带教时，我常可看到一些学员，有的甚至已经工作相当长一段时间，针刺神门从尺侧进针，如果从经脉论，其处已是手太阳小肠经的循行区了。而且，针刺神门，取的就是刺激尺动脉，而大部分人的尺动脉就走行于尺侧腕屈肌腱的桡侧。

文献中记载该穴可灸，但我在临床中未使用过。由于神门穴在腕管带中，出现腕部的疼痛可以按摩穴位进行缓解。

第八节　手太阳小肠经

少泽 SI 1

少泽是手太阳小肠经的井穴，在手指，小指末节尺侧，指甲角侧上方0.1寸。《灵枢·本输》说："手太阳小肠者，上合手太阳，出于少泽，少泽，小指之端也，为井金。"

少即幼小；泽指沼泽，为水之聚。此穴为手太阳经井穴，脉气初生，位处小指外侧陷中，犹如小泽，故名少泽。该穴处有指掌侧固有动、静脉和指背动、静脉形成的动、静脉网，分布着来自尺神经的指掌侧固有神经及指背神经。

作为井穴，少泽有着与其他11井穴相类似的作用。手太阳小肠经起于小指，行上肢后侧，出肩解，交肩上，循颈项，入耳中，到目下及头面部，故少泽穴可治疗头面五官疾病及肩臂疾患。《针灸甲乙经》中列有其功用，除井穴的救急作用外，还有手太阳小肠经的"振寒，小指不用，寒热汗不出，头痛，喉痹，舌（急）卷，小指之间热，口中热，烦心，心痛，臂内廉及胁痛，聋，咳，瘛疭，口干，头（一作项）痛不可顾"。这些功用都易于理解。但在历代针灸文献及现代临床中，少泽的特殊作用为通乳，可用于治疗乳腺

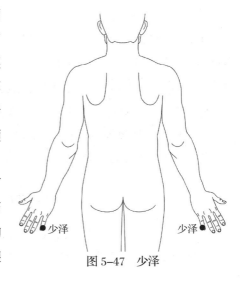

图 5-47　少泽

炎、产后缺乳等病症。如《针灸玉龙歌》："妇人吹乳痛难消，吐血风痰稠似胶，少泽穴内明补泻，应时神效气能调"。其原理可以用小肠的生理功能来解释，因小肠有泌别清浊的作用，即吸收水谷精微，排出糟粕，对乳汁的分泌有一定的作用。《诸病源候论》中讨论乳汁不足的原因："妇人手太阳、少阴之脉，下为月水，上为乳汁……既产则水血俱下，津液暴竭，经血不足，故无乳汁也"。《针灸经穴解》认为手太阳小肠经"承少阴君火之气，君火具阳刚之性，故少阴末穴名之以'冲'。迨气至本经，本经为太阳寒水之气，则火从胜已，而化为阴柔之水性，故本经首穴名之以'泽'"。此外，"泽，在卦属兑。兑为少女，女具柔顺之阴象……火气为阳，犹天日之热，照澈下土，冲和之气，蒸蒸而生，化为膏雨甘霖，泽及万物"。对于嗷嗷待哺的小儿来说，母亲的乳汁正是膏雨甘霖，无比甜美。

在《千金翼方》中载有针刺少泽治疗产后缺乳的方法："妇人无乳法，初针两手小指外侧近爪甲深一分，两手腋门深三分，两手天井深六分，若欲试之，先针一指即知之，神验不传"。本穴亦可治疗乳腺炎症，在《针灸集要》中有"乳痈，刺少泽泻之，委中出血"。

从现代临床研究报道可知，单独针刺少泽或合谷、外关、少泽穴组，都可升高哺乳期缺乳妇女血中生乳激素的含量，电针少泽可使垂体后叶催产素分泌增加，针刺少泽配膻中穴，可使缺乳妇女血中催乳素含量增加。我临床中治疗过许多产后缺乳的病人，多以膻中、少泽同用，配合中脘、天枢等穴，均可收到良效。

因少泽穴在小指甲角旁，针刺进针不易深入，多以点刺法，出血即止。朋友的儿子，年少力壮，常常衄血不止，检查血液并无异常，送到医院后，医生也只说要多喝水，少吃辛辣上火之品罢了。朋友酷爱中医，常常以阅医书自娱，一日翻到《医宗金鉴》，其少泽项下有"主鼻衄不止"的记载，便自行找来测血糖的采血针，为儿子针刺少泽放血。果然，如此操作后，孩子的衄血之症便再未发作了。

肩贞 SI 9

肩贞穴在肩胛区，肩关节后下方，腋后纹头直上1寸。该穴出自《素问·气穴论》，《黄帝明堂经》中说"肩贞，在肩曲胛下两骨解间，肩髃后陷者中，手太阳脉气所发"。

腧穴中有 5 个以肩为名，肩髃、肩髎、肩外俞、肩中俞，还有肩贞。《辞典》认为"肩即肩部，贞指第一，此穴为本经入肩部的第一穴，故名肩贞"。但贞指第一之说，在《说文》等工具书中查不到依据，柴氏通过《释名·释言语》的解释，"贞，定也，精气不动惑也。正者不正，邪所干也；不定者定，精气复也"，认为"肩，项之下，臂与身连属处为肩。贞，通正。穴在夹臂缝中，举手与垂手皆不移其陷中。清静而贞，故以为名"。《经穴解》认为"肩髃者，手阳明大肠经穴，在肩端臑上陷中，斜举臂取之。此穴在肩髃之后陷中，当在肩之后下陷中也，以其将离肩也，故曰肩贞"。3 种说法，尤其是第 1 种，说肩贞为入肩第一穴，而第 3 种说是将离肩，相互矛盾，令人无所适从。

肩贞处皮下组织致密，富有脂肪，有三角肌筋膜、三角肌、肱三头肌、大圆肌、背阔肌，分布着腋神经分支，深部上方为桡神经，血管有旋肩胛动、静脉。臂内收时，在腋后纹头直上 1 寸，三角肌后缘处取穴。针刺入后可依序入桡神经肌支支配的肱三头肌长头，肩胛下神经支配的大圆肌和胸背神经支配的背阔肌（肌腱），可深达腋腔。

该穴主要治疗肩痛及上肢病变。

《黄帝明堂经》中说，肩贞"主寒热，项疬达，耳鸣无闻，引缺盆，肩中热痛，手臂麻痹不举"。其主治范围涵括手太阳小肠经病变，《灵枢·经脉》中，"小肠手太阳之脉，起于小指之端……出肩解，绕肩胛，交肩上……却入耳中……是动则病嗌痛，颔肿，不可以顾，肩似拔，臑似折。是主液所生病者，耳聋、目黄，颊肿，颈、颔、肩、臑、肘、臂外后廉痛"。《铜人腧穴针灸图经》则将该穴的功能局限为"治风痹，手臂不举"。

临床上常以肩贞穴配合肩髃、肩髎，称为肩三针，治疗肩部的许

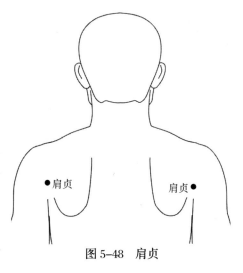

图 5-48　肩贞

163

多症状，如肩胛痛、手臂麻痛、手臂不举、上肢瘫痪，也可用于治疗脑血管病后遗症、颈淋巴结结核等。

该穴可针刺，向外斜刺 1~1.5 寸，或向前腋缝方向透刺，肩部及肩胛部有酸胀感，或可有麻电感传向肩及指端，针刺时，切不可偏向内侧，以免损伤胸侧壁，造成气胸。本穴可灸。

天宗 SI 11

天宗在肩胛区，肩胛冈中点与肩胛骨下角连线上 1/3 与下 2/3 交点凹陷中，与第 4 胸椎相平。《黄帝明堂经》说"在秉风后大骨下陷者中，手太阳脉气所发"。

天宗在汉语中的意思与星辰有关，《经穴解》中认为该穴位高，也有人认为因为穴在天宗骨上，故名天宗。但查相关资料均未找到确切的说法，故暂存疑。

从解剖学上看，肩胛冈上窝上部为斜方肌上方纤维，下为冈下肌；下窝为三角肌后纤维、冈下肌。浅层的内侧为斜方肌及菱形肌腱，外侧自上而下为三角肌、冈下筋膜、大圆肌、大菱形肌。其深层为极厚的冈上肌、冈下肌、小圆肌。内侧缘为肩胛提肌、小菱形肌、大菱形肌。血管分布有旋肩胛动脉、静脉的皮支，神经分布有胸 1~6 后支的内侧支，胸 3 最长，管理肩胛的感觉；上方为锁骨上外侧皮神经，肝胆与膈的疾患常通过此神经反射至右肩的皮肤，引起该处皮肤痛觉过敏；外下方分布的臂外侧上皮神经为腋神经的终末皮支，于三角肌后缘上 3/5 与下 2/5 交界处穿出深筋膜，心脏疾患通过此神经反射至左肩。腧穴处的深筋膜以冈下筋膜厚而坚韧，三角肌、斜方肌、背阔肌、大方肌的筋膜很薄。

《黄帝明堂经》中说天宗"主肩重肘臂痛不可举"，说明其可治疗肩膊部的疼痛，活动受限。临床中天

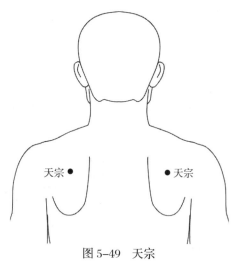

图 5-49　天宗

宗可治疗的最典型的疾病是肩周炎，也称五十肩、漏肩风等，西医学中称为冻结肩，主要表现为肩关节周围疼痛，夜间加重，肩关节各个方向的活动受限，而且会在肩关节周围触及压痛点。与其症状相类似的还有肩峰下撞击症、肩袖损伤等，颈椎疾病时也可引起肩部症状。北京名医萧友山先生发明皮外针止痛法，便是在天宗穴、关膈穴（可能在膈俞附近）等处找到压痛点，将火柴棒裁成 1cm 长的小段，用胶布固定，几天后便可止痛。山西省名医朱进忠是北京中医药大学 58 级的校友，他学习该方法后不仅自己在临床上常用，也传给自己的学生，而且方法更加多样，有使用黄豆的，也有使用其他刺激方法的，可重复性极强。临床上采用针刺、艾灸、按摩、刮痧、杵针、电热砭等刺激天宗，均可取得相似的效果。

由天宗的解剖位置可以知道，如果右侧的天宗附近出现痛敏，极有可能与胆囊疾病有关。我在临床上观察了 30 例的胆囊炎发作期的病人，70% 左右可查到压痛，而针刺压痛点与传统的针刺阳陵泉穴相比，效果更为明显。而心肌缺血或心脏病患者，往往在左侧天宗穴有明显的压痛，或是出现按之痛解的感觉。在此处针刺、按压或拔罐，均可使病人出现胸闷缓解等表现。《外台秘要》中提到天宗"主胸胁支满，抢心咳逆"，一是治胁，一是治心。

虽然天宗穴在后背部，但该穴使用时非常安全。因为其就在冈下窝中，刺深后就遇到骨膜，直刺只可刺入 0.5~0.8 寸，但如果采用合谷刺法，则可能刺入更深。天宗可艾灸、拔罐、按摩，综合刺激效果更好。

听宫 SI 19

听宫，在面部，耳屏正中与下颌骨髁突之间的凹陷中，为手足少阳和手太阳的交会穴。

《素问·气穴论》中有"耳中多所闻二穴"。王冰注："听宫穴也。"汉代王充的《论衡》中就有这样的话："好褒古而毁今，少所见而多所闻"。《灵枢·刺节真邪》中黄帝问岐伯："夫发蒙者，目耳无所闻，目无所见……何输使然？"岐伯回答说："刺此者，必于日中，刺其听宫，中其眸子，声闻到于耳，此其输也"。《中国针灸学辞典》认为"听指听闻，宫即宫室，此指耳窍，此穴在耳部，有通耳窍之功，故名听宫"。一说本穴与耳门同位，

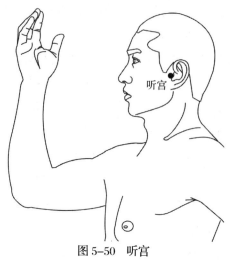

听宫

图5-50　听宫

闭口取之，则刺入者浅，故名"耳门"；开口取之，则刺入者深，故名"听宫"，喻犹达于深宫后庭也。西安医学院的一位医师认为听宫穴应当在鼓室内，因为手太阳小肠经"起于小指之端……其支者，从缺盆循颈上颊，至目锐眦，却入耳中"。《黄帝明堂经》认为"听宫，在耳中珠子，大如赤小豆，手足少阳、手太阳之会"。《窦太师针经》中也认为听宫应当在耳内："谓听宫者，宫苑之名，源在内也；耳轮之内，故名宫也"。

耳和髎、耳门、听宫、听会俱在耳前，4穴相挨切近，功用相同。耳门、听宫两穴，同在下颌骨髁突后的凹陷中，"若依浅为耳门，深为听宫之说"，辨别穴位，较为简捷。取穴时，正坐或仰卧，微张口，于耳屏前缘与下颌小头后缘之间凹陷处取穴；或微张口，耳屏正中前缘凹陷中，耳门与听会之间即是该穴。听宫穴浅层有耳颞神经和颞浅动脉的分支分布，深层有面神经的分支分布。

听宫主治耳部病症。《针灸甲乙经》中的听宫主治与听会略同，根据黄龙祥先生的考证，这是同出于一个针灸方所致的，"癫疾，狂，瘈疭，眩仆癫疾，瘖不能言，羊鸣沫出，听宫主之"。《针灸大成》中记载听宫的功效为"主失音，癫疾，心腹满，聤耳，耳聋如物填塞无闻，耳中嘈嘈哝哝蝉鸣"。

现代研究发现，针刺听宫穴能改善实验动物耳蜗微循环及毛细胞营养供应，减轻毛细胞坏死，改善耳蜗功能。临床中针刺听宫不仅对耳鸣、耳聋有疗效，而且对因前庭功能失调造成的内耳病变有治疗作用。我曾治疗一例70多岁的老年妇女，平素血压略高，某日晨起后突发头晕，意识清楚，但身体直向右侧偏倒。家人以为中风发作，急送医院。但检查后却并未发现明显异常，血压亦不高。后来病人自述年轻时曾有美尼尔综合征发作，才被医生诊断为梅尼埃病。来针灸门诊时，症状稍轻，已无眩晕症状，但仍感觉有向右偏歪的倾向。问其是否有耳堵闷感，病人才恍然大悟，一直感觉的头部不适感其实是耳部的胀闷感。于是刺其听宫、中渚等穴，前几次治疗并无明显好转，突然有一日觉耳堵豁然开朗，诸症渐消。

刺听宫时，如直刺，刺入较浅，0.1~0.3 寸；但如张口刺，刺入可达 1~2 寸，感觉局部酸胀，有时针感可扩散到面部，有时有鼓膜鼓胀的感觉。

本穴一般不灸，可按摩。尤其是在治疗耳鸣时，经常按摩该穴，并配合做鸣天鼓动作，可作为辅助的康复保健措施。鸣天鼓是道家的养生功法，最早见于邱处机的《颐身集》："两手掩耳，即以第二指压中指上，用第二指弹脑后两骨做响声，谓之鸣天鼓（可去风池邪气）"。《河间六书》说："双手闭耳如鼓音，是谓鸣天鼓也。由脉气流行而闭之于耳，气不得泄，冲鼓耳中。故闻之也。"

第九节　足太阳膀胱经

睛明 BL 1

睛明穴字面上很容易理解——眼睛明亮。《黄帝内经》中，眼睛被称为"精明"。《素问·脉要精微论》说"切脉动静，而视精明，察五色""夫精明者，所以视万物，别白黑，审短长"；《灵枢·大惑论》说"目者，五脏六腑之精也""精之窠为眼"。《备急千金要方》中"睛"作"精"，精明也是睛明穴的别称。在骨伤科中，有个病名叫"睛明骨伤"，就是指额骨眉弓部损伤的病症，出自《医宗金鉴》，说明睛明不仅是穴位名，也是部位名称。

古人对睛明的定位语焉不详，大多数书中只说"在目内眦"，或"目

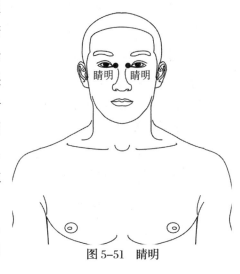

图 5-51　睛明

内眦外"，或"目内眦头外畔，陷者宛宛中"。只有《窦太师针经》中明确了是在"目内眦泪孔中"。现代腧穴定位中，睛明穴在面部，目内眦内上方眶内侧壁凹陷中，是足太阳膀胱经的首穴。根据黄龙祥先生的考证，宋以前的文献多将"睛明"写为"精明"，而在其他文献中则多作"泪孔"或"泪空"。黄先生还列举了睛明的相关穴及刺激点，列出内睛明（在眼内眦角泪阜上，睛明内 1 分许）、外睛明（在睛明外上方 1 分）、上睛明（在睛明上约 2 分）、睛光（在睛明上 3 分）、健明（在睛明下 4 分稍外侧）以及视神经刺激点（内眼角内上 0.3cm 处）[1]。

查眼眶及眼部的局部解剖发现，睛明的进针点多在鼻骨与额骨交界点处，上泪小点上方的泪腺窝中，这和古人说的泪孔是相合的。所以，黄先生说睛明穴古今不同的定位只是进针点不同而已，深部所刺激的对象是同一个。穴位下方有眼球内部的眶内缘睑内侧韧带；深部为眼内直肌；血管系统有内眦动、静脉和滑车上下动、静脉，深层上方有眼动、静脉本干；布有滑车上、下神经，深层为眼神经，上方为鼻睫神经。

睛明穴位于眼部，主治眼疾，如《黄帝明堂经》中说"主目不明，恶风，目泪出，憎寒，目痛，目眩，内眦赤痛，目䀮䀮无所见，眦痒痛，淫肤白翳"；《千金翼方》"主肤翳白膜覆瞳子仁，目暗及眯雀目，冷泪，目视不明，胬肉出"；《铜人针灸腧穴图经》中增加了"气眼冷泪"；《循经考穴编》中干脆说"主一切目疾，眼红肿痛，迎风冷泪，内外翳障"。

这一切目疾中包括了西医学中的急慢性结膜炎、电光性眼炎，主要表现为眼红目痛；泪囊炎、泪管阻塞等，主要表现为迎风冷泪；视神经炎、视网膜炎、角膜炎、视神经萎缩等，主要表现为视力下降，也就是古人所的目视不明或目䀮䀮无所见；白内障、视网膜色素变性、夜盲症等，主要表现为翳白膜、雀目，而由于慢性感染引起的翼状胬肉不仅造成了可见的胬肉攀睛，还有眦痒痛等。

因睛明穴在眼周，针刺比较危险，许多人不敢或不愿意用此穴。大多数古代文献说进针深度为一分或一分半，如《黄帝明堂经》《素问》王冰注、《针方六集》《针灸玉龙经》等均记载浅刺，但《铜人腧穴针灸图经》《金针

---

[1] 《针灸腧穴通考》，582 页。

梅花诗钞》则记载进针一寸半。王执中认为两者必有一误。临床使用时一般采用两种方法。一种是治疗眼周疾病时从攒竹穴进针，朝向睛明穴，此时额头处有酸胀针感，但不重，刺入不深，比较安全。不过，《针灸聚英》有批评这种方法之意："今医家刺攒竹，卧针直抵睛明，不补不泻，而又久留针，非古人意也"。另一种是治疗眼底疾病，尤其是视神经问题，则直接从眼内眦上方贴骨边进针，针感非常强烈，因此用不着再进行提插捻转了。我的导师程莘农院士曾告诉过我，他在临床操作时，睛明穴最深时可入1寸半。第二种操作时，一手进针，一手推按眼球。进针较深时，可刺激到视神经管。我曾用此法治疗过一些视神经萎缩、黄斑变性的病人，效果可圈可点。其中病情虽重，但病程尚浅的，效果不错。如某知名大学的副校长，右眼视力骤降为0.01，视物变形，在医院检查确诊为黄斑前膜。经过两个多月的针刺治疗后，视力恢复到0.6。而另外一些病史超过10年的病人，每次针治完他们都虚言安慰医生说"好些"，但下次再来时，病情恢复同前。

一般说来，文献中不建议睛明穴有过多的针刺操作，只《千金翼方》中说"入一分半，留三呼，泻五吸。冷者，先补后泻，复补之"。可能采用的是呼吸补泻法。至于该穴是否可灸，文献所说不一。《黄帝明堂经》中说"刺入一分，留六呼，灸三壮"，《外台秘要》《针灸玉龙歌》及《窦太师针经》中都明说"禁不可灸"。

不过，该穴最舒服的刺激方法还是按摩法，用手指或用砭石等均可以。在眼保健操中便有按压睛明穴一节，做完之后，真是神清目爽。

肺俞 BL 13

肺俞在脊柱区，第3胸椎棘突下，后正中线旁开1.5寸。为肺的背俞穴。

肺俞穴处局部解剖为皮肤、皮下组织、斜方肌、菱形肌、竖脊肌，其中竖脊肌分为3列，外侧为项髂肋肌，中部为颈最长肌，内侧为棘肌，受颈、胸脊神经后支支配，浅层为第3、4胸神经后支的内侧皮支，深层为外侧支。血管系统为肋间动、静脉后支的内侧支。针经骶棘肌外侧的髂肋肌，可至第3肋间隙内的结构。其胸腔内相对应器官是胸膜腔及肺，不宜深刺，

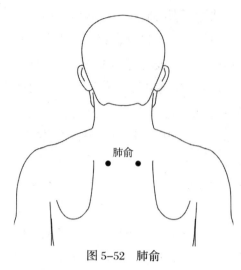

图 5-52　肺俞

刺时针尖朝向脊柱更为安全。

因为是肺的背俞穴，因此该穴主治肺部病症。

肺俞可治疗外感引起的发热类病症，《素问·水热穴论》说"五脏俞旁五，此十者，以泻五脏之热也"；《黄帝明堂经》称为"肺寒热"；《灵枢·五邪论》说"邪在肺，则病皮肤痛，寒热，上气喘汗出，咳动肩背，取膺中外俞，背三节五脏之旁，以手疾按之，快然，乃刺之"。

这说明，治疗外感病初期引起的发热伴有咳嗽、气喘等呼吸系统疾病，肺俞是重要腧穴。如《伤寒论》第 141 条："太阳与少阳并病，头项强痛或眩冒，时如结胸，心下痞硬者，当刺大椎第一间，肺俞、肝俞。"胡希恕老先生认为，太、少并病，少阳证不明显时，可以用针刺之法泻胸中热气。临床上遇到外感发热病人时，除针刺肺俞外，常常配合的方法是在上背部拔罐、刮痧。在《伤寒论》中，太阳中风亦即外感病的初期，除恶寒发热、咳嗽外，还多有项背强痛或头身疼痛的表现，针灸拔罐等综合治疗可以祛风除寒，还可以通络止痛。对于轻证者，可以采用闪罐法，经局部多次闪罐，上背部潮红时，在肺俞留罐 5~10 分钟，起罐后，许多病人的背部会出现罐痕，而且罐痕处皮温明显降低，最低时可较正常处皮温低 3 摄氏度左右。如果以手触之，有冰凉感觉，这便是俗称的拔寒气。倘是风寒重证，则可采用走罐法或刮痧法，许多病人治疗后，上背会出现深紫色的瘀痕，谓之出痧，是表皮处毛细血管破裂后造成的。

肺俞对各种咳嗽、哮喘均有作用。如《窦太师针经》中就说"治一切痰饮嗽喘，泻；冷喘，补"；《医宗金鉴》说"治内伤外感，咳嗽吐血，肺痿肺痈"。《针灸资生经》中就记载有一则病例，并认为呼吸系统疾病必然可以在肺俞处找到痛觉敏感点，在此处治疗，才会有效果。如果在肺俞找不到的话，则需要在其他腧穴寻找，直到找到敏感点为止。"凡有喘与哮者，为按肺俞，无不酸疼，皆为谬刺肺俞，令灸而愈。亦有只缪刺不灸而愈，此病有浅深也。舍弟登山，为雨所搏，一夕气闷几不救，见昆季必泣，有欲别之意。予疑其心悲，为刺百会不效。按其肺俞，云其疼如锥刺。以火针微刺之即愈。因此与人治哮喘，只谬肺俞，不谬他穴。惟按肺俞不疼酸者，然后点其他穴云"。这应该是则真实案例，通过对该病例的学习，可以掌握古代名家治疗疾病的思路。王执中的弟弟某日登山的时候遇到大风雨，感风寒得病，外感病邪首先犯的是肺，病人的主要表现是胸闷气喘、呼吸困难，非常严重，所以王执中才说"几不救"，就是差点要死了。病人自觉不行了，看见来探望的兄弟就流泪。于是王执中就考虑是不是"心悲"，也就是说是不是病人心理上出现问题，如抑郁等。基于此，就给病人针了百会。从此处可以看出，王执中认为心理问题是可以用百会的。但是，针后无效，只能改变思路。在按肺俞的时候，病人反映"痛如锥刺"，也就是说有压痛，肺俞穴痛敏化了。于是在针刺肺俞后病人就痊愈了，而且由此王氏还总结出一条规律来。这则医案中的针刺方法也值得说一下。"火针微刺之"，一般来说火针是刺激量比较大的方法，在《内经》中称"燔针劫刺"。所谓劫，是胁迫的意思。《说文》解释说："人欲去，以力胁止曰劫。"所以，火针治疗给人的感觉是暴力和血腥的。但"微刺之"是何意呢？是刺入较浅，手法较轻，还是针具较细？或三者均有？《针灸资生经》中没有交代。但目前临床中有种毫火针刺法，将毫针与火针加以结合，指的就是用较细的类似毫针粗细的针具进行火针治疗。不过，我采用《针灸资生经》中的思路，无论以毫针还是火针，都治疗了许多肺病病人，包括急性或慢性的哮喘、间质性肺炎、肺纤维化及肺气肿等，均有较好的疗效。

古代时许多呼吸系统疾病其实指的就是肺结核，如《铜人腧穴针灸图经》说肺俞穴可"治骨蒸劳热，肺痿咳嗽"，《针灸大成》说"主咳嗽红痰"。骨蒸劳热，咳痰带血，指的都是肺结核的症状。虽然目前临床上急性期有传染性的肺结核病人都必须进入结核病医院进行特效药物治疗，但由于结核病在世界范围内有卷土重来趋势，近来在门诊中也经常可遇到痰检阴性或处于恢复期的结核病人。这些病人无例外的多可在肺俞或其附近查到敏感点，为其针刺或艾灸后，病人或觉胸闷减轻，或觉呼吸畅快。

此穴可灸。《备急千金要方》中有"治喉痹，气逆咳嗽，口中唾涎，方灸肺俞七壮，灸可随年壮至百壮"的记载。是说灸的剂量有两种，一种是每次灸 7 壮，或是用随年壮法，病人几岁就灸几壮，直到 100 壮为止。临床上我常用艾炷隔姜灸，或艾盒灸，用来治疗肺的虚寒之证。

膈俞 BL 17

膈俞在脊柱区，第 7 胸椎棘突下，后正中线旁开 1.5 寸。为八会穴的血会。

膈指的是横膈，《灵枢·背俞》说："膈俞在七焦之间……皆夹脊相去三寸所。则欲得而验之，按其处，应在中而痛解，乃其腧也。"说明中医解剖学是将横膈与脏腑等同等看待而列入背俞穴的。现代解剖学中，膈为一向上隆凸的薄肌，位于胸、腹腔之间，封闭胸廓下口。也就是说，膈以上为胸腔，膈以下为腹腔。膈穹窿右高左低，最高点分别位于右第 4、左第 5 肋间隙，膈上面覆以膈胸膜筋膜、壁胸膜或心包壁层，隔着胸膜与肺底相邻，中央部与心包相连。膈下面右半与肝右叶、肝左内叶，膈下面左半与肝左外叶、胃、脾相邻。从功能上来说，膈为主要的呼吸肌。收缩时，圆顶下降，胸腔容积扩大，引起吸气；舒张时，膈的圆顶上升恢复原位，胸腔容积减小，引起呼气。膈与腹肌同时收缩，则能增加腹压，可协助排便、呕吐及分娩等活动。中医学所认识的膈，如张介宾在《类经》中所说的，"膈膜，前齐鸠尾，后齐十一椎，心肺居膈上，肝肾居于膈下，脾居于膈下近于膈间"。膈的功能"所以遮膈中、下二焦之浊气，使不得上熏心肺者也"。膈又为上焦和中焦升降之枢纽，胸膈以上藏于心肺，胸膈以下归于胃膈。在《研经言》中专门有篇释膈："《素问》有隔，《伤寒论》有格，《病源》《千金》《外台》有鬲，音义皆相近，而要非今之所谓膈也。"所谓的"膈"有可能是个生理性的结构，而"格"或"隔"是病理机制，"鬲"或"膈"也可能是

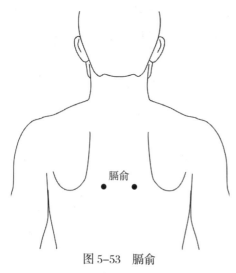

图 5-53　膈俞

膈俞

疾病的名称。"隔为不便，《经》曰隔阳不便，王注亦屡曰隔，隔塞而不便写也，即仲景书之关元方书之内关外格也"。古人所说的噎膈即现代的食管癌，"若今之所谓膈，乃吴江徐氏所谓胃口枯槁，不能受食者，实噎与反胃之极境，属六极，故多死，无药可治"。

膈俞穴处局部解剖层次为皮肤、皮下组织、斜方肌、背阔肌、骶棘肌，分布着第7、8胸神经后支的内侧皮支，深层为外侧支，背阔肌由臂丛后束发出的胸背神经支配。该神经沿肩胛下肌腋窝缘下降，与肩胛下动脉的延续部，胸背动脉伴行至该肌。皮肤有第6~8胸神经后支内侧支重叠分布。血管系统为肋间动、静脉后支的内侧支。

膈俞所主治的病症有两方面，一是与胸膈有关；二是与血证有关，因膈俞为血会。

《铜人腧穴针灸图经》说："膈俞二穴，在第七椎下……咳而呕逆，膈胃寒痰，胸满支肿，两胁痛，腹胀胃脘暴痛。"《针灸大成》记载的更为典型："主吐食翻胃"。这是食管炎、食管癌的主要表现。食管癌高发区在太行山脉，如河南、河北、山东、山西等，其他高发区也与中原移民有关。其癌前疾病有巴雷特食管、胃食管反流、腐蚀性食管灼伤和狭窄、食管憩室、贲门失弛缓症等慢性食管疾病。其最典型的症状为吞咽梗阻，进行性加重，表现为吞咽哽噎感，进食硬食困难，可有剑突下上腹部的烧灼感、刺痛感，后逐渐加重，严重者饮水都困难，中晚期食管癌会出现持续性的严重疼痛，痛在胸骨后或肩胛区。伴随有体重下降、消瘦、呕血或便血，侵犯喉部可引起声音嘶哑，侵犯气管可引起呼吸困难或咯血，侵犯大血管可能引起大出血，导致休克或死亡。《备急千金要方》给出了治疗的方法："吐呕逆不得下食，今日食明日吐者，灸膈俞百壮……心痛如锥刀刺，气结，灸膈俞七壮"。

《类经图翼》说："此血会也，诸血病者，皆宜灸之，如吐血衄血不已、虚损昏晕、血热妄行、心肺二经呕血、脏毒便血不止。"《窦太师针经》给出的具体方法却以针刺为主，"治血妄行，鼻衄，便血，吐血，泻多补少"。现代研究认为，针刺膈俞能有效地阻止血液黏滞性增高；灸膈俞能改善微循环障碍，缓解血管痉挛，促进血液循环，使血流加快，改善组织缺血、缺氧状态。而且针刺膈俞穴可纠正贫血状态，提高动脉血氧饱和度，其原因是针刺膈俞可改善膈肌的运动幅度，提高部分慢性气管炎病人的动脉血氧饱和度。

真正在治疗食管类疾病时，膈俞的两类作用其实是一致的。我的家乡在太行山麓，位于河南、河北、山东、山西四省交界，母亲所工作的医院每年收治来自四省的胃食管癌病人近万人。太行山区深处的有些村落则成为癌症村，而且不少人家男人几乎死绝，又被称为寡妇村，情景之惨烈，非目睹不敢相信。食管癌初期，由于吞咽困难，消化不良，造成气血生化无源，病人往往出现血虚或贫血；而疾病后期，贫血状态更重，而且极有可能因侵犯血管而造成呕血、便血。个人理解，此为血会的真正含义与命名来源。临床上治疗过一些食管癌的癌前病变疾病，如巴瑞特食管等，多采用胸 8 针或厥阴俞、膈俞等穴，效果比较显著。而真正出现食管癌病变时，尽管病人反映针或灸后症状缓解，但我还是会建议他们立刻手术治疗，因为此病是针力、火力所不及之症。

当地医院曾与河南省医学科学研究院合作过一个项目，经胃镜下激光灼烧早期的胃及食管肿瘤或癌前病变，并在局部注射化疗药物，治愈过一些病人[1]。该方法不需要住院，不需要开膛破腹，费用是外科手术的 1/10。但是，论文虽然发表在国际、国内的知名刊物上，治疗却随着主要研究人员的退休而中止了。原因很复杂也简单，操作需要极高的技术与耐心，收费却极其低，没有一家医疗机构肯干这种赔本赚吆喝的事。对于患者，实在是极大的损失。

次髎 BL 32

次髎穴在骶区，正对第 2 骶后孔中，为八髎穴之一。次髎穴的名称很好理解，就是八髎穴中的第 2 对，正在第 2 骶后孔内。人的骶骨由 5 块骶椎融合而成，有明显的性别差异，男性长而窄，女性短而宽，以便孕育及分娩。在骶骨处有 4 对骶孔与骶管相通，有骶神经经过。因此，八髎穴，尤其是次髎，不仅有主治前阴、妇科、男科疾病的功效，还是全子宫切除术、输卵管结扎术、剖腹产手术的针麻用穴。

---

[1] 王玉梅，等. Nd YAG 激光治疗上消化道黏膜不典型增生的临床应用研究 [J] 中国激光医学杂志，1999，8（2）：75-77.

《黄帝明堂经》中明确指出该穴可治疗"腰痛快快不可俯仰，腰以下至足不仁，脊腰背寒。女子赤白沥，心下积胀"。《铜人腧穴针灸图经》增加了"治疝气下坠，腰脊痛不得转摇，急引阴器，痛不可忍"的表述。临床中常以此穴治疗腰骶部疼痛，或痛经病人因后位子宫出现的腰部疼痛，痛引肛门或会阴部。现代临床研究也证明，该穴对无痛分娩有较好的针刺效应，可增强子宫收缩能力，缩短产程，减轻或消除疼痛。

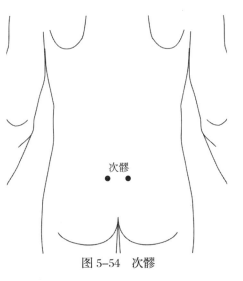

次髎

图 5-54 次髎

值得一提的是该穴的刺激方法。目前西医妇产科临床中多采用经皮电刺激的方法刺激该处，效果不错，使用非常普遍。从理论和收费项目上来看，该方法不被认为是针灸疗法。针刺应深刺，入孔内，如《黄帝明堂经》就说"刺入三寸，留七呼，灸三壮"。而现代许多统编教材则将刺入深度大大缩减，如早期的南京版《针灸学》言"刺五分"，而第 4~7 版的《针灸学》也只言刺入 1~1.5 寸，虽然有所深入，但不如深刺入孔效果明显。不过，刺入孔内，由于个体差异与医者技术所限，并非 100% 的医生能做到。但凡刺入，则许多痼疾顽症多可迎刃而解。

本穴可灸，艾炷灸或艾盒灸均可。

委中 BL 40

委中在膝后区，腘横纹的中点，是足太阳膀胱经的合穴、下合穴，也是四总穴之一，"腰背委中求"。《灵枢·本输》中说"膀胱出于至阴……入于委中。委中，腘中央，为合，委而取之，足太阳也"。委中的穴名非常清楚，腧穴位于腘中央，膝关节的主要功能是屈伸，屈即委也，委而取之，故名委中。《类经图翼》中称委中为血郄，可用来刺络放血："委中者，血郄也，凡热病汗不出，小便难，衄血不止，脊强反折，瘛疭癫疾，足热厥逆不得屈伸，取其经血立愈"。不过，我不能理解的是将"血郄"作为委中

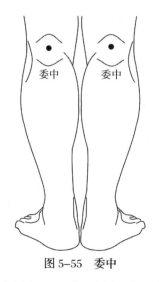

图 5-55　委中

的别名。在针灸腧穴系统中，肘窝处的尺泽、曲泽等静脉血管比较显露的穴位也被称为血郄。同时，血郄也是经外奇穴名，如《针灸集成》中指百虫窝。有意思的是，《针灸大成》中百虫窝又是脾经腧穴血海的别名。因此，在阅读针灸文献时应当注意，千万莫张冠李戴。

委中在腘窝正中，深处有腘筋膜；皮下有股腘静脉，深层内侧为腘静脉，最深层为腘动脉；分布有股后皮神经，正当胫神经处。膝关节是人体最大最复杂的关节，由股骨下端、胫骨上端和髌骨构成，其特点是关节囊薄而松弛，周围有多条韧带加固，髌韧带位于关节囊的前方，腓侧副韧带位于关节囊的外侧，胫侧副韧带位于膝关节内侧，腘斜韧带位于膝关节的后方。前、后膝交叉韧带位于关节腔内，前交叉韧带在伸膝时最紧张，能防止胫骨前移；后交叉韧带在屈膝时最紧张，可防止胫骨后移。膝关节囊的滑膜层覆盖关节内除了关节软骨和半月板以外的所有结构。膝关节后方主要存在着各韧带及腓肠肌内外侧头、腘肌等。

委中所治疗的疾病大致有 3 类。一类是四总穴歌所表述的"腰背委中求"，可治疗腰及下肢疼痛等病症。《素问·刺腰痛》中论述了各种腰痛的情形及治疗："足太阳脉令人腰痛，引项脊尻背如重状，刺其郄中。太阳正经出血，春无见血"；"腰痛挟脊而痛至头，几几然，目䀮䀮然僵仆，刺足太阳郄中出血"等。其中的足太阳郄中指的就是委中。因此，《医宗金鉴》中说"委中曲腘里，横纹脉中央，腰痛不能举，酸沉引脊梁，风痛及转筋，疼痛难移向，风痹痛无比，热病久在床，足膝难伸屈，针入即安康"。除了疼痛，委中对下肢的麻痹与萎缩也有作用，如《乾坤生意》中"治中风半身不遂，腰背拘挛：委中二穴，针五分，禁灸"。《东垣试效方》中记载了一则病例，对临床学习很有参考价值："陕帅郭巨济病偏枯，二指着足底不能伸，迎先师于京，师治之至，则以长针刺委中，深至骨而不知痛，出血一二升，其色如墨，又且缪刺之，如是者六七次，服药三月病良愈"。偏枯之症即半身不遂，《素问·生气通天论》记载："汗出偏沮，使人偏枯。"王冰注云："偏枯，半身不随。"多在中风后得，或由于风、寒、湿痹阻日久而得。如《针灸集成》中记载了风湿性关节病，即痹证日久造成的疾病，也可以委中来治疗，而且效果颇佳："两腿筋挛不伸，委中、昆仑。此证着地坐卧，风寒湿气侵入筋骨，以致筋紧不能舒缩。就地擦行。故针此穴，立起"。

2006年，我做了个验证"腰背委中求"的人体试验，针刺委中时，用激光血流仪检测腰背部皮肤微血管的灌注量，结果发现刺激委中可以特异性地提高腰背部皮肤的血流速度及血流量。换言之，对委中的远端刺激可以改善腰背部的血液循环①。临床中，常可在腰背疼痛的病人委中处找到明确的压痛，而刺激委中，效果会更明显。另外，在治疗腰痛伴坐骨神经痛，即《素问·骨空论》中所言的"膝痛，痛及蹈指"的病人时，如果在环跳处未能引出"跳动"感，即未能刺中坐骨神经干，或由于神经麻痹无反应时，可在膝中的委中穴刺激胫神经代之，使针感直达足趾，效果亦突出。这在中医治疗体系中被称为接经法，指在同一条经脉上选用相近的几个穴位，相互连接以加强作用，如《素问病机气宜保命集》中便举了好几条例子："心痛与背相接，善恐如从后触其心，似偻者，肾心痛也，先刺京骨、昆仑；不已刺合骨……宣通气行，无所凝滞，则病愈也"。接经法也是程莘农院士临床常用之法，在针刺一穴得气不明显时，可在同条经上择穴再刺，直到得气为止。

委中所治的第2类病症与膀胱相关，如《灵枢·邪气脏腑病形》："膀胱病者，小腹偏肿而痛，以手按之，即欲小便而不得，肩上热，若脉陷，及足小趾不廉及胫踝后皆热，若脉陷，取委中。"此段话所形容的疾病与西医学所谓的泌尿系感染或肾与尿道的结石症非常相似。泌尿系感染急性期的主要症状为尿频、尿急、尿痛、血尿、排尿困难，发热，患侧或双侧腰胀痛，肋脊角有明显压痛或叩击痛，慢性者还会发展为慢性肾衰竭。而结石则以患侧腰痛与排尿困难为主要表现，即"欲小便而不得"。结石引起的

---

① 王苓苓，等. 使用血流成像技术对"腰背委中求"经典理论的验证［J］. 针刺研究，2007，32（4）：247-251.

腰痛非常剧烈，正如《素问病机气宜保命集》中所描述的："腰痛不可忍，针昆仑及刺委中出血"。现代研究也证明，针刺委中穴对膀胱有双相调整作用，对处于高度紧张状态的膀胱，针刺能使其松弛，内压下降；对松弛状态的膀胱或尿潴留者，针之可引起膀胱收缩，内压升高。

上句话其实非常有奥妙。通常我们把针与刺当成同义词，针即刺也。但针昆仑与刺委中如果是一样的话，应该表达为针刺昆仑、委中。所以，此处的刺委中其实指的是刺络出血的方法。正如《灵枢·刺腰痛》所说"解脉令人腰痛如引带，常如折腰状，善恐。刺解脉，在郄中结络如黍米，刺之血射，以黑见赤血而已"。因为腘部与肘部静脉血管丰富，通常在针灸文献中被称为血郄，用作刺络放血的部位，而且在许多刮痧类的文献中，也常将腘窝作为刮痧、放痧、刺络拔罐等的刺激部位。所以一些急性病症，如急性吐泻、中暑、绞肠痧等，在刮痧系统中都被称为痧证。我临床中常常在委中刺络拔罐治疗皮肤病，包括湿疹、荨麻疹、接触性皮炎、丹毒等。凡在中医辨证为湿热者均有效验。一般来说，湿重于热者，刺络拔罐后瘀血中夹带有泡沫样物质；而热重于湿或夹瘀者，刺络拔罐后瘀血呈团块状。曾治疗一位家族性荨麻疹病人，家中多人均为过敏体质，对花粉、霉菌等多种常见物质过敏，长年鼻塞、皮肤荨麻疹，冷风、阳光、过敏物，甚至压力过大都可以引起全身或局部的瘙痒，风团最重时头面、耳目均有发作，痛苦不堪。因其家人的荨麻疹均被我治愈或控制，病人专程从外地赶来就诊。首次治疗后，次日起床患者便惊奇地发现每日晨起照例的喷嚏消失了，出门时吹风后皮肤风团也未大发作，仅起了几个小疙瘩，又很快就消失了。如此治疗了一个月后，病人的荨麻疹基本不再发作，高兴地回乡。

委中可针刺，也可以三棱针点刺，或梅花针叩刺出血，或刺络拔罐。

但若想针刺中神经，不必刺入过深。因为委中穴浅层是神经，中层是静脉，深层是动脉。

一般来说，腰痛的病人往往会在委中的静脉处出现瘀滞，即文献中表达的"结络如黍米""紫脉"等。所以，刺中后才会有"血射"的现象，出黑血，而千万不能理解为刺中动脉血如箭射出。如《窦太师针经》就强调："四畔有紫脉，三棱针出血，针入三寸半，宜弹针出血"。注意，虽然书中操作方法针入颇深，但是使用的是弹针方法，即刺入即出，快速操作，使血出。至于出血的量，多的可达一二升，不过，窦书中也提醒："此穴最能出血太多，不宜轻用"。的确，如果刺入过深，刺中动脉，则易造成危险。如《素问·刺禁论》"刺郄中大脉，令人脱色"，指的是失血过多，引起虚脱。该穴禁灸。

膏肓 BL 43

汉语中有个成语叫病入膏肓，意为人病得很重，不可救药。"膏肓"一词出自《左传·成公十年》："公疾病，求医于秦。秦伯使医缓为之。未至，公梦疾为二竖子，曰：彼良医也，惧伤，焉逃之？其一曰：居肓之上，膏之下，若何！医至，曰：疾不可为也。在肓之上，膏之下，攻之不可，达之不所及，药不至焉，不可为也。公曰：良医也！厚为之礼而归之。"晋成公病重，向秦国求医。秦伯派了名叫缓的医生去给晋成公看病。医生还没到，晋成公便做梦梦见两个小儿，一个小儿说："那可是个厉害的医生，怕要伤害咱们，往哪儿逃好呢？"另一个说："逃到肓之上，膏之下，他能奈咱们如何呢？""膏"指的是心尖上的脂肪；"肓"，《说文》释"贾逵、杜预皆曰：肓、鬲也"，是心脏与膈膜之间空处。等缓到了晋国，诊查后对晋成公说："您的病没法治。病在肓之上，膏之下，攻之不可，达之不及，药力无法达到，治不了了。"可能是因为有前梦的预兆，晋成公对此处理得比较厚道，只说这是个好医生啊，便重重地酬谢了缓让他回秦国了。故事的结局也挺有可读性："六月丙午，晋侯欲麦，使甸人献麦，馈人为之。召桑田巫，示而杀之。将食，张；如厕，陷而卒。小臣有晨梦负公以登天，及日中，负晋侯出诸厕，遂以为殉。"后来到了当年的六月丙午日，晋侯想尝新麦，让掌管田事的官员甸人进献，掌管厨事的人为晋成公做好了新麦饭。晋成公专门召来了预言自己活不到尝新麦时候的桑田巫，想让他看看自己这个时候还活着，然后就杀了他。可是，那碗新麦饭还没来得及吃，晋成公觉得肚子胀，于是去上了个厕所，到了厕所便倒下来死了。桑田巫还真有两把刷子，晋成公到了也没尝上口新麦！故事还没完。那天早晨，宫中有个小臣做了个梦，梦见自己背着晋成公登天。结果中午，果然是他背着晋成公从厕所出来，于是那个倒霉蛋就为晋成公殉葬了。故事里的几个人，除了医缓，都够点儿背的！不过，病在肓之下、膏之上，真的就没治

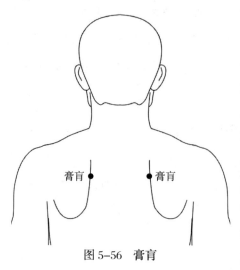

图 5-56　膏肓

了吗？

　　唐代大医学家孙思邈在《备急千金要方》中说："昔秦缓不救晋侯之疾，以其在膏之上肓之下，针药所不及，即此穴是也。时人拙不能求得此穴，所以宿疾难遣。若能用心方便求得灸之，无疾不愈矣。"他所说的腧穴就是膏肓。膏肓在背部，脊柱区，第4胸椎棘突下，后正中线旁开3寸。其功能"无所不治，主羸瘦虚损，梦中失精，上气咳逆，狂惑忘误"。甚至《针灸资生经》中出现了膏肓病的说法："有贵人久患喘，夜卧不得而起行，夏月亦衣夹背心。予知是膏肓病也。令灸膏肓而愈"。这一病症的主要表现为喘，特点是夜间发作严重。

　　现代针灸学定位该穴，取的是《铜人针灸腧穴图经》所载的方法："膏肓俞二穴，在第四椎下两傍相去各三寸"。今天看起来取这个穴位并不难，但古人却会为了这个腧穴不惜专门去写一本书，详细描述在各种情形下如何定取此穴，而且还搜罗了各名医对此穴的定位方法、使用经验。写这本书的人名叫庄绰，官为都总管同干办公事赐绯鱼袋，宋朝人，经历过靖康之变。都总管相当于后世的巡抚都督类的大官，依唐宋官制，能着绯衣佩鱼袋的应当在五品官职以上，看来这个人是在都总管手下的一员五品以上的官吏。据考证，他是福建泉州人，北宋末年当过襄阳尉、原州通判。宋室南渡后，又历任建昌军通判、江西安抚制置使司参谋官，官职最高至"朝奉大夫知鄂州、筠州"，差不多在四五品，与赐绯鱼袋的描述相吻合。后人称他是考证学家、民俗学家、天文学家、医药学家，为一个膏肓穴便写了一本书——《灸膏肓俞穴法》。还有人称他是个医生。其实不然。至于为什么要写这本书，庄氏在跋中自述说："余自许昌遭金狄之难，忧劳危难，冲冒寒暑，过此东下。丁未八月，抵泗滨，感疟。既至琴川，为医妄治，荣卫衰耗，明年春末，尚苦胫肿腹胀，气促不能食，而大便利，身重足痿，杖而后起。"看来这也是个久病成医，自学成才的人。大意是说，靖康之变时，庄绰在许昌，因为忧心劳苦，起居不定，寒暑不避，第二年 8 月份到达山东、安徽交界的泗滨时，得了疟疾。等到了江苏常熟，又被医生治坏了，导致气血都衰乱了。以至于第二年的春末，病情严重到下肢肿胀，腹胀，气促，吃不下东西，但大便却溏泻，身体沉重，下肢无力，得靠拄杖才能站起来。这时候，他遇到了救星，一位叫陈了翁的人。陈了翁家世代给人治病，专门给他灸了膏肓穴，一周之内共灸了 300 壮。在灸的次日，就出现了效果，他胸中不气闷了，下肢肿及腹胀减轻，也能吃进去东西了。一周后居然可以坐着轿子出门。后来又灸了百壮，他的病就全好了。庄绰不是医生，是个有学问的病人，也是个有心人。于是，他查了许多参考书，把取穴方法以及诸医家的经验都归纳总结起来，编辑成书。别小看这份工作，此书虽然字数不多，但当时有文化的人不多，且学术参考资料匮乏，其中不仅辑录了各种取穴方法，还绘制多个体位图形，有图有真相，方便后人学习施用，着实不易，且功德无量。

作为一个非中医专业人士，庄绰著《灸膏肓俞穴法》真是煞费苦心。在引用了孙思邈、王惟一两位中医针灸大师对膏肓的论述后，他首先介绍的是传统的、中规中矩的手指同身寸定穴法："取病者男左女右手中指上第一节为一寸""手大拇指第一节横度为一寸"，"以此量灸穴"。其次是"揣骨定穴""定穴相去远近"，甚至还用到了术算的"钩股按穴取平法"，并记载了如何验证所定的穴是否正确，最后还提示了灸后的调护。真可谓考虑全面。

其实，无论是《备急千金要方》还是《铜人腧穴针灸图经》，或是其他医家的定位方法，其所强调的都是让肩胛骨打开，露出穴位点。根据《备急千金要方》的描述，在定穴的时候，"令人正坐，曲脊伸两手，以臂着膝前，令正直手大指与膝头齐，以物支肘，勿令臂得动摇，从胛骨上角摸索全胛骨下头，其间当有四肋三间，灸中间"。其他的姿势也是类似的，"令患人用墩椅正坐，两足平蹋至地，膝与髀股高下俱平，两足相并，足趾前齐，尽脱去上体衣服（若不尽脱，则衣袖束臂，不能使胛骨相离，取穴不得。若气怯畏寒，则反着衣，以臂穿袖，令领在胸前颈下，以襟交覆腰间，墨点定穴。灸时更着背心，以带束近穴处，勿令与坐炷下火相碍）。曲脊伸臂，以两手按膝上，令中指当膝盖中，两大指紧相并，指头与膝盖骨前齐，微用力直举。腕中勿令斜屈动摇"。大家在看这段话的时候不妨照做一下，就会发现，将双臂前伸后，双侧的肩胛骨是打开的。孙氏书中还说："若不能久正坐，常伸两臂者，亦可伏衣袱上，伸两臂，令人挽两胛骨使相离，不尔，胛骨覆穴不可得也"。可见，将肩胛骨打开才是问题的关键。其他或直坐，或盘坐，或卧位等，均是同样的道理。

我曾在一堂给德国人讲的点穴课中，发现学员中有一位前体操运动员，由于长年习练，她皮下脂肪层极薄，背部的肌肉纤毫可见，而且肩胛骨活动度非常大。因而，在她身上定位膏肓非常容易。

解决定穴问题后，庄氏书中还提到了如何验证穴位是否准确："于筋间空处穴上按之，自觉牵引胸肩中"。这是针灸腧穴学习过程中所要强调的"以痛为输"。其实这也是孙氏所提出的阿是之法，《备急千金要方》原文是"根据胛骨之里肋间空处，去胛骨容侧指许，摩肉之表筋间空处，按之自觉牵引胸户中，灸两胛中各一处"。书中"石用之取穴别法第八"一节还记载："总领邵户部玉云：少时病瘵，得泉州僧为灸膏肓，令伏于栲栳上，僧以指节极力按寻其穴，令病者觉中指麻乃是穴。若指不麻，或虽麻而非中指者，皆非也。"是说邵姓的病人年轻时患有肺结核，古人称该病为瘵，有位泉州来的僧人为他灸膏肓治疗。栲栳也叫笆斗，用现代人能理解的话解释，就是农村家用的柳条筐。让病人趴在筐上，便于取穴。这条记载的是按压正确的腧穴后病人会感觉中指发麻，如果不麻，或不是中指麻，则穴位定位可能就有问题了。我在临床中验证过，中指麻者不多，可能跟病人的疾病种类与状态不同有关。不过，左右两侧的膏肓穴感觉有所不同。一般来说，左侧感觉更明显些。

灸膏肓穴后，是有特殊灸感的，这也是验证灸法是否有效的一种方法。某些人总攻击中医不讲科学，其实这些经验记载就是最好的实证记录。首先，在灸了数百壮之后，病人"当觉气下砉砉然，如流水状"，"砉砉"是象声词，指灸后的感觉跟磨好的谷子哗哗流淌一样，这就是灸感。然后，会有排病反应，如果体内有停痰宿疾的话，"亦当有所下出"；若无停痰宿疾，"则无所下也"，可能会呕吐或排下痰涎黏液之类的东西。临床上这种情况亦常见，在服药或针灸后，病人出现上述现象，虽然呕或泻，但一无所苦，排出这些东西后反而有轻松舒畅感。没有亲身经历，是不可能写出这样的文字的。

膏肓穴所治病症无不是疑难杂症，"主赢瘦虚损，梦中失精，上气咳逆，狂惑忘误"。如庄绰所患的疟疾、邵某所患的结核，即使在今日，也是困扰人们的健康大问题。因此，一旦使用灸法，便需施用数百上千壮。但疗效十分可靠，"叶余庆，字无善，平江人。自云：尝病瘵疾，其居对桥，而行不能度。有僧为之灸膏肓穴，得百壮。后二日，即能行数里，登降皆不倦，自是康强"。叶氏的病例，也是有图有真相的。

孙思邈认为，灸了膏肓穴后，人的阳气充足，自然就会康复。但是，灸后的调养也十分重要，他提出了从饮食、起居以及作息等要点来进行灸后的调养："其补养之道，宜食温软羹饭，毋令太饱，及饮啖生冷、油腻、黏滑、鹅、猪、鱼、虾、笋、蕨，其他动气发风之物。并触冒风寒暑湿，勿以阳气乍盛辄犯房室"。

因为庄绰本人并不是医者，书中说的只是使用灸法刺激本穴。膏肓穴也可以使用刺法，直刺 0.3~0.5 寸。但由于其穴位正在上背部，稍有不慎则易刺穿肺脏，造成气胸。所以，刺的时候要特别注意深度及针刺方向。

在进行冬病夏治预防秋冬季呼吸系统疾病的时候，常选用膏肓穴进行穴位贴敷，与灸法的功效相仿，对慢性的咳嗽、哮喘、过敏性鼻炎、支气管炎症效果也不错。

譩譆 BL 45

譩譆在脊柱区，第 6 胸椎棘突下，后正中线旁开 3 寸。该腧穴在足太阳膀胱经背部的第 2 条纵线上，出自《素问·骨空论》："大风汗出，灸譩譆，譩譆在背下侠脊傍三寸所，压之令病人呼譩譆，譩譆应手……胁络季胁引少腹而痛胀，刺譩譆。"王冰注曰："譩譆，穴也。在肩髆内廉夹第六椎下两旁，各同身寸之三寸，以手厌之，令病人呼譩譆之声，则指下动矣，足太阳脉气所发，刺可入同身寸之六分，留七呼，若灸者可灸五壮。譩譆者因取为名尔。"

譩，古同噫，"饱食息也"。譆，同嘻，"痛也"。譩、譆都是语气词，黄龙祥先生认为与阿是之意相仿佛，似非指一个确定的穴位。

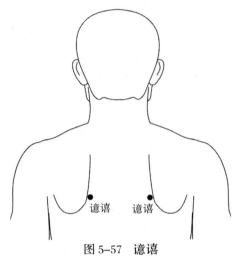

图 5-57　譩譆

其实，该腧穴所在的解剖位置恰在听诊三角区处，该处在斜方肌的外下方，肩胛骨下角的内侧角，其内上界为斜方肌的外下缘，外侧界为肩胛骨脊柱缘，下界为背阔肌上缘，三角的底为脂肪组织、深筋膜和第 6 肋间隙，表面覆以皮肤和浅筋膜，是背部听诊呼吸音最清楚的部位。《医学入门》中说："在六节外三寸，胛内廉，以手压之，令病人抱肘呼譩譆之声，则指下动矣"。抱肘即当肩胛骨向前、外移位时，该三角范围会扩大。该穴的取穴法其实反映了古人的听诊之法，让病人说譩譆，与西医听诊时让病人发声或咳嗽的意思是一样的。

譩譆穴处有肋间动、静脉后支，神经有第 5、6 胸神经后支的内侧皮支分布，深层为外侧支，皮肤由 5~7 胸神经后支的内侧支重叠分布。

譩譆穴主治肩背部及肺部疾病，如《黄帝明堂经》中说该穴可治疗"喘逆、衄衄，肩胛内廉痛不可俯仰，胠季胁引少腹而痛胀"等症。

该穴针刺应特别注意，斜刺 0.3~0.5 寸，因此处肌肉过薄，勿直刺过深，以免造成气胸。可灸，也可进行按摩治疗，可从上向下刮拭譩譆或按摩敲打刺激譩譆，可调理背部肌肉疼痛，或帮助长期卧床病人排出坠积的痰液。

承山 BL 57

承山穴在小腿后区，腓肠肌两肌腹与肌腱交角处。《灵枢·卫气》中提到承山："气在胫者，止之于气街与承山踝上以下"。由于承山穴在腓肠肌下，腓肠肌肌腹高突如山，此穴在其下，有承受之势，故名承山。因为腓肠肌的形状如鱼之腹，故该穴有一别名"鱼腹"，如《素问·刺腰痛》中有"刺厥阴之脉，在腨踵鱼腹之外，循之累累然，乃刺之"之说。王冰注解说："腨踵者，言脉在腨外侧，下当足跟也。腨形势如卧鱼之腹，故曰鱼腹之外也"。

承山穴局部为腓肠肌、踇长屈肌、胫骨后肌，血管分布有小隐静脉，深层为胫后动、静脉。皮肤由腓肠神经和股后皮神经重叠分布。前神经有胫神经发出的腓肠内侧皮神经，走在腓肠肌内外侧头之间的沟内，约在小腿中部穿出深筋膜，接受来自腓总神经发出的腓肠外侧皮神经的交通支，组成腓肠神经。腓肠神经伴随小隐静脉，经外踝与跟骨之间，行于足背外侧缘。腓肠肌的内、外侧头汇合，向下形成腱膜。当伸直小腿，或足跟上提时，腓肠肌肌腱膜处皮肤表面形成一人字形的凹陷，作为取穴的体表标志。这一特点在针灸古籍中多有体现，该穴"在兑腨肠下分肉间陷者中""取穴须用两手高托按壁上，两足跟离地，用足大指尖竖起，上看足兑腨肠下分肉间"(《针灸大成》)。

承山穴的功能为治疗腰腿疼痛及痔疮。《医心方》说得尤其简洁："痔，胫不仁。"《医学入门》总结为"承山名鱼腹，腓肠分肉间，善治腰疼痛，痔疾大便难，脚气并膝肿，两足尽寒酸，展转成时疫，战栗疟热寒，霍乱及转筋，刺之立便安"。

因为承山穴为足太阳膀胱经腧穴，其经脉从腰中，下夹脊，贯臀，入腘中，本穴又位于腓肠肌肌腹下，故可治疗腰痛、腿肚转筋等经脉证候。如《医方类聚》"腰痛针承山，得气泻之立愈"。因此，对于腰痛带有腿痛的病人，在针刺腰部局部腧穴委中时，也应刺激承山穴。正如《琼瑶神书》中所说的："肾虚腰痛：肾俞先提后摄针，搓搓捻捻用其心，委中气下出血愈，再补承山指内循"。

临床上常有运动过度造成腓肠肌痉挛，或由于乳酸堆积造成腿肚子酸痛的病人，按摩或针刺承山穴，都有疗效。近年来有种颇为常见的病症，名曰"不安腿综合征"，是一种主要累及腿部神经系统的感觉运动障碍，病人在静息状态下，尤其是在夜间睡觉时，出现难以形容的

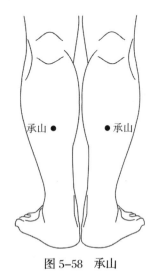

图 5-58　承山

双下肢不适感。中医的描述为酸痛或酸胀感，病人有强烈想活动双腿的愿望，或揉捏、按摩后感觉舒适。现代认为，遗传、脑内多巴胺功能异常、慢性肾功能衰竭、多发性神经炎、类风湿关节炎、帕金森等均可导致该病。其实，用中医的话简单来说，就是经络不通造成的。由于目前经络学说的研究尚未有完全官方的结论，我不太愿意用这个词进行解释。但是疏通经络的治疗方法非常有效，尤其是刺激承山、足三里等穴后，病人的症状可得到明显的缓解。临床上许多病人以该病来求医时，往往主诉下肢不适的少，而以下肢不适引起睡眠障碍的多。我曾治疗北京山区的一家人，夫妇两人均以失眠来求医。细了解之后，发现他们在山区开办农家乐，经济效益虽好，但非常劳累，尤其是夜晚山区寒凉，患者夫妇在打烊之后还要收拾准备次日的接待，往往要在户外劳作到深夜。因此，在入睡时常常感觉双下肢酸胀难忍，根本无法入眠。从中医角度讲，这是风寒之邪侵袭，兼之夫妇两人均年近半百，气血阴精已有不足，因此才会引起该病。治疗便以刺承山为主，配合汤药，治疗3月后两人均愈。这与《扁鹊心书》中的论述有相近之处，如果没有汤药，则可以此书中的方法进行灸疗："贫贱人久卧湿地，寒邪客于肾经，又兼下元虚损，寒湿下注，血脉凝滞，两腿粗肿，行步无力，渐至大如爪，方书皆以消湿利水治之，损人甚多。令灸涌泉、承山各五十壮，即愈"。

　　《灵枢·经别》中有"足太阳之正，别入腘中，其一道下尻五寸，别入肛中，属于膀胱，散之肾，循膂，当心入散"的描述，因此，承山穴的另一主治为痔疮。《针灸玉龙歌》说"九般痔疾最伤人，穴在承山妙入神，纵饶大痛呻吟者，一刺长强绝病根"；《肘后歌》也说"五痔原因热血作，承山须下病无踪"。说明该穴治疗痔疮效果得到历代医家的认可，其对痔疮疼痛的镇痛机制在脑内或脊髓。但是现在临床上，痔疮病人多求诊于肛肠外科，来针灸科的多是不愿意手术或不能接受药物治疗者，如孕妇、老人等。我曾治疗多名孕妇兼有痔疮者，不能手术，不能用药，因此，只能求助于针灸，为其针承山，不留针，针刺得气后即起针，针后虽非立愈，但几次后也就痊愈了。

　　一般情况下，承山可直刺0.8~1.2寸，可留针，也可以得气即出针。得气感比较明显，以局部酸痛、酸胀为主，上可至腘窝，如刺中腓肠神经，则下可麻至足底。有研究表明，对于习惯性便秘可取双侧承山穴垂直进针60~75mm，得气后反复提插捻转1分钟，刺激强度因人而异，留针30分钟，多次行针加强刺激，多在1次针刺后即可通便，4~8次可巩固疗效[1]。该穴可灸。

昆仑 BL 60

昆仑在踝区，外踝尖与跟腱之中央凹陷中，是足太阳膀胱经五输穴中的经穴，足太阳所注。《灵枢·根结》中说"足太阳根于至阴，溜于京骨，注于昆仑"。

昆仑是中华民族的神山，伟大的诗人、政治家毛泽东有一首《念奴娇·昆仑》：

横空出世，莽昆仑，阅尽人间春色。

飞起玉龙三百万，搅得周天寒彻。

夏日消溶，江河横溢，人或为鱼鳖。

千秋功罪，谁人曾与评说？

而今我谓昆仑：不要这高，不要这多雪。

安得倚天抽宝剑，把汝裁为三截？

一截遗欧，一截赠美，一截还东国。

太平世界，环球同此凉热。

古人把一个如此伟大且诗意的名字赋予一个腧穴，有没有什么深层的意思呢？昆仑出自《灵枢·本输》："膀胱出于至阴，至阴者，足小趾之端也，为井金……行于昆仑，昆仑，在外踝之后，跟骨之上，为经……足太阳也"。这段话是说昆仑为足太阳膀胱经的井穴，其位置在外踝之后，跟骨之上，王冰注："细脉动应手"。《经穴解》中释道："中国之山，无大于昆仑者，太阳自睛明而下，所过之穴，其骨而峙起者，无如外踝之大也。既至小指之至阴为井而上行，亦无大于外踝者，故名以昆仑焉。"《子午流注说难》中说本穴"乃是太阳所行之经穴，膀胱为水府，穴居足踝后，比井、荥、俞、原各穴较高，昆仑乃水之高原"。

---

[1] 冯剑，尤艳利，周爽. 承山穴治疗肛肠疾患浅析[J]黑龙江中医药，2011，40（1）：38-39.

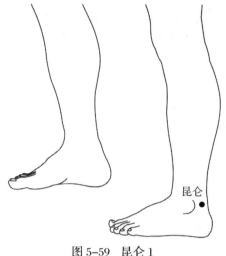

图 5-59 昆仑 1

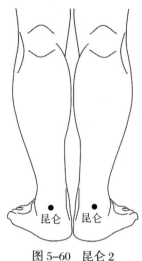

图 5-60 昆仑 2

《太平圣惠方》中载有上、下、内、外 4 个昆仑穴，王执中在《针灸资生经》中提出疑问："明堂有上昆仑，又有下昆仑。铜人只云昆仑而不载下昆仑，岂铜人不全耶？抑名不同，未可知也。但上经云内昆仑在外踝下一寸，下经云内昆仑在内踝后五分。未知其孰是。予谓既云内昆仑，则当在内踝后矣。下经之穴为通，上昆仑在外踝故也"。依照王执中的观点，所谓的内昆仑是太溪穴。《中国针灸学辞典》载百会别名昆仑，与道家养生修行有关，不知是否指上昆仑。而根据黄龙祥先生的考证，上昆仑即现在所说的昆仑穴，下昆仑在昆仑穴下，大约当申脉处 ①。

昆仑局部皮肤分布着腓肠神经，血管有小隐静脉及外踝动静脉，肌肉有腓骨长、短肌。进针层次有两种情形，一种是穿透皮肤及皮下组织后，陷入跟腱前的疏松结缔组织中，疼痛或针感较不明显；另一种是穿透皮肤及皮下组织后，刺激到腓骨长短肌腱，针感较强烈，可以放射到下肢部。

昆仑穴主要治疗头项腰腿疾病，在《医宗金鉴·刺灸心法要诀》录有昆仑穴歌：

昆仑足外踝，跟骨上边寻，转筋腰尻痛，髀重更连阴，头痛脊背急，暴喘满冲心，举步行不得，动足即呻吟，若欲求安乐，须将此穴针。

现存文献中最早使用昆仑的针灸处方在《五十二病方》中，但已残缺不全。而且，其中相当于昆仑穴的是足泰阳，属于黄龙祥先生所命名的经

① 《针灸腧穴通考》，757 页。

脉穴范畴。早期的昆仑穴配伍处方在《灵枢·五邪》可见端倪："阴痹者，按之而不得，腹胀腰痛，大便难，肩背颈项痛，时眩，取之涌泉、昆仑，视有血者尽取之。"把这段话按照现代处方分析如下：

主要表现：腹胀腰痛，大便难，肩背颈项痛，时眩；

临床诊断：阴痹；

临床选穴：涌泉、昆仑；

治疗方法：刺血法；

刺激量：视有血者，尽取之。

《针经摘英集》中针对不同的腰痛则有不同的治疗方案："治腰脊内引痛，不得屈伸，近上痛者，刺手阳明合谷二穴；近下痛者，刺足太阳经昆仑二穴，次刺足少阴经伏白二穴"。伏白穴，是复溜的别称。

刺激昆仑多采用针刺法，也可使用灸法。针刺法中，也常用透刺法，即刺向太溪穴，此时针感可较强，向足趾放散。如《循经考穴编》说："穴与太溪相对，针可相透"。不过，《针灸甲乙经》除了足太阳经的经脉病候，如"痉、脊强、头眩痛、脚如结、腨如裂，昆仑主之。疟、多汗、腰痛不可俯仰、目如脱、项如拔，昆仑主之。大风、头多汗、腰尻腹痛、腨跟肿、上齿痛、脊背尻重不欲起、闻食臭、恶闻人音、泄风从头至足，昆仑主之"，还记载了"女子字难，若胞衣不出，昆仑主之"。字，在古文字中是"乳也""生也"，字难就是难产的意思，意即昆仑穴可治疗难产、胎盘娩出困难。因此，《针灸大成》中昆仑的主治就有"中风转筋拘急，行步无力疼痛，妊娠刺之落胎"。后世的针灸书也就将昆仑列为妊娠的禁针穴位。

有年我因帮忙抬轮椅扭伤腰，腰痛了一月余，请同事帮助针治。其中就使用了昆仑穴，后来腰痛好了，右侧足跟外侧却觉麻木，知可能是针刺损伤了腓肠神经的外踝分支。问了神经科的医生后，得到了肯定回答，便未作任何处理。过了两个月，神经损伤便自行好转了。特别记录下来，以备有类似的情况发生。

一直奇怪毛泽东诗中为什么要强调把昆仑山裁为 3 截，为什么不能是 4 截或 5 截。查了文献才知道，《说文解字》解释："中邦之居在昆仑东南。一曰四方高，中央下，为丘，象形。疏：三成为昆仑丘。注：昆仑山三重，故以名云"。《昆仑山记》云："昆仑山，一名昆丘，三重，高万一千里。"

原来昆仑山的形状就是三重，与人的外踝与足跟形状极为类似。所以，外踝骨外的腧穴才被命名为昆仑，毛泽东的诗中才会说要将昆仑山裁为3截，这是大自然的力量。

至阴 BL 67

至阴穴在足趾，小趾末节外侧，趾甲根角侧后方 0.1 寸，是足太阳膀胱经的井穴，五行属金。《灵枢·本输》曰："膀胱出于至阴，至阴者，足小趾之端也，为井金……足太阳也。"同时，至阴也是足太阳之所根，《灵枢·根结》曰："足太阳根于至阴，溜于京骨，注于昆仑，入于天柱、飞扬也。"

中医学中的至阴同名多义。一指脾，脾属太阴，《灵枢·九针十二原》说："阴中之至阴，脾也。"《素问·金匮真言论》说："腹为阴，阴中之至阴，脾也。"二指肾，《素问·水热穴论》说："肾者，至阴也。至阴者，盛水也。"三指地，《素问·方盛衰论》说："至阴虚，天气绝。"马莳注："地位于下，为至阴。"四才指腧穴。至即到达，阴为阳之对，此指阴经，足太阳经至此处交足少阴肾经，《素问·阴阳离合》所谓"太阳根于至阴"之义也。杨上善谓："至阴是肾少阴脉也，是阴之极，阳生之处，故曰至阴"。因该穴位于足部，足部为本经之终，土为足部之所践，亦与至阴之义有关。

至阴穴处皮下筋膜致密，由纤维束和脂肪组织形成，分布着趾底固有神经及足背外侧皮神经。小趾端的动脉来自第 4 跖背动脉在跖趾关节附近分出的趾背动脉、跖骨底动脉在跖趾关节底面分出的趾底动脉，以及弓状动脉发出至小趾的趾背动脉。在趾端这些动脉与对侧同外动脉互相吻合，而形成丰富而密集的血管网。

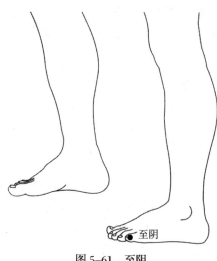

图 5-61　至阴

至阴作为井穴，且位于足部，所谓头痛医足，其主治之一即治疗头面部疾病。如《黄帝明堂经》中，该穴主"头重鼻衄及瘛疭、汗不出、烦心、足下热、不欲近衣、项痛、目翳、鼻及小便皆不利"等症,《医学纲目》中说治"头目眩运",《肘后歌》总结为"头面之疾针至阴"。《盘石金直刺秘传》中又说:"膀胱发热风攻,两眼胬肉攀睛,拳毛倒睫:泻至阴,刺委中出血;未愈,泻足临泣、太阳出血,仍灸大小指骨空;未愈,泻睛明、行间,先补后泻"。

至阴最为著名的功效是纠正胎位,《太平圣惠方》中记载了张仲文灸治妇人难产的病案故事:"张仲文救妇人横产,先手出,诸般符不捷,灸妇人右脚小指尖头三壮,炷如小麦大,下火立产"。正常临产时,胎儿应呈头下足上的位置,便于首先娩出头部。所谓横产,是指胎儿横置于子宫。因此,在案例中便是此种情况,胎儿手先伸出,是极危险的情形,在没有剖宫产手术的古代,往往是母子双亡的结局。但《太平圣惠方》中论述至阴穴时却只说"至阴二穴,在足小指外侧,去爪甲角如韭叶,宛宛中。灸三壮。主疟发寒热,头重烦心",丝毫没有提到治难产问题。许多文献中均将手足小指尖列为奇穴,最早见于《备急千金要方》,可治难产、头痛、眩晕、消渴以及蛊毒等症。《胎产心书》便将《太平圣惠方》中的病例总结为"灸足小趾法:治产难及胞衣不下。将产母右足小趾尖上,灸三炷,炷如小麦粒大,即易产也",并增加了评论:"此法或可治村农不裹足妇人。若缠足者,则不便行之矣"。因为古代妇女裹脚,足小趾往往被挤压变形压在足底,取穴不方便。《类经图翼》中明确了足小趾尖即为至阴穴,还增加了刺激方法:"至阴三棱针出血,横者即转直"。现代临床研究证实,用艾条灸、激光照射以及针刺至阴穴都可有效治疗胎位不正,以横位成功率最高,臀位次之,足位较差。以妊娠 8 个月,腹壁紧张度一般,灸后胎动活跃的经产妇疗效最佳。但对于羊水过少、胎儿巨大、脐带过短、脐带绕颈或绕脚、双胎、子宫畸形及前置胎盘等的孕妇,则不宜使用该方法。研究还表明,艾灸后,孕妇尿中 17- 羟皮质类固醇及 17- 酮皮质类固醇的数值明显升高,垂体 - 肾上腺皮质系统兴奋,从而增强子宫活动,增加胎儿活动,有助于胎位的矫正。临床中对于孕 30~32 周、胎位不正的孕妇,便常以艾条灸至阴穴配合胸膝卧位进行纠正,基本都能达到效果,大大减少了剖宫产率。

至阴穴针刺时浅刺 0.1 寸,或点刺出血。如果不是用于纠正胎位,孕妇禁灸刺。

第十节　足少阴肾经

太溪 KI 3

太溪在踝区，内踝尖与跟腱之间的凹陷中，是足少阴肾经的输穴，肾之原穴。《灵枢·九针十二原》中就有关于太溪穴的描述："阴中之太阴，肾也，其原出于太溪"；《灵枢·本输》说"肾……注于太溪，太溪内踝之后跟骨之上陷中者也，为输，足太阴也"。

太溪为古代全身遍诊法三部九候部位之一，为足少阴肾经动脉，下部地，以候肾气。该穴取穴时可触及明显的股动脉搏动，属于黄龙祥先生所说的经脉穴，原名为足少阴。《中国针灸学辞典》对穴名的解释非常简单，与位置有关：太即大，溪即沟溪，此穴在内踝与跟腱的间隙中，如居沟溪，故名太溪。而《经穴解》说的则与五输穴所形容的经气流动有关："肾为人身之水，自涌泉发源，尚未见动之形，溜于然谷，亦未见动之形，至此而有动脉可见；溪乃水流之处，有动脉则水之形见，故曰太溪。"

与髋关节、膝关节比，踝关节虽小但所受的力却是较高的。内踝处分布有胫骨后肌腱、趾长屈肌腱、跖肌腱及踇长屈肌，浅层有隐神经分支和大隐静脉属支分布，深层有胫神经和胫后动脉分支，并有胫神经干和胫后动脉干经过。

《黄帝明堂经》中记述太溪的功能非常广泛："主热病汗不出，默默嗜卧，溺黄，少腹热，嗌中痛，腹胀内肿，涎下，心痛如锥针刺。疟，咳逆心闷不得卧，呕甚，热多寒少，欲闭户牖而处，寒厥，足热。胞中有大疝瘕积聚，与阴相引而痛，苦涌泄上下出……消瘅，善噫，气走

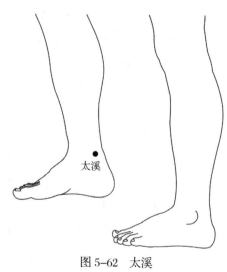

图 5-62　太溪

喉咽而不能言，手足清，溺黄，大便难……口中热，唾如胶"。大致包括了寒热病、神志病、生殖系统病、呼吸系统病、消渴、便秘、妇科病等。北京有位针灸名家，便以此穴为号，人称张太溪，擅长单刺此穴治疗各种病症。张太溪原名张士杰，生前是东城区鼓楼中医院的针灸医生。我因为针刺太溪穴，还同老先生有过一段渊源。

某日张老师应中国中医科学院针灸所之邀来为培训中心的学员们做讲座，我遂混迹于众人中聆听高论，有机会便积极向他提问。张师刚开始面有不豫之色，但听组织者介绍后，立刻改容相敬，称我为黄老师。我心中不免忐忑，缘何老先生对我这样的晚生后辈如此客气？交流之下才知道，原来是我以前发表在《中国针灸》杂志上的一篇文章，给张师留下深刻印象。他对拙文有些个人看法，并请我去他的诊所参观，为我演示纯正的太溪针法。原来如此！老一辈针灸大家的风范真是令人敬佩！参观并感受过他的太溪针法之后，我对得气和针感的理解更深一步。

太溪为足少阴肾的原穴，根据中医理论，肾藏精，为人身原气之源泉。张老师多以"援物比类"之古法，针刺太溪，激发全身经气，治疗顽固性失眠、发作性睡病、神经性厌食、三叉神经痛、秽语多动综合征、面肌痉挛、面瘫、膈肌痉挛、假性延髓性麻痹、偏头痛、多发性大动脉炎、多发性硬化、神经性耳聋、支气管哮喘、泌尿系结石、颈椎病、骨性关节病、类风湿关节炎、强直性脊柱炎、痛风、硬皮病、重症肌无力、进行性肌营养不良、脑瘫、甲状腺功能亢进或减退、寻常性痤疮、脂溢性皮炎、湿疹、白塞氏综合征、黄褐斑、习惯性便秘等多种病症，并著有《古法针刺举隅》《古法针刺灵方治验》等著作。我感受过他的针法，针入太溪之后，稍加手法，便似有一股电流直击足心。我被针后良久，足还"不良于行"。所有如鱼吞饵的描述，皆不能概括这种感觉。我后来也多仿张师用太溪穴治疗病人，不过针前会预先告之病人会有"电击"感，令其做好心理准备。经过多年练习，太溪扎跳成功者，十居八九。个人经验，若取穴时能在太溪处触及动脉并靠近动脉处刺入，则易获得上述效果，反之，则不易有明显针感。其实，结合解剖学来解释，这是刺中了小腿内侧皮神经节的缘故。中国中医科学院针灸所机能室的研究人员以小鼠进行研究，结果发现小鼠内踝尖与跟腱之间的中央凹陷处相当于太溪穴的位置，其运动神经元呈柱状分布在第4~第6腰椎节段脊髓前角第Ⅸ层的后外侧部和中外侧部，即该穴通过神经传导与第4~第6腰椎的背根神经节相关[1]。刺中神经节后，针感非常强烈。我临床上刚开始使用时，还配合其他穴位。但由于病人对该穴反应强烈，下肢剧烈抖动，会把其他腧穴处已经扎上的针也抖掉或弄弯，因此后来往往也不再配合其他穴位而单用此穴，留针或不留针。这便可能是张老以太溪一穴包治天下诸病，独步针坛的原因。

曾治一例男性病人，泌尿系结石多年，每发作时痛不欲生。中西医治疗皆不效，我想起太溪针法，便为之一试。后来病人告诉我说，针后2小时，忽觉尿道刺痛难忍，随即如厕，很快排出枣核大小结石，所有刺痛一扫而空。出厕的那一刹那，病人形容如同拨云见日，感觉天空格外蓝，生活格外美好！还有若干例耳聋、耳鸣病人，属肾虚所致，也采用了太溪针法。治疗几次之后，效果卓著。其中一位病人特意写了一首诗来谢：针入之后，觉耳道之闭塞如有人推开一隙，声音渐入渐清晰。

太溪穴可刺，刺入浅如3分者，针感略麻，稍带酸胀，有时会有刺痛感；若想获得触电感，则刺入应稍深，5~8分，刺激到胫神经节时，病人下肢可有不自主的抖动。特别提醒大家注意，我曾几次被病人踢到过，所以使用时应特别谨慎。或者应如张师那样，只选太溪一穴针刺。如果想配伍其他腧穴，也应先针太溪，再刺他穴。如果以太溪透昆仑，刺入可更深，则对于足踝局部的病变治疗效果更可靠。

太溪穴可灸，艾条或艾炷灸均可。

本穴可按摩或刮痧，用拇指指腹由上往下刮太溪穴，每日早晚左右足各刮1~3分钟，可缓解肾炎、膀胱炎、遗尿、遗精等病症。

彧中 KI 26

彧中，在胸部第1肋间隙，前正中线旁开2寸。《黄帝明堂经》说："彧中，在输府下一寸六分陷者中，足少阴脉气所发，仰卧而取之。"

彧，同郁，表示有文采，繁华茂盛也。所以，彧中穴名的解释非常有趣，如《辞典》说："彧即文采，中即中间，肺为相傅之官，当有文采，此

---

[1] 蒋瑾等，大鼠"太溪"穴区与神经系统的节段和区域相关性研究——辣根过氧化物酶法，针刺研究.

穴位深部为肺，故名彧中"；《针灸穴名解》则认为："本穴平任脉之华盖，且居'神藏'之上，神明内藏，彧乎其中矣，故名之"。上述两解均不尽人意。根据黄龙祥先生的考察，宋以前针灸文献中该穴均作"或中"，宋《太平圣惠方》始作"彧中"。"或"在《说文》中为"邦也，从口从戈，以守一。一，地也"。繁体字的国字框中间就是或字——國。该穴位于胸部，所谓或中即是胸廓之中，可能更为贴切。

该穴位于胸部，其下有胸大肌、肋间外膜、肋间内肌、胸内筋膜。分布有第1肋间神经前皮支、锁骨上神经前支，深层为第1肋间神经。第1肋间结构的动脉供应来自第1肋间动脉，是甲状颈干最上肋间动脉的分支，伴行第1肋间静脉。

彧中可主治胸肺部疾病，《甲乙经》说该穴主治"咳逆上气，涎出多唾，呼吸喘悸，坐卧不安"，如咳嗽、气喘、唾血、痰涎壅盛、呃逆、盗汗、胸胁支满、乳痛、紫白癜风、咳嗽、胸胁胀满、不嗜食等，相当于西医学所谓的支气管炎、胸膜炎、肋间神经痛、胸痛、膈肌痉挛、食欲不振等疾病。《铜人腧穴针灸图经》《太平圣惠方》均有类似的表述："治胸胁支满，咳逆喘不能食饮"。

临床中我曾遇到不少反流性食管炎病人，同时还伴有哮喘，在对大量中西医文献进行调研的基础上，我发现上述两种疾病存在着非常大的相关性。于是开始尝试以前胸或后背部的腧穴进行治疗，结果发现在胸部腧穴进针治疗也能获得不错的疗效，而且更受病人的偏爱，于是创立了胸八针（天突、膻中、彧中、神封、灵墟等，6穴8针）的针灸治疗方案。其中，彧中便是8针之一。由于疗效确切，有时也将其应用于食管癌或食管癌术后放疗造成的前胸不适，或单纯的哮喘、肺纤维化、肺不张等。

彧中穴深处即为胸腔及肺，因此不能深刺，可斜刺进针，朝向胸

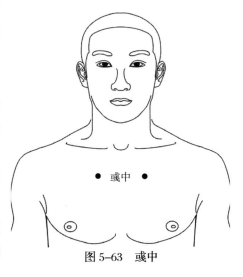

图 5–63　彧中

骨为佳，深度 0.3~0.5 寸，可灸。也可以按摩该穴。有的人生气或疲累后胸胁部时有疼痛，而且不断咳嗽，此时可以用拇指指腹点按或中穴，有助于止痛、定咳、顺气。

第十一节　手厥阴心包经

曲泽 PC 3

曲泽在肘横纹中，当肱二头肌腱的尺侧缘，是手厥阴心包经五输穴中的合穴，五行属水。《灵枢·本输》说："曲泽，肘内廉下陷者之中也，屈而得之，为合。"

木曰曲直，木之直为气舒，木之曲为阴盛。《中国针灸学辞典》解释说："曲即弯曲，泽即沼泽，经气流注至此，入曲肘浅凹处，犹如水进沼泽，故名曲泽"。该穴在天池、天泉之后，是水气从天而降，与从井穴而来的经气相汇之处。

曲泽穴在肱二头肌肌腱的尺侧，局部有肱二头肌，由肌皮神经支配，有正中神经经过。皮肤有臂内侧皮神经分布，皮纹较深。肘窝处有肱动、静脉，贵要静脉由手背静脉网的尺侧部起始，在前臂尺侧后上方上升，在肘窝下方转前面，于此接受肘正中静脉，再向上经肱二头肌内缘，至臂中点穿深筋膜入肱静脉。几乎所有的针灸古籍文献中均记载有这样的取穴方法："肘内廉下陷者之中也。屈肘得之"。当屈肘时，肘窝处的肱二头肌肌腱清晰可触。桡侧为尺泽穴，尺侧为曲泽穴。

该穴主要用于治疗心、胃病症，《黄帝明堂经》中说它"主心痛，卒咳逆。心澹澹然善惊，身热，烦心，

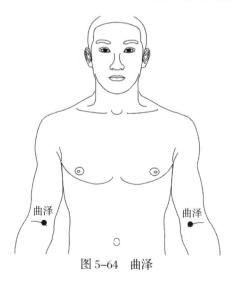

图 5-64　曲泽

手清，逆气，呕唾，肘瘈，善摇头，颜清，汗出不过眉，伤寒温病"。《甲乙经》中说，对于上述疾病，其治疗方法是刺曲泽，"出血则已"，是指肘窝处肱静脉比较显著，通常可用来刺络放血。对于心、胃痛的治疗，《针灸集成》中列举一处方："内关、大陵、曲泽。问曰：此证缘何而得？答曰：皆因饮食胃脘冷积作心痛，非一种，亦有虫食痛者，有痰注痛者，有心脾痛者，有阴阳不升降者，怒气冲心，以致如此"。

现代研究证实，针刺曲泽可舒张高血压病人的血管，使血压降低；艾灸曲泽可治疗冠心病引起的心绞痛。也有研究表明，针刺该穴可治疗手足搐搦症，对肢体的疼痛和痉挛有较好的疗效。

曲泽穴可直刺 0.5~0.8 寸，如刺中正中神经，可有麻电感直达中指；可点刺放血，可以治疗急性胃肠炎或高热、中暑；也可以用刮痧板刮拭或拍打肘窝部，待局部皮肤毛细血管破裂出现红疹，即出痧后即止。本穴可灸。

内关 PC 6

内关穴是手厥阴心包经的络穴，八脉交会穴之一，通阴维脉。该穴出自《灵枢·经脉》："手心主之别，名曰内关。去腕二寸，出于两筋之间，循经以上，系于心包络。心系实则心痛，虚则为头强。取之两筋间也"。杨上善注解说："手心主至此，太阴少阴之内，起于别络，内通心包，入于少阳，故曰内关也"。是指其居于太、少二阴之内，为联络手厥阴与少阳关要之处也。《会元针灸学》载："内关者，阴维脉所发，是心包经之络脉，通于任脉，关于内脏，血脉之连络，故名内关。"

以现代解剖学术语描述内关的定位，在前臂前区，腕掌侧远端横纹上 2 寸，掌长肌腱与桡侧腕屈肌腱之间。其深部为旋前方肌，有前臂正中静脉、正中动脉和骨间前动、静脉分布；皮肤浅层布有前臂内、外侧皮神经，深层有正中神经干及

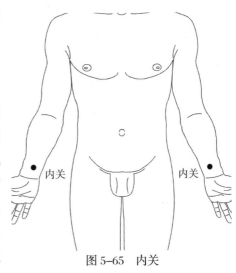

图 5-65 内关

骨间前神经分布。

扩大版的"四总穴歌"总结了内关的主要作用："肚腹三里留，腰背委中求。头项寻列缺，面口合谷收。酸痛寻阿是，心胸内关谋。坐骨刺环跳，腿疼阳陵透"。是说内关可主治心肺及胸部病症，同时，作为八脉交会穴之一的内关通阴维脉，窦汉卿常以内关配伍公孙，来治疗心胸的病症，并扩展到脾胃病症。现代临床中，内关也是针麻的常用穴之一。

《针方六集》说内关可"主心腹一切痛苦"，凡是心痛、心悸、胸闷、胃脘痛、呕吐、呃逆、痞块等均可治疗。国医大师、著名的针灸学家贺普仁教授讲过他自己使用内关穴的亲身体会，他本人曾患过 5 次心梗，每次都幸运地转危为安。秘诀就是在胸痛发作时，拨打急救电话的同时给自己针刺内关，等待救护车的到来。我把这个故事转述给许多人听，还真的有人效仿。有位 60 多岁的女性，本身也从事医务工作，某天半夜时胸闷发作，其从睡梦中疼醒，深呼吸了几下，疼痛不但没有缓解，反而加剧，出现一种绞榨样的感觉，痛得连冷汗都出来了。她自知不妙，一边推醒家人打电话叫救护车，一边用手使劲掐住自己的内关穴。用力掐的时候，自觉胸中绞榨样的感觉稍松些，可以透口气出来。等她被送进医院救治过来，左侧的内关穴已被掐得青紫，数日方消。

1997 年，美国国立卫生研究院（NIH）召开了关于针灸的听证会，运用循证医学方法对针灸疗效进行系统评价，得出有证据支持内关能预防术后的恶心、呕吐等症状的结论。本人带领的研究团队所进行的肿瘤术后针灸促进快速康复研究中，内关也为主穴之一，对胃轻瘫造成的恶心、呕吐、腹胀等症状均有明显疗效。

临床上针灸内关对于妊娠引起的恶心呕吐作用也非常好，由于孕妇禁忌较多，一般来说，孕后固然不敢吃西药，许多人连中药也不愿意入口，那就只能采用针灸了。内关、足三里，既安全又有效。我曾治疗过某医院的护士，怀孕 5 个月时仍食欲不振，恶心呕吐不止，体重也偏低。一问之下才知，孕妇还是丙肝病人。针刺一次之后，那护士欣喜地发来短信说食欲明显好转。看来针灸是有效的。我嘱咐其回到单位后坚持针灸，后来顺利生产。

除了上述病变，《医学入门·杂病穴歌》还记载"一切内伤内关穴，痰火积块退烦潮"。内关可治痰火积块，在其他文献中也有反映，如《针灸玉龙歌》中就说"腹中气块最为难，须把金针刺内关"。内关可"退烦潮"，是指可以治疗心烦、潮热等围绝经期症状，这是很有实用价值的，值得在临床中进一步关注。

内关穴可针刺，直刺或斜刺入半寸左右，针感强烈者可达中指，是刺激到正中神经之故。如果想要治疗手腕处的病变，或疼痛、麻木、酸胀不仁、拘挛等，则可针尖刺向患处，也可采用透刺法，刺向对侧的外关穴。

内关也可艾灸，或针灸并用。《盘石金直刺秘传》中提到针、灸并用刺激内关可治疗两种心腹疼痛，一种是"寒气入脾，心痛不可忍：刺大陵、内关、内庭，俱泻之，各灸七壮"；另一种是"气攻心胸连腹疼痛：泻公孙；未愈，灸中脘、足三里、内关，各灸七壮泻之"。只是后者的"灸七壮泻之"不知是以艾灸法泻之还是艾灸加上针刺泻法泻之。

按压内关穴也有效，可缓解晕车时引起的恶心呕吐。中国科学院生物物理所的祝总襄研究员经过多年对经络的研究，创立了"三一二"运动锻炼法，该法集穴位按摩、腹式呼吸和体育运动为一体，其中的"三"便指合谷、内关、足三里3个穴位，"一"指腹式呼吸，"二"是两条腿蹲起运动。这种锻炼法自1990年向大众普及，至今受惠者众，其中最得益的还是创立者祝老本人。1923年出生的老人，在90多岁时还能经常坐飞机前往世界各地讲学，辅导学员。

劳宫 PC 8

劳宫穴在掌区，横平第3掌指关节近端，第2、3掌骨之间偏于第3掌骨，是手厥阴心包经五输穴中的荥穴，五行属火。《灵枢·本输》说："心出于中冲，中冲，手中指之端也，为井木；流于劳宫，劳宫，掌中中指本节之内间也……手少阴也。"说明在《内经》中，手少阴与手厥阴还未完全区别开。《黄帝明堂经》中已有了手心主，即手厥阴的概念："流于劳宫，劳宫者，火也，一名五里。在掌中央动脉，手心主之所流也，为荥"。

劳宫之名有几种不同的说法，一是《辞典》和《针灸穴名解》等文献所理解的，劳即劳动，宫即中央，手司劳动；或劳指手，此穴在手的掌部中央，故名劳宫；劳指操劳，病苦也，宫指要所，又喻为中央，手任劳作，

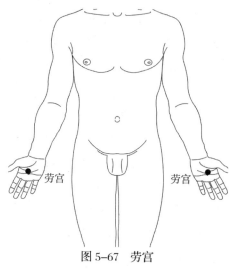

图5-67 劳宫

穴在掌心，因而名之。一是《经穴解》的认识："人劳于思，则此穴之脉大动，盖以此穴为本经之火，心劳则火动，火动则脉大动于此穴，故曰劳宫"。

劳宫穴取穴有3种方法，一是《太平圣惠方》所说的"在掌中央横纹动脉中，屈无名指指头着处即是穴"；一是《针灸资生经》中认为的屈无名指为非，"无名指当屈中指为是，今说屈第四指，非也"；还有一说是《十四经发挥》中的"劳宫在掌中央，屈无名指取之，《资生经》云屈中指。以今观之，莫若屈中指无名指两者之间取之为妥"。黄龙祥先生经过考察认为，3种方法中以屈中指为当，应在第3掌指处的桡侧取穴。腧穴深处为第2蚓状肌、拇收肌（横头）和骨间肌，第2蚓状肌由正中神经支配，拇收肌、骨间肌由尺神经支配。掌部皮肤厚而坚韧，无汗毛及皮脂腺，但汗腺丰富，皮纹处的皮肤直接与深筋膜连而不易滑动。皮下筋膜在掌心处非常致密，由纤维隔将皮肤和掌腱膜紧密相连，将皮下筋膜分成许多小隔样结构，其间穿行有浅血管、淋巴管和皮神经。血管有指掌侧总动脉，当手掌的浅静脉与淋巴管受压时，除掌正中一小部血液与淋巴流向前臂外，大部分流向手背，并经指蹼间隙与深层的静脉与淋巴管相通。

由于本穴为荥穴，其主治功效以清热为主，可泻心火、清心热。因"心开窍于舌"，故能治疗口疮、口臭、掌心热；"心主神明"，故劳宫穴可用于治疗神志病、癫狂痫证；心主血脉，血热易迫血妄行，故也可治疗"溺赤，大便血，衄不止，呕吐血"等血症。《脉经》中将劳宫作为治疗心病的腧穴之一："心病，其色赤，心痛，短气，手掌烦热，或啼笑骂詈，悲思愁虑，面赤身热，其脉实大而数，此为可治。春当刺中冲，夏刺劳宫"。凡有心烦、口生疮、口臭等症，也可用劳宫，"心中懊侬痛，针劳宫入五分"（《千金翼方》）；"小儿口臭气，灸手心一壮"（《幼幼新书》）。

许多文献中提到一种皮肤病——鹅掌风。古代文献中只说"主手掌厚痛痹，手皮白屑起"（《太平圣惠方》）；"心疼，手掌生疮"（《窦太师针经》）；"两手风燥"（《循经考穴编》）。1957 年南京版《针灸学》中便用了鹅掌风的病名。现代多认为是真菌感染所致的手癣。我临床上曾治一例病人，掌心劳宫穴处皮肤增厚、粗糙，真菌检查阴性。由于瘙痒多年不得愈，病人也就放弃治疗了。后来因失眠等症进行针灸、中药等治疗，诸症有所好转时才发现，掌心处的皮肤居然已变薄、光滑了许多。说明劳宫处与心的疾病有非常明显的对应关系，所以《针灸玉龙歌》中有"劳宫穴在掌中心，满手生疮不可禁"的说法。手疮不一定都是真菌感染而导致的。

《金匮要略》中也有使用劳宫的记载，用来治疗孕妇腹满，小便不利："妇人伤胎怀娠，腹满，不得小便，从腰以下重，如有水气状，怀娠七月，太阴当养不养，此心气实，当刺泻劳宫及关元，小便微利则愈"。

因劳宫在掌心处，刚破皮时痛感较明显，可刺入 0.3~0.5 寸，深入后为酸胀感。本穴可灸，文献中多记载为麦粒灸。

第十二节　手少阳三焦经

中渚 TE 3

中渚在手背，第 4、5 掌骨间，第 4 掌指关节近端凹陷中。是手少阳三焦经的输穴，五行属木。《灵枢·本输》说："三焦者，上合手少阳，出于关冲……注于中渚，中渚，本节之后陷者中也，为输。"

该穴之名为渚，与水有关，是水中的小洲。唐代有首诗《漂母岸》："茫茫水中渚，上有一孤墩。"江河中的孤墩，就是渚。《说文》释："如渚者陼丘，水中高者也。"段注："《释水》曰：水中可居者曰洲，小洲曰渚。"各种文献中对"渚"的认识比较一致，但对非常简单的"中"的理解却有不同。一种是《辞典》认为的中即中间，因该穴在五输流注之中间，经气如水循渚而行，故名中渚；一种是《经穴解》认为的"中乃三焦之脉，行乎两经之中"；还有一种观点是《针灸经穴解》中认为的"中，指人身元气之根本，又指心神情志"。《素问·五常政大论》载："中，根也。"注："谓生气之根

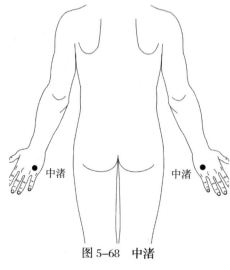

图 5-68　中渚

本，发自身形之中。三焦正为人身元气之根本也。"三焦水道似江，穴居其中如渚，《子午流注说难》说："中渚乃三焦所注之腧穴，若江之有渚，而居其中。"

中渚穴处于第4、5掌指关节之间，其下有皮下筋膜、手背深筋膜、第4骨间背侧肌，手背深筋膜可分为浅深两层，两层筋膜在指蹼处相互结合，并在掌骨底以纤维膜相连。血管有手背静脉网及第4掌背动脉，神经有来自尺神经的手背支。

中渚穴的功效主要为治疗头面五官疾病及手臂疼痛等局部症状，因为手少阳经循行"过客主人，前交颊，至目锐眦"，近于侧头部，入耳中。《针方六集》中所说的"主目锐眦痛，耳后肩臑肘臂外皆痛，无名指不用"都是手少阳经循行部位的疾病，也表现为颈椎病尺神经受到卡压出现的病症。许多针灸文献中都将手臂痛列为中渚的主治病症，如《针灸集成》中就有"肩脊痛不可忍，刺中渚泻之；少愈，刺肩井""肩背红肿，肩井、风门、中渚"。因此，针灸歌诀总结为"手臂相连手腕疼，液门穴内下针明。更有一穴名中渚，泻多勿补疾如轻"（《玉龙歌》）；"肩背诸疾中渚下"（《肘后歌》）；以及"久患伤寒肩背痛，但针中渚得其宜"（《席弘赋》）。除治疗手臂疼痛外，中渚也可以治疗手臂或手指的其他病症，如《针灸大成》中就记载，头项拘急，引肩背痛，可用承浆、百会、肩井、中渚；手背生毒，名附筋发背，可用液门、中渚、合谷、外关；两手颤掉，不能握物，可用曲泽、腕骨、合谷、中渚等穴，这也是"五指不伸中渚取"（《灵光赋》）的意思。

《黄帝明堂经》中中渚"主头痛耳鸣，狂，互引，耳聋，目痛，疟，寒热，嗌外肿，肘臂痛，手上类类也，五指瘈不可屈伸，头眩，颌颥颅痛。两颞颥痛，发有四时，面上赤，眂眂无所见，喉痹"。从西医学角度来看，这些使用中渚穴有效的疾病应该为偏头痛，包括临床上极为罕见的脑干先兆性偏头痛、偏瘫性偏头痛或视网膜性偏头痛。其表现就包括头痛、眩晕、耳鸣、耳聋、视野缺损、一侧身体运动无力、肢体麻木、视觉异常，包括可逆性的闪烁、暗点甚至失明，个别人还会有发热的表现。如果把上述疾病西医学的症状表现与《黄帝明堂经》中的描述进行对比，可以发现两者相似度非常高，说明古人对该类疾病的认识已然比较深入，尤其解开了困扰本人多年的对"目䀮䀮无所见"的理解问题。因此，临床上对于大量偏头痛病人，在头痛发作时，多先刺合谷、中渚、外关等远端腧穴，令病人在暗处休息后，再针刺风池、太阳等局部腧穴。最后，再让病人服用汤药，解决偏头痛缓解期时的不适，从而减少偏头痛的发作。一项现代研究表明，应用功能性磁共振成像技术观察发现，针刺手少阳三焦经中渚穴时可引起双侧听觉、视觉相关大脑皮和双侧躯体运动区大脑皮质及小脑兴奋，这可能是该穴临床治疗相关病症的中枢作用基础[1]。

但是，对于《内经》与《黄帝明堂经》这些早期单纯从临床观察总结出来的医学经验不同，后来的一些文献对其主治只能零散地理解与应用。

《备急千金要方》中载有治疗眼病的具体针灸方法："目暗不明，针中渚入二分，留三呼，泻五吸，灸七壮，炷如雀矢大。"《太平圣惠方》中也记载了以麦粒灸治小儿"目涩怕明，状如青盲"的方法。西医临床中，中渚穴用于眼科的针刺麻醉，据说比眼周局部腧穴的镇痛效果好。在《盘石金直刺秘传》中则记载了治疗急缠喉风、喉咙闭塞的方法，但中渚应该不是主穴，主穴是井穴少商、少泽、中冲等，如"急缠喉风刺少商，灸天突、合谷、中渚，俱泻""喉咙闭塞，饮食艰难，刺少泽、合谷、中渚、委中出血；未愈，泻中冲"。

中渚主治中有一条，所谓"脊间心后者，针中渚而立瘥"（《通玄指要赋》），是指中渚可"主脊间心后痛"（《循经考穴编》）。《窦太师针经》中称中渚可治"脾积疼痛"，而在《琼瑶神书》中称为"髀脊"，《医学纲目》中称"脾脊后心疼痛，中渚泻之"，三者发音相同，但意思却迥然不同，之间肯定有相因关系。现代临床报道说，中渚可治疗肋间神经痛和胆绞痛，那么脾积之说便有些道理；又有研究针刺中渚可治疗臀上皮神经损伤，似乎

---

[1] 邹明珠，周诚，陈敏等. 针刺穴位的脑功能磁共振成像研究——针刺中渚穴和阳陵泉穴与大脑皮质兴奋性的关系. 中国神经免疫学和神经病学杂志，2009，16（4）：266-270.

"髃脊"也对。临床上我常用邻近中渚穴的腰痛点进行脊柱疼痛的治疗，颇有疗效，但中渚穴本身未曾使用过，可能原理相类。

中渚可直刺 0.3~0.5 寸，局部酸胀感明显，刺中尺神经皮支或肌支，则有麻电感向指端放散；若要治疗手臂疼痛，可针尖略向上斜刺，酸胀感可向腕部扩散。对于手臂局部红肿疼痛者，可点刺放血，如《窦太师针经》就有"手背痛，泻出血"。中渚可透刺液门、腕骨、阳池等不同方向，以治疗相应的疾病。

有文献报道，每次按摩左右中渚穴各 1~3 分钟，可治肢体关节肿痛及屈伸不利之症，对缓解耳鸣也有帮助。

外关 TE 5

外关是手少阳三焦经的络穴，八脉交会穴之一，通于阳维脉。《灵枢·根结》中还有"手少阳根于关冲，溜于阳池，注于支沟，入于天牖，外关也"的记述，同时《灵枢·经脉》说"手少阳之别，名曰外关。去腕二寸，外绕臂，注胸中，合心主"。说明该穴是手少阳经气络于手厥阴之处，与内关相对。杨上善说："此处少阳之络，别行心主外关，故曰外关也。"该穴在前臂后区，腕背侧远端横纹上 2 寸，尺骨与桡骨间隙中点。腧穴深处经皮下筋膜穿前臂深筋膜，到指总伸肌，深进在拇长伸肌的尺侧入示指伸肌，由桡神经肌支支配。血管为前臂骨间背侧和掌侧动、静脉。

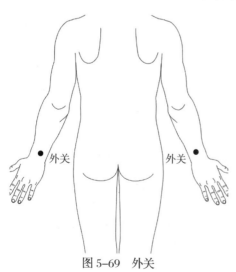

图 5-69　外关

外关是八脉交会穴，通于阳维脉，阳维脉"维络诸阳而主表"，故为退热要穴。外关为少阳经络穴，可主治少阳经所过之处的病变，手少阳经脉行于头之偏侧部，上项，入耳中，达眼部，如偏头痛、五官疾病、胁痛及手腕手指挛痛等。比较接近《灵枢·经脉》所描述的"是动则病耳聋浑浑焞焞，嗌肿，喉痹。是主气所生病者，汗出，目锐眦痛，颊痛，耳后、肩、臑、肘、臂外皆痛，小指次指不用"。所以，《黄帝明堂经》说，外关"主肘中濯濯，耳焞焞浑浑无所闻。臂内廉痛，不可及头。口僻噤"，可以治疗肘痛，耳聋，口不能开等病症。

临床中，凡遇外感头痛或偏头痛发作属少阳证者，可单用外关一穴，刺入后针尖朝向向心方向，进行提插捻转操作，使针感传导向肘部，头痛可立解。不仅如此，凡因肝胆火旺而引起的耳鸣耳聋、眼干涩疼痛，亦可配用外关穴。曾有六旬女士，因家中装修操劳，突发右侧耳聋，去某医院确诊为突发性神经性耳聋之后，接受甲钴胺及激素治疗。一周后，虽然听力有所恢复，但耳边如电钻的轰鸣之声昼夜不绝，心烦口渴，失眠头痛，于是再求诊于针灸。我查其舌脉，考虑属少阳证，先刺外关，行针后，病人自觉针感有如极细一线沿前臂直上入耳，轰鸣声立止。顷刻，耳边声响再度袭来，但明显低弱，且有断续。于是配伍足临泣再治疗几次后，耳鸣才彻底消失，后陆续介绍其他类似病人前来，也多奏效。

手少阳经行于胁肋，所以外关对胁痛有一定的协同治疗作用。如《针灸集成》中记载："胁肋下痛，外关、行间、中封、支沟、阳陵泉、章门、期门。问曰：此证缘何而得？答曰：因怒气伤肝血不归，故如此也。"对于因外伤引起的胁痛或伤寒胁痛，支沟、外关、章门也可治疗，不过恐怕肝胆经的一些腧穴作用更大些。

《扁鹊神应针灸玉龙经》中记载该穴可治疗腹痛："腹中疼痛最难当，宜刺太陵并外关"。太陵是大陵，为手厥阴心包经的输穴和原穴，此条为原络配穴，是阴阳表里经同治的意思，所能治疗的腹痛应当与心肝有关系，可能并不是消化系统或妇科疾病引起的。

个人感觉，外关所治疗局部症状的作用更为显著。如《太平圣惠方》中"主肘腕酸重屈伸难，手五指尽痛不得握"。而外关穴正在指总伸肌处，针刺该穴即可刺激到手的五指，可以改善五指尽痛的症状。这一腧穴功能具有现实意义，因为随着电脑的普及，鼠标手，即腕管综合征的病人越来越多，病人要么是长期使用腕部的程序员、音乐家、木工、厨工，要么是绝经期有劳损病史的中老年妇女。该病是由于正中神经在腕管内遭到挤压而引起的周围神经卡压综合征，主要表现为腕前部疼痛或手五指的疼痛、麻木无力等。某位作曲家的孩子就读于美国知名的克利夫兰音乐学院学习钢琴，由于刻苦练习，左侧出现肘腕及手指屈伸困难，略弹些难度大些的曲子便觉手指疼痛，不能发挥出应有的水平。小音乐家回国休假时，我便为他进行治疗，主穴便是外关。新学期开始后，教授发来照片，小音乐家回到学院后重新走上舞台，并以《拉威尔左手钢琴协奏曲》获得了比赛的第一名，还特地发了朋友圈点名感谢是针灸使他重返舞台。

外关可直刺或斜刺，浅则进针 3~5 分，深刺则可透向内关穴。许多古籍中写明该穴禁灸，而现代《针灸学》教材中则全部认为可灸，艾条灸及艾炷灸均可。可能因为古代多用瘢痕灸，想来是担心如果在外关处留下瘢痕，会影响指总伸肌腱的功能，造成手指的永久性挛缩、失能。

需要额外提一句的是有种特殊体系的针灸方法，称为腕踝针，刺激轻微，尤其是基本无痛。该方法是把病症表现的部位归纳在身体两侧的 6 个纵区，在两侧的腕部和踝部各定 6 个进针点，以横膈为界，按区选点进行治疗。其中上 2 区即内关穴部位，可主治颞前部痛、后牙痛、腮腺炎、颌下肿痛、胸痛、胸闷、回乳、哮喘、手掌心痛、指端麻木等；上 5 区在外关穴的部位，可主治颞后部痛、落枕、肩痛、肩周炎（肩关节外侧部痛）、上肢感觉障碍（麻木、过敏）、上肢运动障碍（瘫痪、肢颤、指颤、舞蹈症）、肘关节痛、腕和指关节痛、手部冻疮等。其针刺方法也较特殊，用三指持针柄，针体与皮肤呈 30 度角，拇指轻捻针柄，使针尖快速通过皮肤，然后将针放平，这时针尖会将皮肤挑起 0.2cm 大小的皮丘，将针体贴近皮肤表面，沿纵行直线方向在皮下进针，长度约为 3.5cm，不要求出现酸、麻、胀、痛等感觉。可将针体留在皮下组织的浅层 30 分钟，慢性病或疼痛较重时，留针时间可以适当延长。

翳风 TE 17

翳风穴在颈部，耳垂后方，乳突下端前方凹陷中，是手少阳三焦经、足少阳胆经的交会穴。《素问·气府论》提到在足少阳胆经脉气所发的 62 穴中，有"耳后陷者中，各一"。《灵枢·本输》提到"手太阳当曲颊。足少阳在耳下曲颊之后。手少阳出耳后上加完骨之上"。因此，到了《黄帝明堂经》，就比较清楚地确立："翳风，在耳后陷者中，按之引耳中，手足少阳之会"。

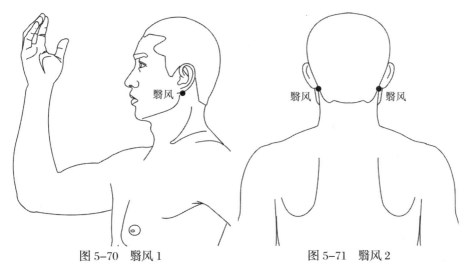

图 5-70 翳风 1　　　　　　　　图 5-71 翳风 2

　　对于翳风之名的解释，《经穴解》说："此穴在耳之下后，乃无物遮蔽之所，风之自后者，入风池、风府之穴，皆常中风之所也，故曰翳风"。是说该穴无物遮蔽。但《中国针灸学词典》则认为正好相反："翳即遮蔽，风即风邪，此穴当耳垂后方，为遮蔽风邪之处，故名翳风"。个人感觉后者的说法较为靠谱，《说文》中释翳为"华盖"，遮盖遮掩的意思，也有屏风之意，正合耳垂的形状。《庄子》中有一句"一蝉方得美荫而忘其身，螳螂执翳而搏之"，是成语"螳螂捕蝉，黄雀在后"的前一句。司马注："执翳，执草以自翳也。"螳螂举着草叶，眼中只有美味的蝉，却全然不知黄雀在后面正张嘴伸爪等着它。

　　翳风穴浅层分布着耳大神经，深层为面神经干，从茎乳突穿出处，腧穴下有皮下筋膜、腮腺、咬肌筋膜，再深处有乳突肌与胸锁乳突肌前缘，以及起于茎突的肌肉。取穴时，古人特定注明要开口取穴，如《针经摘英集》中"刺手少阳经翳风二穴，在耳后陷中，按之引耳中。令病人持钱二十四文，口咬侧卧取之"。《针灸秘法全书》也说"开口有大空，可容一指"。黄龙祥先生以解剖学原理解释：张口时，下颌骨髁突向前下方移动，其后方空出一个较大的凹陷①。不过，令人不解的是为什么要强调"二十四文"，我本来以为是排印本写错了，找到影印本的《针经摘英集》查对，没错的。倘使古代的铜钱与今天 1 元硬币厚度一样，为 2mm，24 枚钱厚达

① 《针灸腧穴通考》，952 页。

48mm，接近一个大鸡蛋的直径。一般人的上下颌全部张开，也差不多就是这个幅度了，可见古人写书立论之精细。这么写可能是想表达取翳风穴时，需要将口张得特别大。

从解剖学上来看，此处是面神经的一个重要刺激点，面神经起于内耳道底部，水平向外走行，继而垂直下降，经茎乳孔出颅，而此处恰是翳风穴之所在。

由于其解剖位置，翳风的主要功能是治疗面神经相关的病症，如面瘫、面痛，耳部问题如耳聋耳鸣，以及下颌关节的问题。《黄帝明堂经》中就囊括了这几方面的功能："主聋、口僻不正、失欠、口不开、痉、喑不能言"。其中欠为张口貌，失欠是指下颌骨髁突滑出关节窝以外，不能自行回到原位的症状，俗称掉下巴。在《备急千金要方》中还专门有"失欠颊车"这一病名，并载有"失欠颊车蹉闪不合方"，其实这不是一张中药或针灸的处方，而是一项专门的医疗技术，即相当于西医学所说的下颌关节脱臼之手法整复术。《备急千金要方》中记载了详细的复位手法："一人以手指牵其颐，以渐推之，则复入矣。推当急出指，恐误啮伤人指也。"不过手法复位后，局部需要进行热敷或施针灸疗法以防其再发。热敷或针灸部位，就包括翳风、颊车等穴处。

《窦太师针经》中详细描述了本穴对耳病的治疗："治耳红肿，泻；耳内虚鸣，补，补多泻少。又治耳出清水，湿痒，耳闭，瘰疬，项强痛，看症补泻"。窦汉卿临证比较强调补泻，对于中耳炎、外耳道感染之类的疾病，他强调以泻为主；而对于因肾虚导致的耳鸣，则补多泻少；对于耳部湿疹、突发性耳聋的情况，他则说"看症补泻"。这本是古代中医治疗疾病的法宝，可惜没有更好地诉诸文字，形成指南与规范。结果，20世纪五六十年代的西医大夫将其总结为"辨证论治"，从此被中医界奉为圭臬。由于翳风穴处有胸锁乳突肌、淋巴管网等，因此，对于颈项强痛及淋巴结核也有一定的治疗效果。后来《针灸玉龙歌》总结翳风的这方面功效为"若人患耳即成聋，下手先须觅翳风。项上倘然生病子，金针泻动号良工"。病，有时也称瘰疬，即古人对颈部淋巴结核的称谓。临床上往往将翳风与耳前三穴，耳门、听宫、听会配合使用，治疗耳病，作为局部取穴。

治疗面神经麻痹、三叉神经痛、面肌痉挛，翳风都是不可或缺的腧穴。

由于翳风穴接近面神经管在茎乳突的出颅口，因此，非常容易感染病毒或受到损伤，形成面瘫。特发性的面神经麻痹主要损伤的是面神经核或核以下的周围神经，所以也称为周围性面瘫，在临床中最为常见，发病率约为每 10 万人 10~34 个，主要原因为感染或外伤。由于该病的主要诱发原因为寒冷，发病与季节更替存在相关性，因此，中医认为属于"小中风"，是由于风寒侵袭造成的。主要表现为眼裂变大、鼻唇沟变浅、口角歪斜、说话漏风、流涎，无法完成皱眉、闭眼、吹口哨等动作，用力闭眼时，眼球向外上方转动，露出白色巩膜。西医学认为该病属于自限性疾病，治疗可使用激素、营养神经类药物及理疗，其中不少神经科医生将针灸治疗视为理疗的一种而加以推荐。个人经验，该病病情轻重与感染病毒的种类有关，毒性越强，病情越重。如我治疗过带状疱疹病毒感染的病人，不仅有头面部疱疹，还伴有剧烈的头痛、耳痛，以及面瘫的症状。大多数患者均有后遗症，如疼痛、永久性的面肌瘫痪。病毒侵袭神经核的位置越靠上，病情越重，后遗症越多。因此，治疗这类病人需要针药结合的综合治疗方案，而且病情与病人年龄有关，越年轻病情越轻，反之则越重。不过，我也治疗过一例 9 岁的小病人，因调皮打闹不小心把头撞到了学校的暖气管上，当时左侧头部起一大包，到医院进行 CT 检查未发现有明显骨折。但次日便出现明显的 Bell 征象[1]，尤其是眼睛无法闭合。按照普通针灸方法治疗 2 个月都没有明显效果。后来再到医院细查，发现是由于微小的骨裂造成局部血肿，引起面神经的麻痹，加之患儿本身患有遗传性疾病，自身无法有效合成 B 族维生素。鉴于此，采用在翳风穴处注射甲钴胺注射液的方法，加强局部对维生素 B_{12} 的吸收，病情才开始慢慢向愈。

此外，该穴还是颅脑外科手术、腭裂修复术的针麻用穴[2]。

翳风穴可针刺，深度半寸左右，开口进针时可深入到 1~1.2 寸。当翳风穴针刺过深，达 20~25mm 时可刺中茎突，从茎突前缘或后缘再进 5mm，则可到达迷走神经和舌咽神经。如果操作不慎，刺激迷走神经过度，则有

---

① 又称 Bell 麻痹、特发性面神经麻痹，是由茎乳孔内面神经非特异性炎症导致的周围性面瘫。临床可见患者表情肌瘫痪，可见额纹消失，不能皱额蹙眉，眼裂变大，不能闭合或闭合不全，闭眼时眼球向上外方转动，显露白色巩膜。多为单侧发病。

② 《针灸腧穴通考》，955.

可能会引起呼吸心跳停止，应当特别注意。该穴可灸，艾条或艾炷灸均可，只有《医宗金鉴》等书写禁灸，估计是担心面部艾灸不慎留下瘢痕之故。

角孙 TE 20

角孙穴在头部，耳尖正对发际处，手足少阳经交会穴。

角孙之名，《经穴解》说："当在耳角之下也"，很简单的；《灵枢·脉度》说"支而横者为络，络之别者为孙"；《针灸经穴解》认为"凡物之未成及未盛者，皆可称孙，竹之未生者为孙竹。谓穴当头角未成之处，且有角星之象，如春气在头、初生而未盛也"。又世俗称鼻为祖，耳为孙（《高式国针灸穴名解》），该穴在鼻之外耳之上角，故称角孙。朱燕中在《穴之道》中强调，角也可以考虑为五音之一，属木，为春气在头，少阳初生而尚未盛极。本穴为手足少阳之交会，主少阳初生，足少阳胆气从头走足，经气始于角孙。

该腧穴取穴时以耳翼向前方折曲，当耳翼尖所着之处取之。许多针灸古籍中都说本穴"开口有空"，但是，在解剖上，该处是蝶骨、颞骨所在处，不过是颧骨、颧弓形成的一个凹陷，何言"开口有空"？开口时颞下颌关节运动，咀嚼时颞肌收缩，令人感觉有空。所以南京版的《针灸学》教材中提出另一种取穴方法："或以指按着使口张合，其处牵动者是"。该穴浅层有耳颞神经皮支分布，深层有耳颞神经肌支和颞浅动脉分布。

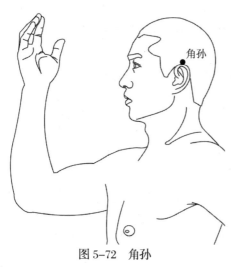

图 5-72　角孙

《黄帝明堂经》中，角孙主治"齿牙不可嚼，龈肿"；《备急千金要方》中"主颈颔柱满，主颈肿项痛不可顾"；《铜人腧穴针灸图经》中"治目生肤翳，齿龈肿"，均治疗局部症状。

《幼幼集成》中载有灯火灸角孙治疗脐风的方法："夫婴儿全身灯火，诚幼科第一捷法，实有起死回生之功。火共六十四，《阴符》易数，能疏风散表，行气利痰，解郁开胸，醒昏定搐，一切凶危之候，火到病除。用火之时，倘值寒冬，必于房中燃烧明火，使儿不致受寒。灯草大小适中，以麻油染用。令老练妇人，抱儿解衣去帽，从左耳角孙起，总根据后之歌诀用之。"这种灯火灸的方法，在现代临床中应用，比前述治疗牙齿疾病更为广泛，可用于治疗腮腺炎、咽喉肿痛、偏头痛等疾病。

角孙可向前或向后平刺，刺入 0.3~0.5 寸，可用艾条灸，或用灯火灸。灯火灸的具体操作选用患侧的角孙穴，将附近头发剪去，在腧穴处做好记号。将蘸麻油的灯心草点燃后慢慢移动至腧穴处并稍做停顿，等火焰略变大，则立即垂直点触于穴位上，随即发出清脆的啪啪声，火亦随之熄灭，可用于治疗急性病和急救用。

20 世纪 50~70 年代，诞生了使用头皮针治疗疾病的方法，其中临床应用比较广泛的是焦顺发提出的方案。在焦氏方案中，有晕听区，从耳尖直上 1.5cm 处，向前及向后各引 2cm 长的水平线，主治晕眩、耳鸣和听力减退。该穴与标准化方案中的"颞后线，在颞部耳上方，属足少阳胆经，自率谷穴向前下方，沿皮刺向曲鬓穴，主治颈项病、耳病和眩晕等"有相似之处。角孙穴虽然不在此条线上，但用拇指指腹揉按角孙穴同样对晕听区所主治的眩晕、耳鸣、听力下降等症状有效，而且还对失眠、头痛、神经衰弱等疾病疗效明显。

丝竹空 TE 23

丝竹空穴是手少阳三焦经的最后一个腧穴，《素问》王冰注认为是手少阳脉气所发，而《黄帝明堂经》经中却认为是足少阳脉气所发："丝竹空，一名目髎，在眉后陷者中，足少阳脉气所发"，《窦太师针经》也认为是足少阳脉气所发。后来折中的结果是该穴是手、足少阳经的交会穴，在面部，眉梢凹陷中。瞳子髎穴在其直下约 1 寸处。而丝竹空与瞳子髎两穴连线延长线上便是太阳。

该穴取名为丝竹空，有两种不同的解释。一是认为该穴位于眉梢，眉毛丝丝如细竹，局部凹陷如空，故名；另一种则认为"金石丝竹，乐之器也"（《礼记·乐记》）。刘禹锡的《陋室铭》中才说"无丝竹之乱耳，无案牍之劳形"，以丝竹代指乐音，引申而为声响。所以《经穴解》中释名"此

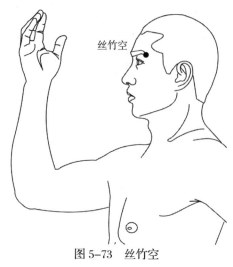

丝竹空

图 5-73　丝竹空

穴虽在目旁，而实通耳之窍以听声音，故曰丝竹空"。二者一从形状论，一从功能解，似乎并不矛盾。

丝竹空腧穴处有颞浅动、静脉的额支，分布有三叉神经颞支和颧支，局部的皮肤极薄，皮下为眼轮匝肌。从神经分布来看，该腧穴的功能与听声音关系似乎不大。

《黄帝明堂经》中，丝竹空的主要功用也是与头目有关："主眩，头痛。互引，目中赤眊眊。小儿脐风，目上插。痉，反目，憎风寒。风痫，癫疾，狂，烦满"。

因该腧穴位于眼周，首要的作用是治疗眼疾及口眼歪斜，如眼睑瞤动、目眩、目痛、目赤肿痛、目赤痛、目翳、视物不明、倒睫、羞明流泪、眼睑闭合不全等病症，相当于西医学中的视神经萎缩、电光性眼炎、结膜炎、泪囊炎、面神经麻痹、面神经痉挛、头痛眩晕、眼结膜炎、角膜白斑等疾病。由于腧穴深处为眼轮匝肌所在，针刺本穴时可刺激到下斜骨及外直肌，临床可用来治疗眼睛的内斜、复视等症。正常情况下，我们的双眼运动协调一致，可同时注视一个目标，并在双眼的黄斑部成像，传导到大脑的视觉中枢，使双侧眼睛感受的信号重叠成一个完整且有立体感觉的单一物像。但当各种先天或后天的原因使双眼的神经肌肉出现病变，导致双眼肌肉运动失调时，会产生斜视或复视，即将1个物体看成2个影像。由于复视的干扰，会引起辨向能力丧失，出现头晕恶心等症状，亦即古籍中记载的目眩、头痛等。斜视在小儿和成人均可出现，成人对针刺治疗的接受度较好，可积极配合。一般来说3岁以下小儿不宜留针，只可点刺治疗；3岁以上小儿便大多可配合医生了。师母长年患高血压，每逢头晕不适便来针灸。某次来诊室时走路不稳，摇摇欲坠。虽然她自称因天热造成看东西重影，按常规针灸后头晕减轻，血压正常，但重影不消失。于是我请她去东直门医院进行眼科检查，果然是由于眼轮匝肌麻痹引起的复视。后来增加丝竹空等眼部腧穴治疗，症状才慢慢改善。不过，经黄龙祥先生考证，针灸古籍中所论述的有关丝竹空治眼疾的记载，有些应是瞳子髎穴的主治[1]，由于位置相距较近，古代文献将二穴主治功能混淆者居多。如《窦太师针经》中"治目红肿，冷泪，垂廉翳膜，胬肉攀睛"，其实指的是瞳子髎的主治。

其次该穴可治疗头痛，如《医宗金鉴》中"主治头痛，颈项肿，口僻瘑疭"，《针经摘英集》中"治偏正头痛，刺手少阳经丝竹空二穴，在眉后陷中，禁灸，以患人正坐，举手下针，针入三分"，《通玄指要赋》总结说"丝竹疗头疼不忍"。但实际上，我在临床治疗头痛病人操作时一般会令病人取卧位，一可使其放松，二可防止出现晕针等现象。针刺该腧穴时可采用透刺法，《针灸玉龙歌》中说"偏正头风痛难医，丝竹金针亦可施，沿皮向后透率谷，一针两穴世间稀"，是用丝竹穴透率谷的方法来治疗偏头痛，亦即少阳头痛。

丝竹空处皮肤薄，眼轮匝肌也不丰厚，进针不深便可触及额骨骨膜。因此，《铜人针灸腧穴图经》载"针入三分"，《循经考穴编》载"针入一分"。但如采用《扁鹊神应针灸玉龙经》所言的透刺法，则刺入可相对较深。20 世纪 80 年代后期我在怀柔区中医院（那时还称县中医院）实习，跟针灸科里一位女医师（黄九妹，是家传针灸技术）学习了眼八针的方法，即在眼周围使用 8 根针，均采用透刺方法，分别是丝竹空穴透鱼腰，鱼腰透攒竹，瞳子髎透承泣，承泣透睛明（目内眦下 3 分许），以两目酸胀欲流泪为度，不行针，留针 30~60 分钟。这种针法对施术者的技术要求很高，因为所取腧穴均在危险部位，容易有出血、血肿等不良反应。但此法对于脑卒中后遗症，尤其是口眼歪斜等症非常有效。我曾用此法治疗过许多中风病人，均获良效，其中以一位大脑基底节、丘脑栓塞的病人最为典型。由于丘脑受损，病人左侧眼呈霍纳氏征表现，眼裂变小，不能睁开，视物不清。以眼周腧穴治疗数次后，有一定效果，但不够好。某次以眼 8 针治疗，结果针后患眼乌青数月不消。这期间便未敢再行针灸或进行其他治疗，谁知乌青消退后，病人居然能自行睁眼，颇令人意外。后来查文献，使用眼八针治疗中风或脑卒中后遗症的文献虽有，但不多，用来治疗霍纳氏征的，尚未查到。

---

① 《针灸腧穴通考》，973 页。

该穴因靠近眼睛，文献载禁灸，《黄帝明堂经》说"不可灸，不幸令人目小及盲"。但我临床体会，如不用带烟艾条或艾炷熏，使用温和的热敷方法，对视力疲劳或面神经麻痹等还是有一定作用的。

本穴可按摩，有缓解头痛及明目的作用。

第十三节　足少阳胆经

听会 GB 2

听会穴在面部，耳屏间切迹与下颌骨髁状突之间的凹陷中。腧穴系统中带"听"字的穴名有两个，一名听宫，一名听会，听会又称听呵，为耳部脉气之聚会，为司听之汇。在耳屏前密集分布着的腧穴还有耳门，与听宫、听会共称为耳前三穴。从上至下分别为耳门、听宫、听会，其作用当与听力有关，均在下颌骨髁状突后的凹陷中，取穴时需要张口取之。

听会穴位于下颌骨髁状突之后，靠近耳垂，邻近腮腺囊、腮腺，腮腺内部的血管主要有颈外动脉，颞浅动、静脉，上颌动、静脉，面横动、静脉，面后静脉，周围有颧眶动、静脉。腧穴分布有颧面神经、颧颞神经和面神经的颞支。

因此，从解剖结构上说，该穴可主治耳、下颌关节、面部、腮腺等相关的疾病。从经脉归属关系上，听会虽是足少阳胆经腧穴，与手少阳、手太阳也有一定关系。

在《黄帝明堂经》中，听会的主治比较丰富，包括了耳、齿病及癫痫病，但后来的针灸文献中便比较集中于耳病，稍带治疗上述其他疾病了。如《千金翼方》中既有治疗"耳中状如蝉声通耳"的耳鸣，

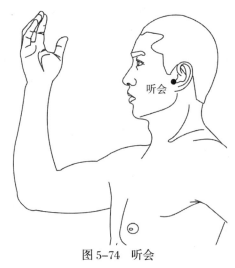

图 5-74　听会

又有"牙车急及脱臼相离二寸"的下颌关节脱臼。在耳病的治疗方法上,《窦太师针经》述之甚详:"治耳聋气闭,先泻后补;耳内肿疼生疮,泻;耳内鸣,先补后泻。痒则补,痛则泻。耳内脓出,先泻后补"。耳聋气闭,可能就是现代所谓的突发性耳聋,病人一般没有耳部传导结构的明显破坏,主要表现为对声音的感受和感觉受损,在检查中表现为至少在相邻的两个频率的听力下降程度 ≥ 20 分贝。从中医角度,因为该病与精神心理因素关系密切,所以肝气郁结、肝火上炎等为非常常见的中医病理机制。因此,需要先泻去肝火,疏利气机,然后再补。耳内肿疼生疮可能就是外耳道疖,或是耳部感染细菌、病毒等,我曾在临床上治疗过多例的耳部带状疱疹病人,其主要表现就是耳部剧痛,连带一侧头痛等。中医辨证认为是湿热壅结在少阳,刺听会等穴可以泻法祛除少阳之热;单纯的耳鸣,可能就是中医所谓的肝肾阴亏引起的,当然在治疗中需要先补其肝肾之亏,再泻其虚热;耳内脓出,应当是中耳炎的症状,肯定也要先用泻法排其脓血与其他实邪,再行补益。窦氏不愧为针灸大家,不仅详述各种病症具体治疗,连耳病的基本治疗原则也给了出来:"痒则补,痛则泻"。《素问·至真要大论》说"诸痛疮疡,皆属于心",因此痛多为火,属实,故当泻。"病机十九条"中未论及痒,但耳中作痒,肯定指的不是耳道湿疹之类的皮肤病变,而是耳中的感觉,应当属于气虚作痒,故当补。《玉龙歌》中总结为:"耳聋之症不闻声,痛痒蝉鸣不快情,红肿生疮须用泻,宜从听会用针行。"

《针灸大成》中除耳病、中风、癫痫外,还描述了下颌关节及齿病的表现,听会"主耳鸣耳聋,牙车臼脱,相离一二寸,牙车急不得嚼物,齿痛恶寒物,狂走,瘛疭,恍惚不乐,中风喎斜,手足不遂"。《针灸大成》中所述的是下颌关节脱臼的表现,听会所能治疗的,还有相当于西医学所述的颞关节功能紊乱、颞颌关节疼痛、颞颌关节脱臼、牙痛、下颌关节炎等病症。

《循经考穴编》中提到了听会的另一功效,治"腮肿"。腮肿的原因也很多,可能是腮腺炎、腮腺囊肿等。《针经摘英集》中也提到了用听会穴治疗中风后的面瘫、口眼喎斜等。听会穴可直刺,深度 0.5 寸,古代文献中说要"口衔尺方可进针",指的就是需要使口张开。本穴亦可灸,但灸的时间及剂量不宜过大。

头临泣 GB 15

人体腧穴系统中，有 3 个穴位与眼泪有关，足临泣、头临泣与承泣。在古代针灸文献中，足临泣与头临泣的用法记载错误处颇多，对此黄龙祥先生有详细的辨析与勘误[1]。

头临泣穴在头部，前发际上 0.5 寸，瞳孔直上。为足太阳膀胱经、足少阳胆经与阳维脉的交会穴。

本穴的穴名，以柴氏《针灸穴名解》解释最为详细精当："临，有居高临下治之之义。泣，哭无声，人当哭泣之前，必先鼻腔连额酸楚，然后潜然泪下。此穴在阳白穴直上，入发际五分处，穴居头部，下与目对，有居高临下之义。《针灸甲乙经·卷七》：'不得视，口沫泣出，两目眉头痛，临泣主之。'为治目疾泣出之要穴，穴在头部，故名头临泣"。此说突出了一个解剖学的概念——鼻泪管。鼻泪管是连通鼻与眼睛的膜性管道，其上部包埋在骨性鼻泪管中，与骨膜紧密相结合；下部在鼻腔外侧壁黏膜深面，开口于下鼻道外侧壁的前部。人们流眼泪的时候会有一部分泪液流入鼻腔，感冒鼻塞流涕时，也可能会跟着流出眼泪。因此，头临泣还有个别名目临泣，出自《圣济总录》。

该穴局部有枕额肌、腱膜下结缔组织、骨膜（额骨），分布着额神经内、外侧支的吻合支和额动、静脉。

顾名思义，该穴可主治头、目、鼻等处的疾病。如《铜人腧穴针灸图经》说："治卒中风不识人，目眩鼻塞，目生白翳，多泪"。

临床上治疗因高血压、高眼压引起的头痛、眩晕、视物不清，多选用两个临泣穴，即头临泣与足临泣（亦为胆经腧穴，在足部，足背外侧，当第 4、5 趾间，趾蹼缘后方赤白肉际处。据说，人站着哭泣流泪时，泪水恰落在该穴处，故得名）同用，一上一下，调整阴阳，疏利肝胆，缓解症状。《子午流注说难》说："在头者曰头临泣，在足者曰足临泣，因足太阳少阳之起穴，皆在目内外眦，泣自目出，故曰临泣。"

《盘石金直刺秘传》中有治疗两眼昏花的针灸处方："两眼昏花，头晕，

---

① 《针灸腧穴通考》，1027 页。

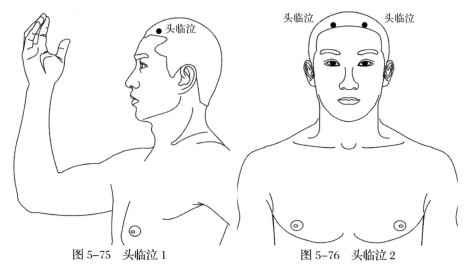

图 5-75　头临泣 1　　　　　　　　图 5-76　头临泣 2

羞明，迎风冷泪，泻临泣，灸肝俞穴二七壮，泻合谷、委中出血"。这一处方特别具有现实意义，临床上中老年人由于使用手机、电脑等电子产品的时间日益增多，许多病人都有两眼昏花、羞明流泪的症状，使用上述腧穴，既可以泻去肝经浮热，又可以补肝养血明目。

该穴可平刺进针，刺入 0.3~0.5 寸，针尖可向上朝向头皮，也可向下朝向眼睛。

本穴可灸，对于年老迎风流泪者，效果尤佳。对于眼目及头痛者，可按摩该穴。

风池 GB 20

风池位于颈后区，枕骨之下，胸锁乳突肌上端与斜方肌上端之间的凹陷中。

风即风邪，池即池塘。乍一看，风池穴颇有诗意，白居易《新秋》描写了江南水乡秋夜里风满池塘的场景：

西风飘一叶，庭前飒已凉。

风池明月水，衰莲白露房。

其奈江南夜，绵绵自此长。

宋玉《风赋》曰："夫风，生于地，起于青萍之末，侵淫溪谷，盛怒于土囊之口。"古人认为，风池也即风井之意，风从中而出，现代建筑中是用

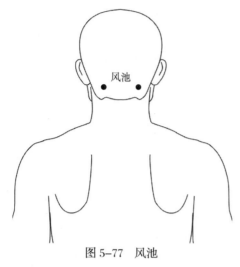

图 5-77 风池

来通风排气的。一般的说法，此穴在枕骨下，局部凹陷如池，常为风邪侵入处，也是祛风之要穴，故名风池。黄龙祥先生认为"出入脑之户曰'府'，府之外卫为'池'，为'门'"[1]，因该穴在风府之外侧，故曰风池。

风池穴出自《灵枢·热病》："所谓五十九刺者……巅上一……风池二，天柱二"。《黄帝明堂经》认为穴在"颞颥后发际陷者中"。现代的标准定位为在项部，当枕骨之下，与风府相平，胸锁乳突肌与斜方肌上端之间的凹陷处。属足少阳胆经，是足少阳胆经、阳维脉的交会穴。古有"风从上受"之说，而风池、风府穴为风邪最宜入侵之门户，应该注意保护之。《针灸资生经》中说"北人皆以毛裹之，南人怯弱者，亦以帛护其项，俗谓三角是也。予少怯弱，春冬须数次感后，自用物护后无此患矣。凡怯弱者，须护项后可也"。所以，古代中国士兵的盔帽上就有护颈。而 20 世纪 30 年代，侵华的日本士兵陆军军帽上也有护颈的布，即使头上戴着与德军同款的钢盔，但一定还戴有专门护着"项后"的布。以从中国学来的文化侵略中国，真的是以怨报德。《幼幼心书》小儿新生养护法中提到"卫颅囟之天，杜风池之邪"，指的也是类似的意思。

风池穴在项筋膜、头夹肌、头半棘肌、头后大直肌与头上斜肌之间，颈部皮肤由颈丛的枕小神经支配，项肌均由颈神经后支支配，其中第 2 颈神经后支可分为内外侧支。外侧支参与支配项肌，内侧支为皮支，称枕大神经。该神经由枕动、静脉伴行，在项筋膜的深面上行，约于上项线水平处，穿斜方肌附着点及项筋膜浅层，分支至颅后部的皮肤。

风池穴主治脑部、目、鼻、耳及颈项部的疾病，还可以用作颅脑外科手术中的针麻用穴。

---

[1] 《针灸腧穴通考》，1036 页。

风池穴为足少阳胆经、阳维脉交会穴，因阳维脉维系诸阳经，主一身之表，又足少阳胆经和足厥阴肝经相表里，肝胆内寄相火，为"风木之脏"，极易化火动风，故而本穴以风为名，兼治内外诸风。如《黄帝明堂经》中所谓"癫疾，僵仆"便是内风，《太平圣惠方》中的"肺风"与《窦太师秘传》中的"头风伤寒症"便是外风。《针灸聚英》中将其治疗内外风的作用均列其中，"主偏正头痛，腰背俱疼，大风中风，气塞涎上不语，昏危"。临床上凡遇感冒发热头痛等，均可刺风池助祛风气。《伤寒论》中便有使用风池的记载，第24条说："太阳病，初服桂枝汤，反烦不解者，先刺风池、风府，却与桂枝汤则愈。"桂枝汤的适应证为太阳中风，服药后本应遍身漐漐微似汗出而解。但服用桂枝汤后，不仅外邪未解，反而烦闷不适，可能是因为邪气较重，正邪相争，邪郁不解。仲景此时提出先刺风池、风府疏通经气，针药并用，病可得愈。徐大椿说："此非误治，因风邪凝结于太阳之要路，则药力不能流通，故刺之以解其结。盖风邪太甚，不仅在卫而在经，刺之以泄经气。"对于脑卒中后遗症病人，凡有延髓症状，如假性延髓性麻痹，吞咽困难、语言謇涩等，或帕金森病等属内风发作者，均必选风池，有时为加强作用，还以风池配合颈夹脊穴，再加上电针。我曾治疗一位爱尔兰人，患延髓麻痹症，便是以此法延长其生命数年。病人每次回国向他的主治医师报到时，那医师总以异样的眼光看他，然后告诉他，与他一同确诊的其他几个病人早在几年前便去世了，现在只剩下他一个了。

足少阳之脉"起于目锐眦……循颈……至肩上"，其支脉，"从耳后入耳中……下加颊车，下颈，合缺盆"，故风池穴主目疾、颈项强痛、耳病；足少阳之筋"上结于项"，故风池穴也可治鼻病；足少阳经别"散之上肝，贯心，以上挟咽"，故风池穴又主咽喉肿痛，且因心主神明而主不寐、癫痫。如《针灸集要·盘石金直刺秘传》说："伤风，头项强，并失枕头项强疼，泻风池，更泻承山、委中出血妙。"除了伤风头痛外，临床上常见的落枕可以泻风池，是局部取穴，好理解。更泻承山、委中，是取足太阳膀胱经穴，远端取穴。刺穴出血的，不是两穴，只有委中而已。《针经摘英集》中记载："治眼疼不可忍，刺足少阳经风池二穴，手阳明合谷二穴立愈"。针刺欲治疗眼病，针尖应朝向对侧眼睛；如欲治疗鼻病，针尖应朝向鼻子。文献报道，针刺风池穴治疗视神经萎缩病人，187只眼中有73只眼针感可传到眼区，针感到眼区者疗效更好。临床上治疗血压增高、颈椎病引起的头晕目眩，针刺风池后，可改善脑部血供，迅速缓解症状，符合《通玄指要赋》中所说的"头晕目眩，要觅于风池"。师兄程红锋长于以耳穴贴压治疗小儿近视，几十年来所治疗的近视小儿不下万人，其中一个治疗措施便是使用梅花针敲打风池穴及后项部，对治疗小儿假性近视，减缓近视程度有一定作用。《医学纲目》记载了一则有趣的病例："头晕怕寒，些少风寒，则目暗僵仆，不分冬夏，常用绵帽包，日夜不离，一去帽即发：百会、惺惺（一分，恐上星）、风池（二寸半，主头大热）、丰隆（二寸半）"。其实方中的惺惺指的是风府穴。我临床上遇到不少这样的病人，多是产后受风引起。病程时间最长的一位病人，已是产后30多年，早就当上外婆了，仍然三伏天外出时还戴着帽子，不敢摘下来。没想到我使用这一针灸方，居然使病人成功地不戴帽子出门了。

风池穴可刺入3分~1寸，要注意针尖方向，可向对侧眼睛或鼻子，也可以平刺透风府。不可过深或大幅度提插捻转，以免损伤椎动脉及延髓。由于长年伏案，我经常颈部疼痛或头痛，于是常自己针风池，刺入后针尖稍上，可有明显酸胀针感，并可上蹿沿枕大神经到达上头部。针入稍深时常可遇到寰枢椎，因而感觉还是比较安全的。

风池穴可灸。但时间不宜过长，时间过长则易引起"目暗"。

比较安全且舒适的方式还是按摩。在眼保健操中就有一节按压风池穴，可用自己双侧的拇指按在风池穴上，其余四指放在头上顶骨处，进行点按刺激。不仅醒脑，且可明目，可放松因过度劳累而引起的肌肉酸痛和视力疲劳。

肩井 GB 21

肩井在肩胛区，第7颈椎棘突与肩峰最外侧点连线的中点，正坐取穴。本穴属足少阳胆经，《针灸甲乙经》说："肩井，在肩上陷者中，缺盆上大骨前。"简易取穴法还可以以手并拢，食指靠颈，中指尖到达处是穴。如果采取俯伏坐位或俯卧位，那就还是要先定第7颈椎棘突，然后在与肩峰连线的中点取穴。

《经穴穴名解》说"肩即肩部，井即水井，此穴在肩上，局部凹陷如井，故名肩井"。《素问·气穴论》中称肩解,《针灸甲乙经》始名肩井,《太平圣惠方》中称髆井,《铜人腧穴针灸图经》称髃井。摸摸自己的肩井处,放松时似乎有个凹陷,但稍动则有肌肉隆起,哪里如井了？倒是和颈部紧邻着靠近缺盆的部位,真的凹陷如井。其实,和膻中、肩髃等穴一样,肩井也是部位名称,用来做穴名。

在南北朝时期的著名文人"八米卢郎"卢思道有一段故事:"散骑常侍陇西辛德源谓思道曰:昨作羌妪诗,惟得五字云皂陂垂肩井。苦无其对。卢思道循声曰:何不道黄物插脑门。""陂"应是凤冠霞帔的"帔"字的误写。《说文解字》注释说帔"又《玉篇》在肩背也。《释名》帔,披也。披之肩背,不及下也。《正字通》褙子也。省作背,以其覆肩背也"。在古代的羌族服饰中,以"披毡"最具特色,两汉时甘青羌人"女披大华毡以为盛饰"(《后汉书·西羌传·集解》引郭义恭《广志》)。《新唐书·党项传》称:"男女衣裘褐,被毡。""皂陂垂肩井"的意思是羌族老妇戴着黑色的披毡垂在肩部,"黄物插脑门"的意思是黄色的饰物插在脑门上。以皂帔对黄物,以肩井对脑门,不仅工整,言辞也颇为犀利,符合卢思道的风格。

虽说"穴地出水曰井",但《广韵》也说"田九百亩曰井,象九区之形",《康熙字典》中进一步解释为"市井"。《玉篇》穿地取水,伯益造之,因井为市也。《师古》曰:"市,交易之处,井,共汲之所,因井成市,故名"。肩井穴的局部解剖为皮肤、皮下组织、斜方肌筋膜、斜方肌、肩胛提肌、

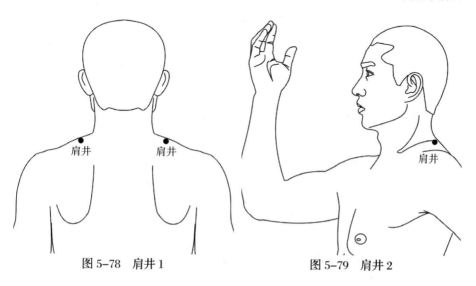

图 5-78　肩井 1　　　　　　　图 5-79　肩井 2

221

上后锯肌，有颈横动、静脉，分布着锁骨上神经后支及副神经。皮肤由第4、5、6颈神经后支重叠分布；肩胛提肌位于颈椎横突和肩胛骨内侧角与脊柱缘上部之间，由肩胛脊神经支配；上后锯肌在前肌的深面稍下方，在第6、7颈椎和第1、2胸椎棘突第2~5肋角的外面，该肌由第1~4胸神经后支支配。从腧穴学角度，肩井是手少阳三焦经、足少阳胆经、足阳明胃经、阳维脉的交会穴，与上述解剖相对应，其所主治的病症非常广泛。从这个意义上来说，颇有"井开四道，而分八宅"的意味，故名为肩井，更为恰当。

根据文献，《针灸甲乙经》中有"肩背痹痛，臂不举，寒热凄索，肩井主之"的说法，是说肩井可以治疗局部病痛与感染性疾病；《备急千金要方》与《千金翼方》中均有"难产，针两肩井入一寸泻之，须臾即分娩"，是说肩井可以落胎，有产科助产的用途；《千金翼方》还提到可治"上气咳逆，短气，风劳百病"；《铜人腧穴针灸图经》中增加了"治五劳七伤"的作用；《针灸大成》则比较全面，肩井"主中风气塞，涎上不语，气逆，妇人难产，堕胎后手足厥逆，针肩井立愈。头项痛，五劳七伤，臂痛，两手不得向头"；《玉龙歌》说"急疼两臂气攻胸，肩井分明穴来攻"。由于足少阳之筋"上走腋前廉，系于膺乳"，所以肩井穴还有治疗乳痈、乳癖、乳汁少等乳腺疾病的作用，《百症赋》中就说"肩井乳痈而极效"。总结一下，肩井穴可治疗的疾病大致分为几类：

局部症状：肩背疼痛、手臂不举、颈项强、上肢不遂等，相当于现代的落枕、颈项肌痉挛、颈椎病、肩周炎、脑卒中后遗症或其他疾病引起的上肢瘫痪等；

妇科疾病：难产、胞衣不下、产后血晕、乳痈、乳癖等，现当于现代的难产、胎盘娩出不全、产后乳汁不下、乳腺炎或乳腺增生等疾病；

内科疾病：眩晕、中风气塞、涎上不语、气逆等，相当于现代的高血压病引起的头晕、颈项强直不舒、中风先兆，及咳嗽气喘等病症。

古今文献均强调，本穴针刺深度不宜过深，以免发生晕针或气胸。如《金针秘传》里就强调"《甲乙经》云：只可针入五分，此膊井足阳明之会，乃连入五脏气。若刺深，则令人闷倒不识人"。如果垂直针刺的话，针尖穿透皮肤后，通过皮下筋膜穿透斜方肌筋膜及斜方肌，在颈横动脉的内侧，此处为肺尖部，稍有不慎，则可刺破肺脏，造成气胸；如果针尖由此斜向，深进肩胛提肌、上后锯肌、斜方肌，再到肩胛提肌，其浅层有锁骨上神经内侧支分布，深层有副神经、肩胛背神经，则刺激造成的针感比较强烈，可向两侧放射。如果人是坐位进行针刺的话，则易造成晕针。《针灸大成》谓："若针深闷倒，急补足三里。"古人提出的补救措施是"即速须三里下气，先补不泻，须臾平复如故。凡针肩井，皆以三里下其气"。《千金翼方》干脆建议说"若灸更胜针，可灸七壮"，对于"上气咳逆，短气，风劳百病，灸肩井二百壮"。

在临床上，用到肩井穴时，我常以针浅刺，或斜刺向左右，即向着颈肩结合部或肩峰的方向，相对安全些。不过，刺激肩井穴更好的方法是按摩。可以点按，也可以采用拿法。不仅可以放松酸痛的颈肩部关节与肌肉，好的拿法拿后令人出一身热汗，还有解表作用，可以消除头痛等感冒症状。若是病人的肌肉如运动员般丰厚，或是医生的水平足够，在肩井处拔罐也是使得的，效果跟按摩差不多。

带脉 GB 26

带脉穴是足少阳胆经的腧穴，是带脉与胆经的交会穴，在侧腹部，第11肋骨游离端垂线与脐水平线的交点上。取穴时先在第11肋骨游离端找到章门穴，该穴直下平脐处即是带脉。

带脉穴的局部解剖与章门基本相同，其处有疏松的结缔组织腹横筋膜、腹膜下筋膜，血管有肋下动、静脉，分布有第11、12胸神经和第1腰神经前支的外侧皮支。

《灵枢·癫狂病》提到"脉癫疾者，暴仆，四肢之脉皆胀而纵，脉满，尽刺之出血，不满，灸之挟项太阳，灸带脉于腰，相去三寸，诸分肉本输"。此处带脉虽然是刺激部位，但指的并不是腧穴带脉，而是经脉带脉，具体的治疗操作是在带脉上相隔3寸选穴灸治。《黄帝明堂经》中

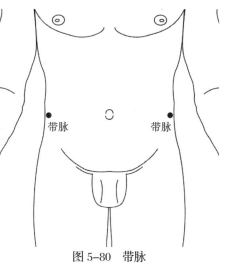

图 5-80　带脉

记载带脉穴"在季肋下一寸八分",《医宗金鉴》中还提到由于人的肥瘦不同,取穴也不相同:"一云在脐旁八寸半,肥人九寸,瘦人八寸"。因临床中带脉常用于减肥治疗,考虑肥瘦的区别对取穴的影响,非常重要。

一般来说,带脉的首要功用是治疗"妇人少腹坚痛,月水不通",出自《黄帝明堂经》。临床中,在痛经发作时,按揉带脉穴可明显缓解疼痛,尤其是在带脉穴出现痛敏时,效果更明显。带脉穴处深部有腹外斜肌,按摩并弹拨此处,不仅可以治疗妇科疾病,调理腹部胀满疼痛等,久之还有减肥作用,可减少腰围。

带脉穴可针刺,《黄帝明堂经》中说刺入6分,但现行教材说刺入1~1.5寸,还提醒说不宜深刺,以免刺伤腹腔脏器。但具体的刺入深度要依人肥瘦来定,我使用过最长的针为5寸。如果想要更安全,可以改变针尖方向。临床上用来减肥治疗时,多采用穴位埋线法,深度参考毫针刺法,或根据病人腹部脂肪情况来定。

该穴可灸,对于脾气虚或脾阳虚引起的腹满、腹胀、腹痛及肥胖效果更好,安全可靠。

环跳 GB 30

环跳在臀区,股骨大转子最凸点与骶管裂孔连线的外 1/3 与内 2/3 交点处,是足少阳胆经与足太阳膀胱经的交会穴,《黄帝明堂经》说"环跳,在

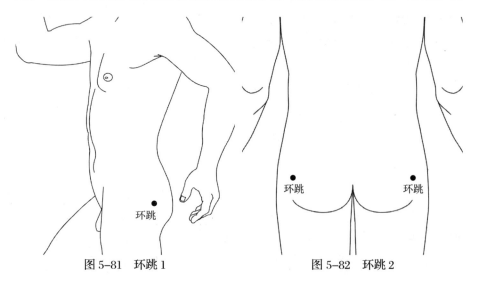

图 5-81　环跳 1　　　　　　　　　图 5-82　环跳 2

髀枢中，侧卧伸下足屈上足取之"。有人解释说，是由于弯身环腿才便于跳跃，该穴故名环跳（《针灸穴名解》）。其实不然，从《黄帝明堂经》中文字可看出，取该穴时需要弯身环腿，刺激该穴处的坐骨神经主干后下肢酸麻不自主跳动才应是穴名的真正原因。

腧穴处皮肤浅层有臀下皮神经、髂腹下神经、臀上皮神经和股外侧皮神经分布，深层有坐骨神经干经过，并有臀下神经和臀下动脉分布，针穿过臀大肌，可以直接刺激到坐骨神经干。坐骨神经是人体最长最粗大的神经，也是脊神经中骶丛的主要神经，由腰神经和骶神经组成，其直径可达1cm左右。自梨状肌下孔出骨盆后，其总干和终支延伸到整个下肢背侧，总干位于臀大肌深面，经股骨大转子和坐骨结节之间，下降至股骨背侧，分支至大腿背侧肌群。针刺激到坐骨神经后，病人轻者可感觉到麻串触电感沿下肢外侧及背侧传导到足部，重者下肢不自主地弹跳伸直。

用针刺激某些腧穴后，可引发肌肉不自主地跳动，这部分腧穴被称为跳动穴。根据王岱教授的观察，手太阴肺经的尺泽，手阳明大肠经的曲池、合谷，足太阴脾经的三阴交、阴陵泉、血海，足太阳膀胱经的承扶、殷门、委中、秩边、承山，足少阳胆经的环跳、阳陵泉、光明等穴位都比较容易诱发出这种效应，对于运动功能太过或不及的病症，如四肢挛缩、痿瘫等有较好的疗效。这种跳动有的可能是针刺激到肌肉浅层组织以后引发了肌束的收缩，激发了感觉神经的活动和运动神经元的活动，正如《标幽赋》中所描述的"气之至也，如鱼吞钩饵之沉浮；气未至也，如闲处幽堂之深邃"，也有可能跟环跳一样是刺中了神经干，从而引发比较剧烈的电击感。在神经干刺激疗法中，坐骨神经点的第1种定位法与环跳穴一样，而第2种定位则在臀横纹与腘窝连线的中点，这是足太阳膀胱经腧穴秩边所在，秩边在骶区，横平第4骶后孔，骶正中嵴旁开3寸。神经阻滞操作时与《黄帝明堂经》所记载的环跳进针法非常接近，侧卧位，健侧在下伸直，患侧在上屈膝屈髋，在骶管裂孔与股骨大转子连线上进针。

环跳在髀枢，侧卧屈足取，

能针偏废躯，折腰返顾难，

冷风并湿痹，身体似绳牵，

腿胯连腨痛，屈转重吁叹，

若人能针灸，顷刻病消瘥。

《医宗金鉴》的环跳穴歌说明古人对于环跳穴的功能主要定位在治疗腰腿疼痛，即西医学所认为的坐骨神经炎、腰椎间盘突出、梨状肌综合征等引起的坐骨神经痛。

大多数病人在针刺环跳时需要使用 3 寸以上的长针才有可能刺激到深处的坐骨神经干。因此，《窦太师针经》记载"直针入三寸半，灸五十壮"，《窦太师秘传》中写刺入四寸均可理解。但令人不理解的是，为什么一些古籍中却记载环跳刺入一寸，《医心方》说"刺入一寸，留二十呼，灸十壮"；《黄帝明堂经》也说"刺入一寸"。刺入虽浅，但其使用的方法比较独特："髀枢中痛，不可举，以毫针寒留之，以月生死为痏数立已。长针亦可"。这种方法所治疗的，应当就是梨状肌综合征。因为坐骨神经是越过坐骨切迹从梨状肌前下和坐骨大孔下缘之间的梨状肌下孔中穿出的，当梨状肌受到急性或慢性损伤时，肌束肿胀，坐骨神经受到卡压，会造成臀部的自发疼痛和感觉异常，并向股后侧放射，检查可发现梨状肌部位深压痛，抗阻力患髋外展外旋可诱发疼痛，活动无力，在被动屈髋、内收、内旋时疼痛加重。采用稍浅的针刺方法，可以正好刺入肌肉层，缓解神经卡压，达到治疗目的。

临床经验表明，有些坐骨神经痛病人针刺环跳后疼痛即可缓解，但对某些病人却无效。一般来说，对于坐骨神经炎引起的腰腿疼痛，针刺的效果比较好；而对于有神经卡压的梨状肌综合征病人，则需要深浅刺相结合，即以长针刺激坐骨神经干之后，将针尖上提，采用合谷刺法，分别朝向梨状肌的起止点及肌腹处斜刺以解除痉挛；对于腰椎间盘源性的坐骨神经痛，则需要配合对腰部坐骨神经起点的针刺。我曾治疗过一例坐骨神经痛病人，一次治疗后疼痛即缓解。病人自觉已治愈，周末与朋友外出游玩，坐在山涧边的石头上赤足戏水，谁料次日疼痛复发，病情加剧。当然经过治疗再度缓解。但也提示大家，由于坐骨神经较为浅表，在受潮、受寒时易诱发坐骨神经的炎症，造成疼痛。

针刺环跳时可选择侧卧位也可以选择俯卧位，从秩边穴处进针。此时的针感可到达前阴、少腹或会阴。我曾以体位针刺治疗一双侧坐骨神经痛的男性病人，谁料还意外对其性功能起到治疗作用，此后病人经常要求以该体位进行治疗。不过，可能是我的技术问题，并不能次次令其满意。但说明该穴的确可以治疗一些前阴处的疼痛，将其试用到其他病人身上，虽然不能 100% 有效，不过无论男女，十之六七，均反映有一定效果。

风市 GB 31

腧穴中以风为名的有 6 个，即风池、风门、风府、翳风、秉风和风市。风市穴在股部，直立垂手，掌心贴于大腿，中指尖所在凹陷中，髂胫束后缘。以往是在大腿外侧部的中线上，当腘横纹水平线上 9 寸（当髌底水平线上 7 寸）取穴。大多数的腧穴均出于《黄帝明堂经》，但本穴却出自《肘后备急方》："在两髀外，可平倚垂手直掩髀上，当中指头大筋上，捻之，自觉好也"。《太平圣惠方》等文献中均载简易的取穴方法："在膝外两筋间，平立舒下两手着腿，当中指头陷者宛宛中"。这种方法在各版的《针灸学》教材中均被采用。

风市穴在髂胫束上，局部还有阔筋膜、股外侧肌、股中间肌等，分布着股外侧皮神经、股神经肌支。旋股外侧动脉起自股深动脉的外侧壁，在股直肌深面分为上下支，下支营养股前外侧肌，有旋股外侧静脉。

《春秋繁露·五行对》说："地出云为雨，起气为风。"风为阳邪，易从上袭，故风邪为病多从头面起。但在下肢，风市穴处为风邪所常入，亦为治风之常穴。《备急千金要方》中说该穴"主两膝挛痛，引胁拘急。缓纵痿痹，腨肠疼冷不仁"；《医宗金鉴》说"主治腿中风湿，疼痛无力，脚气，浑身瘙痒，麻痹等证"；《灸法秘传》中说"两腿麻木，不能步履，灸风市"。

我曾遇到过几例比较特殊的病例，均与风市有关。其一是一例恐惧症病人，中年男性，平素无异常，但每到夜晚则心生恐惧，心悸，难以自处。每当发作时，即觉大腿外侧处如有风气鼓荡，向外不停地冒

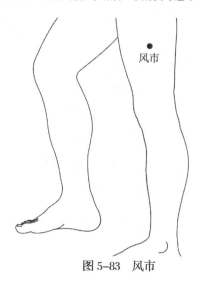

图 5-83 风市

凉风。去医院检查，皮肤外观、皮温、红外检测及肌电检查均未发现异常。无计之下，试针风市，然后再在针处拔罐，罐起后，痕迹宛然，病人自觉寒气由此而出。用手触之，的确冰凉。治疗数次后，病人恐惧症状有所缓解，而且风市处的不适感也渐轻。坚持数月后，基本恢复正常。另一例亦为中年男性，自觉周身关节疼痛，尤其以两肩部酸胀沉重，影响睡眠。一开始，给予针灸治疗肩井、肩髃等穴，还配合拔罐等，病人当时反映效果不错，但没几天又过来治疗，说症状跟以前一样。如此反复治疗两周后，我考虑可能治疗方向有问题。再次细询问病人，他说除了周身疼痛，还有怕风的症状，于是在原来治疗腧穴的基础上增加风市穴。没想到，治疗后病人反映非常好，而且效果持续时间长达两天。再次治疗后，持续时间更长，重复治疗两周，周身关节疼痛彻底消失。还有一例是位老年女性，患突发性耳聋，是在大风天出门办事，奔波一天之后，夜间睡眠时突发耳鸣如雷，听力下降。在医院确诊后，医生给予激素、甲钴胺及高压氧舱等治疗，效果并不明显。来诊后，病人特别强调了她被风吹后不适，然后夜间发病的经历。因此，我在选用耳部腧穴的同时配伍风市穴，以增强祛风的效果，果然收到预期的疗效。

风市穴按压时酸胀感明显，针刺可刺入 0.3~0.5 寸，酸胀感可下至膝部。在为运动员治疗时我发现，由于训练过度造成膝关节损伤，刺激风市可明显减轻膝部的压力，促使其快速恢复。风市穴可灸，在《备急千金要方》中有治疗脚气病的灸方，该脚气病不是真菌感染引起的脚气，而是由于"久食白米"缺乏维生素 B_1 而造成的疾病。其中由于缺乏维生素 B_1 导致的多发性周围神经炎多发病于下肢，即《备急千金要方》中所说的脚弱。早期出现感觉异常或感觉过敏，然后是感觉迟钝、肌肉酸痛、肌力下降，甚至出现行走困难，晚期还可能发生远端的肌肉萎缩，出现垂足、垂腕等现象。"凡脚气初得脚弱，速灸风市，次灸伏兔，次灸犊鼻，次灸膝两眼，次灸三里，次灸上廉，次灸下廉，次灸绝骨"。灸穴的选择很有意思，先灸胆经，然后转到胃经，最后又终于胆经，可见古人对该疾病的认识已相当深入。但《全生指迷方》中提醒说："若始觉脚弱，速灸风市、三里二穴，各一二百壮。若觉热闷，慎不可灸。"

阳陵泉 GB 34

阳陵泉在小腿外侧，当腓骨头前下方凹陷中，是足少阳胆经五输穴的合穴，胆的下合穴，八会穴之筋会，五行属土。《灵枢·本输》中"胆出于窍阴……入于阳之陵泉，阳之陵泉，在膝外陷者中也，为合，伸而得之"。《灵枢·邪气脏腑病形》中还有一种取穴法，在正屈膝时，阳陵泉与委阳平齐，"正竖膝予之齐下至委阳之阳取之"。具体的腧穴名见于《灵枢·邪气脏腑病形》："胆病者，善太息，口苦，呕宿汁，心下憺憺，恐人将捕之，嗌中吩吩然数唾。在足少阳之本末，亦视其脉之陷下者灸之，其寒热者取阳陵泉"。

阳为阴之对，腓骨小头隆起如陵，此穴在膝下外侧腓骨小头前下方凹陷处，犹阳侧陵下之深泉也。内与阴之陵泉遥相对应，故名阳陵泉。

阳陵泉处有小腿的深筋膜及腓骨的长肌与短肌，浅层有腓肠外侧皮神经分布，深处有腓浅及腓深神经，血管为膝外侧动静脉。临床带教中，我常常发现有些学员将阳陵泉与足三里的定位相混淆。虽然两穴均在膝下，但并不在一个水平线及经脉线上。足三里穴在胫骨前缘，取穴时需要低跗，而阳陵泉穴则在腓骨外侧缘，取穴时需要"伸而得之"。根据黄龙祥先生的考证，《铜人腧穴针灸图经》中所说的"以蹲坐取之"系将其他穴的取法混入，因此，此取穴法不予考虑[1]。一般来说，足三里穴大致在阳陵泉穴的稍前下方。刺激深部肌肉后，足三里穴的针感常常会沿胫骨前肌下行至足前方；而阳陵泉穴的针感则会沿腓骨长肌下行至足外踝处。

阳陵泉的主治作用大致有两方面，一是可治疗肝胆疾病；二是为筋会，治疗下肢疼痛、痿痹等。

阳陵泉可治疗呕胆、胆胀等症状，如《针灸甲乙经》中记载有消化系统的一些表现："胆胀者，胁下痛胀，口苦，好太息，阳陵泉主之。胁下支满，呕吐逆，阳陵泉主之"。而在《灵枢·邪气脏腑病形》中除消化症状外还有一些精神状态，这与西医学中的胆汁反流性胃炎等疾病非常类似。该病主要是由于胆汁自十二指肠反流入胃而引起胃黏膜的损伤，其主要表现

---

① 《针灸腧穴通考》，1093 页。

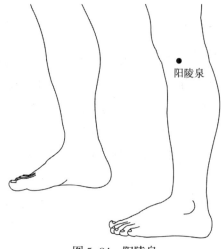

阳陵泉

图 5-84　阳陵泉

就是腹部烧灼感、疼痛无规律性、腹部饱胀感，或有饥饿感但进食不久就有饱感、嗳气、恶心，呕吐物中有胆汁或含少量食物和血液，较重者可反流入食管，表现为吞咽不适、吞咽时哽咽感，胸痛后疼痛、胃灼热、反酸等。而且，会产生心烦、急躁、头晕、失眠、精神萎靡等不良的情绪，反过来，这些焦虑、抑郁、恐怖的不良情绪也会影响内脏的敏感性和胃肠动力，导致胃肠蠕动和胆汁排泄改变。所以，在《邪气脏腑病形》中才有"口苦，呕宿汁，心下憺憺，恐人将捕之，嗌中吤吤然数唾"的准确描述，说明在《内经》时代，中医对该病就有了非常详细的认知。因此，在治疗这类疾病时，《内经》将阳陵泉作为主要腧穴，《素问·奇病论》中解释了中医的原理："帝曰：有病口苦，取阳陵泉，口苦者病名为何？何以得之？岐伯曰：病名为胆瘅。夫肝者，中之将也。取决于胆，咽为之使。此人者，数谋虑不决，故胆虚气上溢而口为之苦，治之以胆募俞，治在阴阳十二官相使中"。临床中我曾以此穴配伍足三里、中脘、内关、公孙等治疗 60 例胆汁反流性胃炎的病人，疗效与西药治疗相当。

在阳陵泉穴下约 1.5 寸处，有经外奇穴胆囊，主治胆道蛔虫病、胆囊炎、胸胁痛、下肢瘫痪、口眼歪斜等病症。针 1~2 寸，针感酸麻至外踝。灸 3~5 壮。（《针灸经外奇穴图谱》）但实际上，在承担胆囊炎与敏化穴位的课题研究时我发现，临床上二穴都有可能发生痛觉敏化现象，或敏化区域就在二穴之间。以敏化了的阳陵泉或胆囊点治疗胆囊炎、胆石症等病人，对胁肋及后背胀痛症状的缓解效果良好。临床研究表明，针刺阳陵泉穴后，可使胆总管规律性收缩，蠕动增加，缓解奥狄氏括约肌痉挛，使胆汁流出量明显增加，说明其促进消化、镇痛的作用确实可靠。

阳陵泉为筋之会，因此，许多针灸文献中都记载了可以治疗下肢的病变。如《针灸甲乙经》"髀痛引膝，股外廉痛，不仁，筋急，阳陵泉主之"；《铜人腧穴针灸图经》"治膝伸不得屈，冷痹脚不仁，偏风半身不遂，脚冷无血色"。这指的都是偏寒、偏虚的下肢疼痛或痿痹。治疗方法可以针刺，也可以艾灸，或采用火针。《席弘赋》中"最是阳陵泉一穴，膝间疼痛用针烧"说的就是使用火针或者温针灸刺激本穴治疗膝痛。但《玉龙歌》中所说的情形则与前稍有不同："膝盖红肿鹤膝风，阳陵二穴亦堪攻"。膝关节红肿，从中医角度上属热痹，可能是风湿或类风湿关节炎的初期；鹤膝风是指由于膝关节部肿大，而大、小腿的肌肉萎缩，形状如仙鹤的膝关节，一般多为类风湿关节炎、结核性关节炎以及骨性关节炎等的中晚期。《玉龙歌》中阳陵泉用来治疗膝部关节炎的整个过程，体现出了阳陵为筋会的特性。与《医学入门》所说的阳陵泉"主治两膝肿痛，及冷痹不仁，半身不遂，腰背重痛，起坐艰难，面目浮肿，胸中胀满，两足疼痛难移，起坐不能支持等证"相互印证。一位朋友学医多年，任职于疾控中心，曾带她母亲看诊。老人就是两膝肿痛如鹤膝，腰背重痛，起坐艰难，而且几乎所有的关节都变形。我试着在阳陵泉处找到筋节酸痛点，一针刺入后，老人全身剧烈颤动，自诉身上的某个开关被打开了，觉周身关节似被人牵着一般，不自主地动了几下，顿感轻松。历史上也有类似的病例，《备急千金要方》中有这样的记载："仁寿宫备身患脚气，（甄权）奉敕针环跳、阳陵泉、巨虚下廉、阳辅，即起行"。

阳陵泉穴可直刺 1~1.2 寸，针感可下达至足外踝；也可以透刺到阴陵泉，如《窦太师针经》中就有"横针透阴陵泉穴。治鹤膝风肿痛，泻；腰胁肿疼，筋紧拘挛痛，先泻后补"。

阳陵泉可灸。如上述案例中的老人，因去医院就诊实在不便，针刺一次后我就建议她在家坚持艾灸了。

光明 GB 37

光明穴属于足少阳胆经，为足少阳经之络穴。位于小腿外侧，当外踝尖上 5 寸，腓骨前缘。其解剖结构可参看悬钟穴。

根据腧穴命名的规则，腧穴名称要么体现其所在解剖位置特点，如合谷、曲池；要么体现其主治功能，如风池、风府。从光明穴的名称来看，

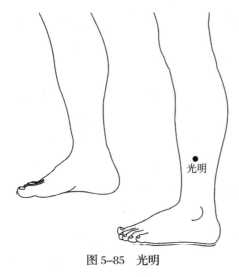

图 5-85　光明

其功用应当与眼睛有关。然而，在现存宋以前的针灸学著作中，光明穴并不是用来治疗眼疾的。直到宋代，才出现了光明穴能治眼疾的记载。但最早记载治疗眼疾的"光明穴"却并不是足少阳经之络穴，而是攒竹穴的别名。古代文献转引过程中以讹传讹，从而使足少阳经的"光明穴"被赋予了治疗眼疾的功能。这就存在着一个巨大的历史疑团，光明穴真的可以治疗眼疾，给人带来光明吗？

最早的腧穴学著作《黄帝明堂经》中这样记载光明穴："光明，足少阳络。在足外踝上五寸，别走厥阴者。刺入六分，留七呼，灸五壮。主身懈㑊，寒，少气，热甚，恶人，心惕惕然。取光明及绝骨，跗上临泣，立已，淫泺胫酸，热病汗不出。痉，虚则痿躄，坐不能起，实则厥，胫热膝痛，身体不仁，手足偏小，善啮颊，狂疾"。却只字未提光明穴有治疗眼病的作用。现存最早的针灸学专著《针灸甲乙经》中提到了许多治疗眼疾的穴位，如上星、阴跷、谚语、承光、目窗、天柱、颔厌、睛明、瞳子髎、巨髎、四白、颧髎、水沟、阴交、上关、承浆、商阳、偏历、下廉、五里、前谷、解溪等诸穴，也并不包括光明穴。初唐针灸大家甄权总结其多年的临床经验撰成《针经》（已佚），从《千金翼方》对《针经》内容的引述来看，甄权也未提及光明穴可治疗眼疾。宋代的《铜人腧穴针灸图经》对足少阳胆经的光明穴的记述仿《针灸甲乙经》，其中也并无可治疗眼疾的记述。只窦汉卿的《针经·标幽赋》有"眼痒眼痛，泻光明与第五"的说法。所谓第五，即地五会穴。以此而论，窦汉卿的《标幽赋》应当是最早记载光明穴可治疗眼疾的文献。而令人奇怪的是，窦氏的其他著作中，却未再提及光明对眼病的治疗作用。比如他在《针经指南·流注通玄指要赋》中提到："头晕目眩，要觅于风池。脑昏目赤，泻攒竹以偏宜。行间治膝肿目疾。目昏不见，二间宜取；眵目冷泪，临泣尤准"。治疗不同的眼病，窦汉卿用到风池、攒竹、行间、二间及临泣。一切秘密都在《窦太师针法》的诸穴治证中被揭示，在介绍攒竹穴时提到"一名始光、光明、眉柱，在两眉头陷中，足太阳脉气所发"，治目视物不明、眼中赤痛，及睑动，"三度刺，目大明"。原来，窦氏所言"光明"，实为攒竹之别称，并非足少阳经之络穴。此"光明"非彼"光明"也。

元代的《扁鹊神应针灸玉龙经》在光明穴的主治中增加了治疗"眼痒"的内容。这实际是以讹传讹的结果。

明清时期的针灸著作在眼病的治疗中均开始出现了光明穴的影子，而且很明显地与攒竹穴不是同一个穴位。如《针灸大成》："眼痒眼疼，光明泻五会"；《类经图翼·诸症灸法要穴》："头面七窍病，青盲眼，肝俞、胆俞、肾俞、养老七壮，商阳五壮，光明。风烂眼，肝俞、胆俞、肾俞、腕骨、光明"；《针灸逢源》："目病，眼红肿涩烂沿，睛明、二间、三间、合谷、光明"；《针灸易学·眼目门》："眼红肿涩烂，睛明、四白、合谷、临泣、后三里、光明"；《神灸经纶·首部证治》："风烂眼，肝俞、胆俞、肾俞、绝骨、光明"。

但光明穴治疗眼疾的认识并未被所有后世医家所接受。如《陆瘦燕朱汝功论经络》说"足少阳经主要的别络，起始处的腧穴名叫光明……如本络邪气有余，脉气厥逆而不下行足背，就会发生足部厥冷；如正气不足，多见足软无力，就是痿躄症……可取用光明穴"。这里就未提到光明穴治疗眼疾的作用。

不过，从经络理论来讲，光明穴与眼睛应该是有关系的。光明为胆经络穴，络于肝，而肝开窍于目。足少阳经的循行，"起于目锐眦，上抵角，下耳后"，有条支脉"从耳后，入耳中，出走耳前，至目锐眦后"，另一条支脉则"别目锐眦，下大迎，合手少阳抵于……络肝，属胆"。所以，不少人便认为光明系胆经之络穴，别走足厥阴肝经，"有清肝明目之功"，配风池、瞳子髎、攒竹、内睛明、球后、合谷，可治疗青光眼。《腧穴学》教材和邱茂良主编的《中国针灸治疗学》提到了光明既可以治疗"目痛、夜盲"，也可以治疗视神经萎缩、白内障。还提供了几组配穴，如光明配合睛明、承泣、瞳子髎，可疏风清热泻火，主治目痛。光明配合太冲可治疗青少年近视，配合合谷、外关，可改善视力，改变屈光度。高希言主编的《中国针灸辞典》提到，光明与眼部解剖位置甚远，但存在功能上的联系，光明是眼部手术针刺麻醉的常用穴。

古代针灸文献中关于足少阳光明穴治疗眼疾的记载矛盾，使光明穴能否治疗眼疾成为一个值得探讨的问题。但似乎现代的临床应用与基础研究从未考虑过这个问题。

随着循证医学观念的引入，一些带有西医学色彩的临床研究也日渐增多，证明了光明穴在内的腧穴刺激可以改善眼疾症状。如徐兴华等以温通针法选风池为主配合光明穴在内的其他穴位治疗干眼症；柳璐等观察电脉冲刺激阳白、瞳子髎、光明、攒竹、睛明等穴，治疗青少年近视。通过他们的研究，针灸不仅可以即时改善视力，还能进一步提高低视力病人的视力，同时能够改善低视力病人对视觉特异性功能活动的主观感受。

我为验证光明的作用，曾采用电热砭在受试者的双侧光明穴给予持续性热刺激，结果发现对受试者的视力疲劳、眼睛干涩等的确有作用。而且，使用仪器分析还发现，热刺激下肢的光明穴后，眼睛周围的温度居然有特异性的升高，而刺激天枢或涌泉穴则无此现象。张栋研究员等早在20世纪90年代即通过实验证实，针刺光明穴后眼区温度升高。这一结论已被收入高等中医药院校的正式教材中。福建的许金森研究员以电针刺激光明穴，与电针刺激足三里、内关相比较，发现光明对视网膜电位图波振幅及视觉诱发电位振幅有特异性的作用。也有学者研究证实，光明穴针刺后，对大脑后扣带回、枕中回等与视觉相关的脑区有特异性作用。

也就是说，临床与基础研究的都证实了足少阳胆经的络穴光明真的可以给人带来光明。

历史仿佛开了一个大玩笑，转了一圈，又回到原点。古人云："腧穴之名，名不虚设。"足少阳胆经光明穴之所以得此名，必然有其道理。

国医大师程莘农院士这样解释为什么光明穴可以治疗眼疾："目归属于肝，肝的功能失常常往往反映于目。如肝血不足，则夜盲或视物不明；肝阴不足，则两目干涩；肝经风热，可见目赤痒痛；肝阳上亢，则头晕目眩；肝风内动，可见目斜上吊等"。由此可见，调肝为治疗眼疾的根本。而肝与胆相为表里，肝经分布内连目系，光明穴是胆经之络穴，络肝经，胆经又起于目外眦。因此，眼疾常常是肝胆同治，取用光明即是肝胆同治。程院士所解释的，其实不是在释腧穴，而是释络脉，是将光明穴作为联络肝胆经的络脉，从肝胆同治的角度来认识问题。从络脉联系肝胆的角度而言，光明穴可以治疗眼疾；而从腧穴的所在位置而言，光明穴位于下肢，因而多用于治疗下肢痿痹。

光明穴可直刺 0.5~0.8 寸，针感以局部酸胀为主，可向膝关节或足背外侧放散，《窦太师针经》载："治目青昏，泻补；胬肉拨睛，红肿，泻。"本穴可灸。

悬钟 GB 39

悬钟穴在小腿外侧，外踝尖上 3 寸，腓骨前缘。为八会穴之髓会。

《经穴解》认为"以其上悬肉开分如钟形，穴在其内"；《辞典》释名说"悬即悬挂，钟即钟铃，此穴当外踝上，正是古时小儿悬挂脚铃部位，故名悬钟"，如果看到影视作品中哪吒的造型，该解释倒也颇可说得通。悬钟的另一名为绝骨，《备急千金要方》中就说"悬钟，一名绝骨，在外踝上三寸动者中，足三阳络"。取穴方法一种是《黄帝明堂经》所记载的"按之阳明脉绝乃取之"，一种是《针灸聚英》等文献中所记载的"前寻摸绝骨间尖如前离三分，高一寸许是阳辅穴，后寻摸绝骨间尖筋骨缝中是悬钟穴"。以手沿腓骨向上寻摸，觉骨消失，即出现腓骨长短肌时即是绝骨穴。绝骨既是骨骼名称，也是阳辅穴的别名。《备急千金要方》中也自相矛盾地说"绝骨穴，在脚外踝上一夫，亦云四寸是"。

正坐垂足或卧位，外踝尖上 3 寸，当腓骨后缘与腓骨长、短肌腱之间凹陷处取穴，穴处有小腿深筋膜、腓骨长肌腱、腓骨短肌腱、趾长伸肌、蹈长伸肌，皮肤有腓总神经的分支腓浅神经分布，腓骨长、短肌由腓浅神经的肌支支配，蹈长屈肌和趾长屈肌由胫神经支配。血管为腓动静脉。

悬钟穴的主治为局部病症及脾

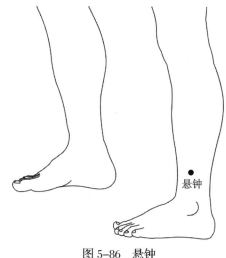

图 5-86 悬钟

胃病，正如《医宗金鉴》中总结的"主治胃热腹胀，胁痛脚气，脚胫湿痹，浑身瘙痒，趾疼"等。在《素问·刺疟》中有绝骨的用法："胻酸痛甚，按之不可，名曰胕髓病。以镵针针绝骨出血，立已"。胕髓病的主要临床表现与西医学的急性骨髓炎非常类似。该病表现出的寒战高热、局部剧烈疼痛、肿胀，有局部明显的压痛，与《素问》中的描写符合。以镵针刺绝骨出血，指的就是在局部刺血。八会穴中悬钟为髓会可能便由于此故："悬钟，诸髓皆属于骨，故曰髓会。人能健步，以髓会绝骨也"（《针灸逢源》）。悬钟治疗的局部症状还有下肢的痹麻，如《太平圣惠方》"主膝胫连腰痛，筋挛急。足不收履，坐不能起"，《备急千金要方》《铜人腧穴针灸图经》都有类似的表述，所以《标幽赋》中才说"悬钟环跳，华佗刺躄足而立行"。临床中治疗下肢酸胀、坐骨神经痛痛在下肢外踝等，均可选用该穴。

正是由于悬钟为髓会，后人附会为主骨生髓补肾的要穴。因此，在现代研究中针刺或艾灸实验小鼠的该穴，可改善 D- 半乳糖所致衰老小鼠的学习记忆功能，具有抗痴呆及延缓衰老作用。

虽然在文献中悬钟还有治疗脾胃病症的作用，如《针灸甲乙经》中说"腹满，胃中有热，不嗜食，悬钟主之"，但临床中几乎不用该穴治疗脾胃病，而且也没有相关的临床报道。黄龙祥先生认为："《黄帝明堂经》载本穴主症为腹满……均为胃的病症。唐以后此穴归入足少阳经，现代关于本穴的定位也偏离了足阳明经，主治病症也不再提胃病了。实际上《黄帝明堂经》的'悬钟'已经名存实亡了。"①

本穴可直刺，刺入 0.5~0.8 寸，《窦太师秘传》中说"横卧，针透三阴交，灸二七壮"，《循经考穴编》说"凌氏横针一寸"。上海版的《针灸学》认为如向三阴交透刺，深度为 1~2 寸，针感为局部酸胀或向足底放散。临床上有时可根据病位不同，向上或向下斜刺，行针时针感可向膝关节或踝关节放散。本穴可灸，用于预防痴呆或中风病。

丘墟 GB 41

丘墟穴在踝区，外踝的前下方，趾长伸肌腱的外侧凹陷中，为足少阳

---

① 《针灸腧穴通考》，1109 页。

胆经的原穴,《灵枢·本输》说:"胆出于窍阴……过于丘墟,丘墟,外踝之前下陷者中也,为原。"为足少阳所溜,《灵枢·根结》说:"足少阳根于窍阴,溜于丘墟,注于阳辅,入于天容、光明也。"

在汉语中丘墟指废墟,荒地或坟墓。在穴名解释中,诸家解释倒颇为一致,只是语言稍有不同。丘即土丘,外踝突起如丘,墟指山下之地,此穴在外踝前下方,外踝基底方之空软处,踝前胕肉漫凸如墟,故名丘墟。

丘墟穴局部有足背筋膜、趾短伸肌,足背深筋膜较薄弱,两筋膜之间有丰富的足背静脉网,分别汇入小隐静脉;外踝前动脉在踝关节附近发自胫前动脉,该血管向外在趾长伸肌腱的下方至外踝,与跗外侧动脉和腓动脉的穿支吻合。腧穴局部皮肤有腓肠神经的足背外侧皮神经分布。针由皮肤、皮下筋膜穿足深筋膜,在趾长伸肌腱外侧,深进骰骨表面的趾短伸肌。

由于足少阳之脉"从缺盆下腋,循胸,过季胁,下合髀厌中。以下循髀阳,出膝外廉,下外辅骨之前,直下抵绝骨之端",因此原穴丘墟可主治胸胁胀痛等肝胆疾病以及下肢痿痹或外踝肿痛等局部病症。

丘墟所主治的远端疾病主要与肝胆有关。其一为眼病,如《黄帝明堂经》说"主目视不明,振寒,目翳,瞳子不见",《盘石金直刺秘传》中称那些症状为"青盲,雀目,视物不明,丘墟灸,针泻,足三里、委中出血",现代《针灸学》教材中为"目翳""目赤肿痛"。其二为胁肋部不适,《黄帝明堂经》中为"腰两胁痛,脚酸转筋。胸胁痛,善太息,胸满膨膨然";《素问病机气宜保命集》"两胁痛,针少阳经丘墟";《杂病治例》:"胁痛,针丘墟、中渎"。其三可治疗"腋下肿"(《黄帝明堂经》)、"马刀挟瘿"(《医学纲目》)。这些症状是淋巴结结核所致,临床可表现出颈部、腋下及腹股沟等区域的肿块,无疼痛或轻度疼痛,多数质地中等或偏软,触摸可移动,重则会出现寒性脓肿。从经络学角度,腋下等也是肝胆经所循行处,理论上原穴丘墟是可以

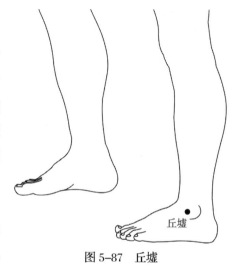

图 5-87　丘墟

治疗的。因此，古代文献及后来的诸版《针灸学》教材中均将其列为该穴的主治。但临床上由于结核类病人一般需到专门的传染病医院中，针灸门诊比较少见。

临床上使用较多的是丘墟的局部作用，《备急千金要方》中说该穴"主脚急肿痛，战掉不能久立，附筋足挛"；《循经考穴编》中"主瘫痪痿软，绕跟红肿，草鞋风痛"。治疗可见于《盘石金直刺秘传》："脚腕疼痛，名曰绕踝风，亦名侧脚气，刺商丘、中封、丘墟、解溪诸穴，俱泻之；未愈，泻承浆"。治疗选穴中既有局部穴位，也有远端腧穴。而承浆穴在唇下，下颏处，我未能理解其意，颇值得深思。所谓的草鞋风，《针灸集成》中解释说"皆因劳役过多，湿气流注，或因大热行路，凉水浸洗"，从中医角度看是风湿热痹，或是湿热下注；从西医角度看应该是风湿或类风湿关节炎，治疗的方法是刺昆仑、丘墟、照海、商丘，备用处方是太冲、解溪。我在临床中治疗过多例类似病人，使用丘墟等可起到通络止痛的效果。《针灸大成》中有"足外踝红肿，名曰穿踝风，昆仑、丘墟、照海"，此处的穿踝风可能是西医学中的痛风性关节炎，发作时病人患侧足踝红肿热痛，针刺丘墟等局部腧穴，可明显减轻症状。

临床中使用丘墟治疗最多的疾病为踝关节扭伤，其发病占所有运动损伤的 10%~30%，而且，大多数的急性或偶发性踝关节扭伤多会发展为慢性的踝关节不稳，导致踝关节扭伤反复发作。踝关节周围主要有内侧的三角韧带（包括舟胫韧带、跟胫韧带、距胫前韧带和跟胫韧带）和外侧的外侧副韧带（包括距腓前韧带、跟腓韧带、距腓后韧带），踝关节扭伤一般是指这些韧带的损伤。主要表现为疼痛、关节肿胀、皮下瘀血、关节不稳、关节活动障碍等。西医学对急性扭伤的治疗多采用 R（rest，休息，制动伤侧关节）I（ice，冰敷，消肿止痛）C（compression，加压包扎）E（elevation，将伤足抬高，减轻肿胀）方式处理，此时许多西医都建议不要用中医治疗，可等康复期再行针灸按摩等。但实际上，我在治疗大量此类运动损伤病人后发现，在进行 X 光及 MRI 检查排除骨折及肌腱断裂后，早期的针灸干预是必要且非常有效的。当外踝疼痛明显时，可选用丘墟等局部腧穴；内踝则选用商丘等穴，可减轻肿胀、缓解疼痛，加速扭伤的康复，尽早使运动员恢复日常训练，保证竞赛成绩。

丘墟穴可直刺 0.5~0.8 寸，如刺向商丘穴，即刺入关节腔内，则深度可超过 1 寸。《循经考穴编》中提到"凌氏云针带斜，或透申脉"，说明可向申脉方向斜刺。本穴可灸。

第十四节　足厥阴肝经

太冲 LR 3

太冲是足厥阴肝经的原穴，五输穴的输穴，属土。《灵枢·本输》说："肝出于大敦……注于太冲，太冲，行间上二寸陷者之中也，为输……足厥阴也。"太冲既是穴名，也是脉名。太冲脉是古代的脉诊部位之一，古为足厥阴，后渐演化为行间、太冲二穴。这也属于黄龙祥先生所提出的经脉穴概念范畴，如果仔细诊察太冲穴部位，能够感觉到有动脉的搏动。所谓足厥阴脉气所发，是其本原，所以为原穴。《灵枢·九针十二原》说："阴中之少阳，肝也，其原出于太冲。"古人还观察到，"太冲穴，其穴在足大趾本节后二寸陷中，动脉应手，病者有此脉生，无此脉者死"（《医宗金鉴·刺灸心法要诀》）。

考太冲之名，有几种不同的说法，与其穴位性质及主治有关。

太，是大的意思，没有什么歧义。关键是对"冲"字的理解，一说冲即冲要、通道，喻本穴为肝经大的通道所在，即元（原）气所居之处，故名太冲，与肝主谋虑的功能相关，《淮南子·诠言》说："故神制则形从，形胜则神穷。聪明虽用，必反诸神，谓之太冲。"另一说，《说文解字》释"冲"："涌摇也。从水中。读若动。"冲应与冲脉有关。冲脉与任、督两脉同起于胞中，浅出于腹

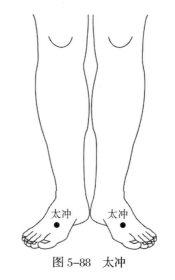

图 5-88　太冲

股沟当气冲穴的部位（即腹股沟动脉搏动处），与足少阴肾经（《难经》作足阳明胃经）并行向上，到胸中而弥漫散布。冲脉的作用与生长发育及生殖有关，《素问·上古天真论》说："女子七岁肾气盛，齿更，发长；二七而天癸至，任脉通，太冲脉盛，月事以时下，故有子。"《经穴解》说："冲脉虽为血海，而行上行下，有气行于其间，故曰太冲。"把行间与太冲穴名含义都一起解释了，只不过没有说清楚为什么冲脉之气会行于足部。

太冲穴的取穴位置在足背，第1、2跖骨间，跖骨底结合部前方凹陷中，或触及动脉搏动处，与合谷穴的位置对应，只不过以足代手而已。人类的远祖近亲猴子，其下肢足大趾与二趾之间也是分得很开的，窃以为这是四关穴的物质基础之一。

太冲穴下为皮肤、皮下组织、踇短伸肌、骨间背侧肌，分布有腓浅神经的足背内侧皮神经。针刺或按压太冲穴，可刺激到支配蚓状肌的足内侧神经的分支。在骨科解剖中，有个足三柱理论，是指踝关节以下从矢状面可分为外侧柱、中间柱和内侧柱3个解剖柱。外侧柱包括腓骨和胫骨的远端外侧1/3，由腓骨、下胫腓前韧带 Tillaux–Chaput 结节、下胫腓后韧带、胫腓横韧带、骨间韧带等组成，在足部是第4、5跖骨和骰骨之间的关节；中间柱为胫骨远端的中1/3，在足部为第2、3跖跗关节和第2、3舟楔关节；内侧柱为内踝部分及第1跖跗关节和第1舟楔关节。三柱相互支撑，互为一体，共同组成了稳定的踝关节。而从中医经络的观点来看，外侧柱主要为足少阴、足太阳膀胱经走行，中间柱为足阳明经及足太阴经走行，而内侧柱则为足厥阴、足太阴所走行。

太冲穴的主治功能非常广泛，可主治与肝有关的各种疾病，还被应用于现代的颅脑外科、剖宫产手术等，当作针麻用穴。

《黄帝明堂经》中载有几十种主治："腰痛少腹满，小便不利如癃状，羸瘦，意恐惧，气不足，腹中悒悒，狐疝，环脐痛，阴骞，两丸缩，腹坚痛不得卧，黄瘅，热中，善渴，女子疝及少腹肿，溏泄，癃，遗尿，阴痛，面尘黑，目下眦痛。暴胀，胸胁支满，足寒，大便难，面唇色白，时时呕血，男子瘄，精不足，女子漏血，乳难，呕，厥寒，时有微热，胁下支满，喉痹痛，嗌干，膝外廉痛，淫泺胫酸，腋下肿，马刀瘘，肩肿，吻伤痛，飧泄"。

《医宗金鉴·刺灸心法要诀》中总结有太冲穴歌：

太冲足大趾，节后二寸中，

动脉知生死，能医惊痫风，

咽喉并心胁，两足不能动，

七疝偏坠肿，眼目似云朦，

亦能疗腰痛，针下有神功。

内容虽稍精练些，但失去了治疗男、妇科病症及助产等内容。

我个人使用太冲穴，一方面多从脏腑角度辨证，凡与肝相关的，如肝气郁结、肝火上炎、肝阳上亢、肝风内动、肝血不足、寒凝肝脉等均可使用肝经的原穴太冲。举例来说，现代临床上许多高血压病、中风先兆、脑卒中后遗症的病人，证属肝阳上亢或肝风内动，常有头晕、头痛、目眩、肢体麻木或不遂的表现，针刺太冲，可镇肝息风，有明显的止痛降压作用；对于一些情绪不安，焦虑难眠的病人，属肝气郁结者，针太冲往往有镇静安神的作用。这些病人反映说，针太冲后心境平和，倘某次漏针本穴，则心情烦躁仍旧。因此，即使针太冲穴针感较强，疼痛感明显，病人也会主动要求扎此穴。几位病人还开玩笑地称此穴为"出气筒"。10多年前，有一位年轻女性，情志不畅，月经失调，脸上长了许多痤疮。她每次来针灸，都主动要求针太冲，说每次针完，脸上的痘痘就明显减轻。看来她脸上的痤疮并不是寻常意义上的青春痘，而是压力痘。我根据此病例写了篇小文发在网络上，后来见网络上此说法风行，看来英雄所见还是大致相同的。一些眼病的病人，治疗也多用太冲穴，因肝开窍于目。举凡目赤肿痛、目痒干涩等，也都配合太冲治疗。《医学入门》中就有"眼红或瞳仁肿痛，流泪出血，烂弦风，俱泻足临泣或太冲、合谷"。所谓"烂弦风"，指眼周的糜烂，在中医属肝经风热。而现代临床由于眼睛过度使用而造成的视力疲劳、干眼症等，则属于肝阴或肝血不足，也是太冲的适应证。

另一方面，则从腧穴的局部作用入手，凡足部的病变，如足趾肿痛、拘挛等，可使用太冲。《针灸集要·盘石金直刺秘传》中有"脚背疼痛难以行步，刺太冲泻之"。《医学纲目》中也有"大踇指本节前骨疼，太冲弹针出血"。这一病症，我在临床上没少治疗。根据上两书所描述的，最常见的可能是痛风引起的足部疼痛。病人过多摄入嘌呤类食物，或服用药物引起尿酸升高，导致尿酸结晶于足部，引起疼痛剧烈，如被咬噬，故在《伤寒论》中也称白虎历节风。一位 40 多岁的病人痛风发作最严重时根本不能举步，由他 60 多岁的大哥背着来医院，一路还痛哭号叫，引的其他诊室的病人纷纷出来围观，可见其疼痛之剧。治疗所采用的便是太冲及周围弹刺出血。所以，无论《通玄指要赋》还是《针灸玉龙歌》，都认为"且如行步难移，太冲最奇""脚步难移疾转加，太冲一穴保无他"。

最后，则是从开四关的角度考虑，凡需要行气活血时，则使用合谷、太冲。《针灸大成》说"四关，即两合谷、两太冲是也"。四关穴也叫四开穴，《说文解字》说"关，以木横持门户也"。无论开关，都是指这 4 个穴有开关枢机，调理气血的作用。《外台秘要》中记载："范汪疗癫方，灸两手约指中理左右，及手足之虎口中。"手足虎口中，即指合谷与太冲。《席弘赋》中也有"手连肩脊痛难忍，合谷针时要太冲"。《医学入门》中载其可治疗鼻病，"鼻痔鼻流浊涕者，泻太冲、合谷"。在临床上治疗癫症发作，双手抽搐如鸡爪样的病人，针入四关，即刻可解除痉挛。倘无针，按摩也可。大学某年暑假我坐火车回乡，列车上忽闻广播找大夫，因初学医不知高低，遂前去救急。原来是列车上一对小夫妻拌嘴，导致妻子歇斯底里，四肢冰凉，双手抽搐不能舒展。一起过去的某个西医大夫说："不要紧，过会儿气消了就好了，不用治疗。"但看那病人痛苦的样子，我心有不忍，遂为其进行穴位按揉。果然，没几分钟，那女子拘挛的手指便渐渐可展开，手指也开始温暖起来。合谷太冲二穴，分属一阴一阳，一脏一腑，一气一血，一上一下，一升一降，共同使用可阴阳相配，气血同调，阴阳互济，脏腑和谐。因而不仅可以临床救急，也可以配伍使用，治疗许多疾病。

太冲穴可针刺，刺入深度可浅可深。浅者刺入半寸左右，针处酸胀，或放散到足背部；深者，可朝向足心涌泉穴处，针深可达 1 寸或 1 寸半，此时针感可达足底，甚或上达足踝部。

古籍中说太冲可灸，如《备急千金要方》说"虚劳浮肿，灸太冲百壮""消渴口干烦闷，灸足厥阴百壮"。但我在临床没实践过。

太冲穴的按揉之法倒是值得推荐，一是操作方便，二是帮助疏肝理气，还是有一定效果的。个人认为，点按太冲穴，应该是向心方向感觉最强。但网上有一则体会，不妨分享给大家：某女，素性抑郁如黛玉类型，某日自行按摩太冲向行间（远心方向）200下后，造成局部糜烂出脓血。但脓血出净后，居然感觉心胸开阔许多，心境平和。可见太冲之效果不一般。

章门 LR 13

章门在侧腹部，第 11 肋游离端的下际，归足厥阴肝经，《黄帝明堂经》说："章门，脾募也……足厥阴、少阳之会。"《难经》说"脏会季肋"。是说该穴为足厥阴肝经与足少阳胆经的交会穴，脾的募穴，八会穴之脏会。

"在大横外，直脐季肋端……侧卧屈上足，伸下足，举臂取之"。《黄帝明堂经》等针灸古籍中所描述的取穴姿势很奇特，与环跳类似。其实，以现代的观点来看，大横是足太阴脾经穴，平脐，在脐外 4 寸，在大横外，横坐标就定了；"直脐季肋端"，季就是最小的意思，季肋相当于侧胸第 11、12 软骨部位，纵坐标也就基本定下来了。强调那个姿势，可能是怕坐位或立位时肥胖之人脂肪过多影响取穴而已。因为人一旦侧卧，由于重力作用腹部脂肪下坠，胁肋间腧穴处轻微的凹陷就可以显现出来，所以，该穴还有个别名为胁髎，也即此意。

章门一穴，穴名中的门无太多异议，《广雅·释诂》说"门，守也"，意为禁要守护之地。问题在于如何理解"章"。能够查阅到的说法有好几种，一种是《中国针灸学辞典》和《针灸经穴解》的，认为章通障，是屏障、障碍的意思。但前者认为章门屏护内脏，是脾的募穴；后者则认为"本穴

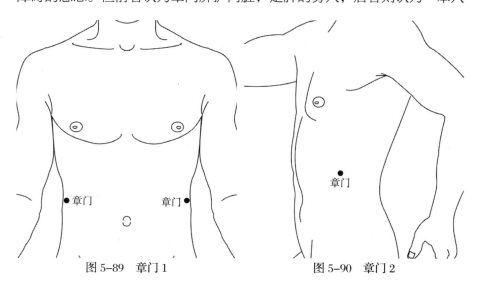

图 5-89 章门 1　　　　　图 5-90 章门 2

既是八会穴之脏会，又是脾之募穴，五脏皆禀于脾。脏病取此穴治之，其效显明，取之，犹开四章之门，以通痞塞之气也，故名章门"。第二种解释来自《经穴解》："章者何？草曰章，肝阴木，肝阳木也，胁肋正肝胆所治之部分，故曰章门"。查《康熙字典》，"又大林木曰章。《史记·货殖传》千章金材"。不管是草还是木，均属木，倒可自圆其说。但我个人认为，《说文》中对章的解释似乎更为贴切："乐竟为一章。从音从十。十，数之终也"。音乐奏毕，是一章的结束，因此，以章为结束之意更贴切。人体中有肋骨12对，左右对称，后端与胸椎相接，前端仅第1~7肋借软骨与胸骨相连接，称为真肋；第8~12肋称为假肋，其中第8~10肋借肋软骨与上一肋的软骨相连，形成肋弓，第11、12肋前端游离，又称浮肋。而该腧穴正位于季肋部，也是肋骨的结束，故名曰章门。

章门处位于现代解剖学上的左、右外侧区（九分法），由浅至深依次为皮肤、皮下组织、腹外斜肌、腹内斜肌和腹横肌。浅层有第10、11肋间神经外侧皮支和胸腹壁静脉分布，深层有第10、11肋间神经和肋间动脉分布。腹腔内左侧有降结肠，部分空肠和左肾下部；右侧有升结肠、部分回肠和右肾下部。如果出现肝、胃、脾、胰脏的病变，则左侧处有胃、结肠左曲、脾，右侧有肝、胆及结肠右曲。从现代解剖学上看，该腧穴几乎与内脏中除了心肺之外的所有脏器有关联，称为脏会实至名归；从传统中医藏象学说来看，与肝、胆、胃、肠等为邻，作为脾的募穴也恰如其分。

章门的主治病症当然也主要与肝、脾、胃、肠有关。首先是腹胀、胁胀、痞满、痞块等，相当于肝脾大、肝炎、胸膜炎、腹膜炎等疾病。《太平圣惠方》说"腹胀如鼓，两胁积气如卵石也"，《备急千金要方》说"脾病，其色黄，饮食不消，腹苦胀满，体重节痛，大便不利……又当灸章门五十壮""中焦痞满，两胁刺痛，支沟二穴、章门二穴、膻中一穴"。《医宗金鉴》说"主治痞块多灸左边，肾积灸两边"。其次是胃痛、反酸、肠鸣或大便不通等胃肠疾病，《铜人腧穴针灸图经》说"治肠鸣盈盈然，食不化，胁痛不得卧，烦热口干，不嗜食，胸胁支满，喘息心痛，腰痛不得转侧，伤饱，身黄羸瘦，奔豚腹肿，脊强，四肢懈惰，善恐，少气厥逆，肩臂不举"，《医学纲目》说"吐宿汁，吞酸，章门、神光"，《循经考穴编》说"二便秘涩，气逆攻刺"，《窦太师秘传》说"治大便闭结，胁疼不得转侧"。

不过，有些疾病可能与内脏无关，如《琼瑶神书》载"治胸胁痛支满，腰背肋间痛"；《针灸集成》载"胁肋下痛，外关、行间、中封、支沟、阳陵泉、章门、期门。问曰：此证缘何而得？答曰：因怒气伤肝血不归，故如此也。亦有伤寒胁痛者，亦有推闪胁痛不可一列取之。宜详推治之，复刺后穴：支沟、外关、章门"。现代临床上出现一种疾病，病人很痛苦，但任何西医检查都发现不了异常，只能根据症状表现给予病名创伤性肋间神经炎、滑动肋骨综合征、滑脱性肋骨、滑脱性肋骨综合征、卡搭响肋、滑脱性肋骨综合征等，一直到了 1992 年才被称为肋间综合征。该病症主要表现为上腹部针刺样疼痛，尤其在转身时疼痛加重，或有咔嗒声。这种病西医认为病因不明，可能是由于上肢和躯体运动时的间接作用，引致第 8~10 前肋软骨间关节异常活动所致。其实这就是古人所认为的，我们平常所说的岔气，临床上按压或艾灸、针刺章门等穴均可缓解。

章门可直刺半寸左右，临床上多用斜刺法，尤其是对于带状疱疹引起的肋间神经痛，可平刺，沿肋间神经方向，亦可用三棱针点刺出血。可针药并用，如《脉经》说"关脉缓，其人不欲食，此胃气不调，脾胃不足，宜服平胃丸、补脾汤，针章门补之"。章门可灸，《备急千金要方》载"奔豚腹胀，灸章门百壮"。

第十五节　经外奇穴

太阳 EX-HN 5

在中医概念中，太阳有多重意义。它可能是经脉名称，分手太阳与足太阳；也可能是病证名，如太阳证或太阳病；还可能是古代脉诊法三部九候部位之上部天，两额之动脉，以候头角之气；还可能是人体部位名，指颞颥部，位于眼眶（眉棱骨）的外后上方，当颧骨弓上方的部位，经外奇穴太阳穴就在此处。

最早记载太阳穴的，是宋代《太平圣惠方·针经》："前关二穴，在目后半寸是穴，亦名太阳之穴"。《银海精微》一书中也有太阳穴的描述："在

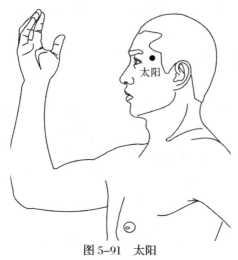

图 5-91 太阳

目外眦五分"，与《太平圣惠方》相近。但实际上《银海精微》是宋人托名唐代孙思邈所写。《经穴汇解》中则提到"《奇效良》方曰：太阳二穴，在眉后陷中，太阳紫脉上是穴"。

太阳穴的现代定位是眉梢与目外眦之间，向后 1 寸。在临床上多以简易取穴法，取眉梢与目外眦的延长线相交处，按之有凹陷，针刺时需避开颞动脉。其局部解剖是颅顶骨、额骨、蝶骨及颞骨的交汇之处，称为"翼点"或"翼缝"。颅骨为一层坚硬的骨板，对脑起着保护作用。颅骨骨板各处薄厚不一，平均厚度为 5mm，最厚处为 1cm。而太阳穴处的骨板厚度仅为 1~2mm，是颅骨最薄弱的部分。太阳穴深层组织中的脑膜中动脉，在颞骨鳞部内面的骨板上形成了一条较深的骨沟——颞骨动脉沟。脑膜中动脉前支则完全穿过骨板，在颞骨内面形成了一条长 2cm 左右的骨管。根据黄龙祥先生的考证，现代太阳穴的定位实际上是综合了《备急千金要方》"颞颥"与《圣济总录》"太阳"的定位描述[1]。

太阳穴的主治作用《太平圣惠方》中是"理风，赤眼，头痛，目眩目涩"；《银海精微》中是"主偏正头痛，烂弦，风牵喎斜"；《窦太师针经》中是"太阳二穴，在额角际发下紫脉是穴，治目疼羞明"；《针灸大成》中则是"治眼红肿及头痛"。总结起来，古籍所提到的太阳穴的主治包括头痛、目赤、目红肿或睑缘赤烂等实热证，或口眼喎斜的中风之证。

因此，古籍中刺太阳穴，多用三棱针刺出血。如果太阳穴处的颞动脉本来就瘀成紫脉，则刺后血即出。如果静脉不怒张，则可以"用帛一条，紧缠其项，紫脉即现"，或"以手紧扭其领，令紫脉见，却于紫脉上刺见血"。刺后的效果则是"刺见血立愈"（《针灸大成》）。

---

① 《针灸腧穴通考》，981 页。

在临床上，我用太阳穴放血治疗过高血压、失眠等属肝阳上亢者，有时三棱针甫一刺入怒张的血管，小小的血柱便喷涌而出。病人述说会立刻获得一种轻松感。的确，末梢血管的压力减轻后，病人会觉得头目清亮，头痛眩晕感立刻消失。

对于结膜充血、眼缘红肿等病人，在耳尖和太阳放血之后，病人首先获得的也是一种轻松感和疼痛的缓解。

那么，除了刺血法，太阳穴在针灸临床上还可以如何使用呢？

一是针刺法。《太平圣惠方》中未提刺血法，只言"不灸，针入三分"。在诸版统编《针灸学》教材中，多采用的是浅刺法，即刺0.3~0.5寸。我在临床上验证过，如果垂直进针，针入三五分便会遇到骨板，不能再深入。此时针感以局部酸胀为主，在进行提插捻转刺激时可向颞部或全头放射；但若斜刺，则可针入较深，同时针感也会更强。在上海版的《针灸学》中，还列出了横刺之法，即横刺到率谷、颊车穴处，针感可放射到相应的部位。

针刺太阳穴对于各种原因引起的头痛、失眠、焦虑、抑郁都有一定的效果，而且，加上电针效果更好。电流强度宜弱，采用连续波。一般失眠焦虑的病人，针后即觉紧张的头部有所放松，配合其他穴位，如百会、印堂等，便可快速入眠。我曾治疗几位更年期之后长期失眠的大姐，来诊前都是顶着黑眼圈，拉住我便痛诉，有哭的，有骂的，总之一句话：烦，睡不着！吃过各种中药、西药，抗焦虑、抑郁的药，副作用一大堆，但觉还是没法睡。没办法，只有让她们躺下扎针。就是上述的几个穴位，太阳穴针向率谷方向，通上电，过一会儿，呼噜声居然此起彼伏。怕她们不相信，第一次的时候我还让学生录了音给她们听。后来病人开玩笑说，是医生诊室的床好，所以睡得香。哈哈！诊室的某些床，还是70年代末生产的那种诊查床，硬板的，哪里有家中的席梦思舒服？这还是针灸的效果！

二是灸法。因为太阳穴靠近眼睛及头发，所以比较少用灸法，因此《太平圣惠方》直接就说"不灸"。可能也是考虑到灸后可能引发火气上炎，会引起头目的不适吧。但《银海精微》中却说"风牵㖞斜，可灸颊车、耳门穴，开口取之，太阳、人中、承浆，㖞左灸右，㖞右灸左"。这指的是外受风邪之后的小中风——面瘫的治疗，而且采用的是左病治右的方法。灸太阳，我很少在临床中使用，即使是治疗面瘫，也只是在患侧照射TDP灯而已。因为头已是诸阳之会，阳气旺盛，再行热的刺激，会造成上部充血太过，人会出现头晕不适的症状，甚而出现晕针或晕灸的可能。

第三，也是我比较喜爱的方法，按揉太阳穴。《达摩秘方》中将按揉此穴列为"回春法"，认为常用此法可保持青春常在，返老还童。按摩太阳穴可以给大脑以良性刺激，能够解除疲劳、振奋精神、止痛醒脑，并且能继续保持注意力的集中。当人们长时间连续用眼用脑后，太阳穴往往会出现重压或胀痛的感觉，眼睛也感觉到酸涩难睁，这就是视力疲劳、大脑疲劳的信号。此时，按摩太阳穴，真是会舒服得不得了。在眼保健操里，也有一节，按揉太阳穴，就是为了放松眼肌，缓解视力疲劳。在好莱坞电影《拜金女郎》里，女主人公艾娃在接受按摩师的太阳穴按摩时，说这感受值得拿头生子来换，"I would have promised my first born son for it"！那简直是太享受了。

因为太阳穴皮下是三叉神经和睫状神经节的汇集之处。三叉神经传导头面部感觉，是对痛觉最为敏感的脑神经；睫状神经节是调节视力活动的重要神经节。太阳穴深层脑组织是大脑颞叶。颞叶是大脑皮层的位听中枢。位听中枢支配着人的位听神经，可以通过中耳感受听觉、感受外界音响的变化。同时，还可以通过内耳"前庭装置"感受体位在空间的变化，并由此来调节全身肌肉的紧张度，维持身体平衡。因此，无论是以针刺、弱电流还是力度适合的按摩压力刺激太阳穴，都会使头部乃至人体得到极大的放松。

不过，太阳穴是人体上最为薄弱且致命的一个点，极易受伤害，是颅骨骨折多发区和以大脑颞叶为中心的颅内血肿多发区。所以，一些危险性的运动，如拳击、击剑、棒球等，都需要人们戴好头盔，保护好这个要命的部位。不少武侠小说里，武功高强的高手往往被描写成太阳穴高高鼓起，我查了查资料，没找到原因在哪里。有人开玩笑说，是经常挨打造成的吗？其实不是的，因为太阳穴那里只有颞肌，主要功能之一是参与咀嚼。我不懂武功，不知道是如何练就的，难道是暗示一个个是"吃货"，把颞肌练得太发达，太阳穴才鼓起来了？要是这样，美容院里丰太阳穴的生意可就没人光顾了。找了下大力士比赛的图片，果然选手真的是太阳穴高高鼓起。不过，是因为咬着牙在用劲儿而已，比赛过后放松下来，太阳穴也就恢复正常了。

耳尖 EX-HN 6

耳尖穴同时是经外奇穴和耳穴，在耳区，外耳轮的最高点。出自《奇效良方》"耳尖穴位于耳郭上端，卷耳取之，尖上是穴"。书中所提到的取穴方法是将耳朵折向前，耳郭上方的尖端处取穴。

耳尖穴所在的解剖结构称为耳轮，是耳郭最外圈的卷曲部分，以弹性软骨为支架，外面被覆皮肤，皮下组织很少，但血管神经丰富。如分布有脊神经丛的耳大神经和枕小神经，脑神经的耳颞神经、面神经、舌咽神经、迷走神经和交感神经的分支。从中医经络的角度来看，《灵枢·口问》说"耳为宗脉之所聚"，如手阳明络入耳中；手太阳由目锐眦入耳中；手少阳经支脉入耳中；足少阳下耳后，支脉入耳中；足阳明上耳前；足太阳支脉至耳上角；阴跷、阳跷并入耳后；阴维脉循头入耳。所以，这是耳部穴位可以治疗多种疾病的生理或物质基础。

在《奇效良方》和《针灸大成》中，耳尖所治疗的疾病为眼病，"眼生翳膜"，《针灸秘法全书》中增加了"胬肉攀睛"。在西医学体系中，这两种症状可能会出现于同一种疾病，即翼状胬肉中，多见于户外劳动者，以渔民、农民发病最多，可能与风尘、日光、烟雾等长期的慢性刺激有关，是由于受到外界刺激而引起的一种慢性炎症性病变，为睑裂部球结膜与角膜上的赘生组织，侵犯角膜后日渐增大，甚至可覆盖至瞳孔区而严重影响视力。睑裂部球结膜及结膜下组织发生变性、肥厚、增生，向角膜内发展，可以是单眼或双眼受犯，其外形多呈三角形，或如虫翼。由于比较严重的翳膜或胬肉影响视力，需要进行手术治疗，临床中非手术疗法所能治疗的类似疾病应当多在初期。

在耳穴体系中，耳尖的定位增加描述"即耳轮 6、7 区交界处"，主治中除急性结膜炎、睑腺炎等眼病外，也增加了诸如发热、头痛、

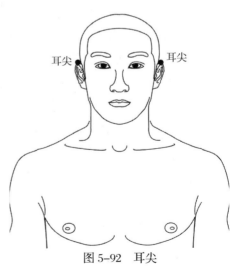

图 5-92　耳尖

高血压、痛症、风疹及失眠等疾病。

耳尖的刺激方法包括耳压法、针刺法、电针法、刺血法等。对于其他耳穴常用的压丸法该穴较少使用。可以针刺，由于所在解剖位置的关系，刺入0.1~0.2寸，对于镇静安神、退热镇痛等均有效果，可配合电针。尤其是国外的医师比较喜欢使用。临床中最常用的是三棱针刺血法，比如点刺放血可立即降血压，治疗病毒性结膜炎，即红眼病、睑腺炎，消除或减轻咽喉肿痛、头痛等。但是，有意思或者说值得思考的是，耳尖穴并不唯一的，是可替代的。在耳穴系统中，耳轮上还有若干个点，如轮1、轮2等，也可以用来刺血，效果作用与耳尖相似。那么，这是否意味着，只要在耳轮上进行刺激就可以达到与刺激耳尖相类的效果，或者说，其实耳尖作用的获得只与刺激耳郭软骨上的血管、神经相关，与具体位置无关？

临床上耳尖穴我未使用过灸法，但上述针灸古籍中治疗翳膜胬肉使用的都是艾灸法，《针灸大成》说用"小艾炷五壮"，《奇效良方》说"不宜灸多"，而《针灸秘法全书》说"灸二壮，禁针"。因此我产生疑问，本病多由于心肺两经风热壅盛；或恣食辛辣煎炸，使脾胃邪热壅结，熏蒸于目；或过度劳欲，耗损心阴，暗夺肾精而造成。中药治疗多以疏风清热、解毒泻火或滋阴清热之类的药物，所以针灸治疗以刺血似更为合适。此时使用艾灸，是否会令疾病"雪上加霜"？应该会的，否则《奇效良方》不会说不宜多灸。

腰痛点 EX-UE 7

腰痛点在手背，第2、3掌骨间及第4、5掌骨间，腕背侧远端横纹与掌指关节的中点处，一手2穴。该穴出自《常用新医疗法手册》，是新医疗法总结出的一对新穴。这两个穴在《小儿推拿方脉活婴秘旨全书》中被称为"威灵"与"精灵"，但该书中载其作用与治疗腰痛并不相关。《小儿推拿方脉活婴秘旨全书·掌背穴图》说精灵"在四指、五指夹界下半寸。治痰壅，气促，气攻"，有祛风、化痰、镇惊等作用。《小儿按摩经·阴掌图各穴手法仙诀》说："掐精宁穴，气吼痰喘，干呕痞积用之。"用掐法或揉法刺激威灵可治头痛、耳鸣、急惊风、手不能屈伸等症。

该穴局部解剖有桡侧腕短伸肌肌腱（桡侧穴）和小指伸肌肌腱（尺侧穴），浅层有桡神经浅支的手背支（桡侧穴）和尺神经手背支（尺侧穴）分布，深层有桡神经肌支和掌背动脉分布。

顾名思义，该穴可治疗急性的腰痛。临床上可令病人取坐位或站位，将两前臂平伸直，双手掌心向下。在腰痛点处以指掐法首先寻找较强的或较敏感的点，直刺，强刺激，捻转提插，会出现较强烈的酸胀感，针感以病人能耐受为度。产生针感后，可令病人做咳嗽动作，鼓励病人起立，双手保持在原位置，做扭转身体等动作。往往可收到疼痛立减的效果，如果腰痛不能完全消失，则可在起针后再在局部进行治疗，或针刺或拔罐，亦可刺络拔罐。

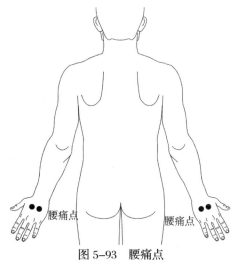

图 5-93　腰痛点

许多文献中提示，使用本穴治疗时，令病人活动腰部是治疗的关键。其机制是远端刺激后激活大脑皮层相关部位，可使腰部痛减，与面口合谷收及条口透承山治疗肩周炎的原理相仿。这种方法也被称作运动针灸，其实是在远端刺激镇痛的前提下活动腰部，使错位的腰椎关节自行复位，或使痉挛的肌肉解痉。因为是病人自行运动来达到复位或解痉的目的，而无须医生帮助或推拿师通过扳、按等手法强行复位，既安全，又有效，深受病人的欢迎。其实，上述腰痛穴不仅可以解决腰部的突然扭伤，对落枕或脊柱其他部位的急性损伤也有很好的治疗作用。临床上常可看到病人带着针在诊室外活动，由小心翼翼到逐渐加大动作幅度，然后高高兴兴地从被抬着或扶着进来变成步履自如地走出医院。

夹脊穴 EX-B 2

夹脊穴又称华佗夹脊穴，相传是华佗所创，《后汉书·华佗传》说："有人病脚躄不能行，佗切脉，点背数十处，相去一寸，或五寸，灸各七壮，灸创愈即行也。后灸愈，灸处夹脊一寸上下行，端直均调如引绳。"

夹脊的概念在《素问·缪刺论》中就有体现："从项始数脊椎夹脊，疾按之应手如痛，刺之旁，三痏立已。"杨上善注："脊有二十一椎，以两手

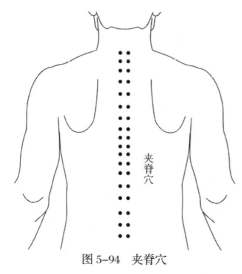

图 5-94　夹脊穴

夹脊当椎按之，痛处即是足太阳络，其输两旁，各刺三痏也。"《素问·刺疟》中有"胠俞"的表述："疟脉满大，急刺背俞，用中针旁五胠俞各一，适肥瘦出其血也……疟脉满大，急刺背俞，用五胠俞、背俞各一，适行至于血也"。胠，在《康熙字典》中有几种意义，一种是旁开的意思，一种是腋下、胁部。"司马曰：从旁开为胠，皆取义于人体也。《广雅》：胠，胁也"。从《内经》原义可知应是旁开的意思。一般认为的夹脊穴在脊柱区，第 1 胸椎至第 5 腰椎棘突下两侧，后正中线旁开 0.5 寸，一侧 17 穴。但也有例外，如上海版的《针灸学》教材中即指出："第 1 颈椎起至第 5 腰椎止，每椎棘突旁开 0.5~1 寸。左右共 48 穴（第 1 骶椎至第 4 骶椎两旁夹脊穴，可以八髎代之）。"这是包括了颈部的夹脊穴在内的。

现在所应用的夹脊穴没有具体的穴名，一般会根据所在的不同脊椎节段来选用腧穴。但《医心方》却给每个腧穴都赋以名称："《华佗针灸经》法，第一椎名大椎，第三椎名云门输，第四椎名神输，第五椎名脉输，第六椎名心输，第八椎名肝输，第九椎名胆输，第十椎名脾输，第十一椎名胃输，第十二椎名肠输，第十三椎名大仓输，第十五椎名阳结输，第十六椎名裂结输，第十七椎小肠输，第十八椎名三焦输，第二十椎名手少阴输，第二十一椎名胃输，第二十二椎名尽肠输，第二十三椎名下极输。凡诸椎夹脊相去一寸也"。文献中的腧穴命名体系与现有已知的腧穴体系不同，黄龙祥先生认为"所谓的华佗夹脊实际上就是华佗取背俞穴法"[1]。

夹脊穴局部有浅层肌（斜方肌、背阔肌、菱形肌、上后锯肌、下后锯肌）、深层肌（竖脊肌、横突棘肌）。分布有第 1 胸神经至第 5 腰神经的内侧皮支和伴行的动、静脉；深层布有第 1 胸神经至第 5 腰神经后支的肌支，

---

① 《针灸腧穴通考》，1390 页。

肋间后动、静脉背侧支的分支或属支。

夹脊穴的主治与所在的神经节段有密切的关系，第 1、2 胸神经主治上肢疾患，第 1~8 胸神经主治胸部疾患，第 6 胸神经～第 5 腰神经主治腹部疾患，第 1~5 腰神经主治下肢疾患。

临床上由于针刺背俞穴，尤其是上背部背俞穴，有刺破胸膜造成气胸的可能性，因此多采用相对比较安全的夹脊穴来进行治疗。

对于伏案工作造成的颈部肌肉酸痛，颈夹脊的疗效较按摩等手段更佳；对于肺病引起的咳嗽、胸闷等，选上背部的夹脊穴更为安全有效；对于胃脘疼痛、胆囊疼痛、胁肋疼痛等，选胸椎部的夹脊穴疗效确好。

对于强直性脊柱炎等疾病，选择相关的夹脊穴可较好地控制病情。我曾治疗几例强直性脊柱炎病人，在痛点附近针刺夹脊穴，配合电针、艾灸，甚至火龙灸等，病人每数月治疗一两次后可恢复正常工作，减缓病情发展，改善脊柱变形。

夹脊穴可针刺，直刺或朝向脊柱斜刺，进针 0.5~0.8 寸，可进行艾炷灸、艾条灸或火龙灸。在夹脊穴部位进行拔罐、走罐等治疗亦可。

第六章
针灸处方选穴

第一节　选穴原则与影响因素

中药学中有理、法、方、药，针灸学理论中也同样有理、法、方、穴、术。

所谓"理"，即医理，是对疾病的认识、诊断与辨证。使用腧穴时，不仅仅要进行中医的八纲辨证、脏腑辨证、六经辨证、气血津液辨证和三焦辨证，更要应用经络辨证。

确认辨证后，便是立"法"，是《内经》所谓的寒者热之，热者寒之，虚则补之，实则泻之，不盛不虚以经取之。

"方"，便是针灸处方，一个完整的针灸治疗方案应该包含四大要素：主治病症、刺激部位（腧穴）、刺激手段（针、灸或其他疗法）和刺激的量。针灸处方中把穴与术的内容都涵括在内了。相对于方剂学而言，针灸处方发展得并不够完备，如《伤寒论》那样记载有明确方名、主治及用法、加减，并流传后世的针灸处方并不多。

针灸方中所谓的刺激部位，就是本书讨论的主题——腧穴，简称"穴"。针灸如何选穴其实是一门很大的学问。许多人认为中医学中"大、小、奇、偶、缓、急、复"的是为中药所设，其实不然，它也同样适用于针灸。许多情形下，使用单穴即可以解决许多问题，这就是小方或奇方。八脉交会穴中，8 穴双双结对使用。名老中医吕景山也总结过对穴的用法，这就是偶方。

根据腧穴的不同作用，在临证时可以根据病情、病位选局部穴位、邻近穴位，也可以选同一条经脉上的腧穴，也可以根据同一神经节段或不同神经节段来选穴，有时还要考虑选择与病灶同侧还是对侧的腧穴。一般来说，从西医神经解剖学角度考虑，通过中枢，即大脑皮层来起作用的腧穴，在肢体上选穴时，要选对侧的；反之，则可选同侧的。

选穴时既要考虑腧穴的主治是否适合疾病的需求，也要注意选穴精当。临床上常可看到有针者见一病施若干针，最多时可用数百针，把病人扎得如同刺猬。早在古代，就对这样的情形进行过批判。《医学入门》说："《灵枢》杂证论某病取某经，而不言穴者，正欲人随经取用。大概上部病，多取手阳明经，中部足太阴，下部足厥阴，前膺足阳明，后背足太阳。因各经之病，而取各经之穴者，最为要诀。百病一针为率，多则四针，满身针者可恶"。可谓深得我心。

有些时候，临床上需要使用更多的腧穴，又不想增加病人的痛苦，"徒伤皮肉"时，可采用透穴的方法，如内关透外关，阴陵泉透阳陵泉等。

在选穴时还要考虑腧穴之间的相互关系。有些腧穴之间作用是互补的，有些是增强的，而有些腧穴之间有拮抗作用。如果用穴过多，腧穴之间的作用则混杂不清，疗效其实得不到保障。

从历史的角度来看，早期针灸方中所表现出来的一个特色是将某部位的病症与某个特定穴位建立起固定的联系，如"四总穴"中的腰痛与委中的对应关系，历代各种针灸文献中针刺、艾灸、砭割等各种刺激方式都出现过。对于头面四肢关节的疼痛，选穴多重于分部选穴；而对于内脏的疾病，则多配以远端的特定穴位，并不一定要求正在相应的经脉上。可以说，早期的针灸方主要是采用分部选穴结合"远道"辨证取穴，这种选穴体现出按经取穴与按脏腑取穴的不同原则。宋以前的针灸方中多体现这一规律，而到金元时期，随着配穴理论的发展完善，针灸选穴开始受到诸多因素的影响，这一规律就不再明显了。

仔细研究会发现，不少针灸选穴不是由单一的经络理论或中医理论能够解释清楚的。这也就表明，在传统的医学因素之外，还会有许多人文因素或人为因素影响针灸的选穴。

师传与学派因素

学术观点和流派不同，其用穴习惯、腧穴定位、临床操作手法等都会有所不同。如王执中临证时注重选取疾病反应点；甄权前顶穴的定位就不同于《素问》；张子和主张攻下，且认为放血为"汗法"之一，其临床上就注重放血疗法；窦默对八脉交会穴有深刻理解，习用八脉交会穴治疗各种疾病等。

理论影响

随着医学理论的成熟，有不少针灸选穴是医家根据理论推导出来的。如腰痛用肾俞、太溪等，与藏象学说的"腰为肾之府"有关。从经络理论的角度来看，耳部与少阳有关，但治疗耳病除选用与少阳相关的穴位外，也选用肾俞、太溪，这显然与"肾开窍与耳"的认识有关。还有因筋会阳陵泉而用阳陵泉来治疗腰背伛偻，以及临证中许多背俞穴与募穴的使用，也都是基于中医理论对针灸选穴的影响。

理解失误

如果人们是在正确理解古人的经验或理论的基础上进行针灸方的推导，效果也许还不错，但如果根本没领会古人的意思或干脆错会其意，临床上就会产生许多失误，甚至以讹传讹。

如前文提及的"循经选穴"，就是由于后世医家将《内经》中辨症取穴中的"经脉穴"名理解为经脉上的穴名而形成的另一种意义上的循经取穴原则。还有与之相关的"宁失其穴，勿失其经"，也是人们对于按时取穴的错误理解。加上历史上数次对针灸文献的整理、传抄，其中错、漏、脱简、错会原文等现象在所难免（如对足三里下气的误解等），给我们正确理解古人的针灸方造成了一定困难。

文化因素

此外，中国古代的一些传统文化，如儒道思想、鬼神之说、天人观念等，都会对针灸的选穴产生影响。比如，儒家强调推理与思辨式的思维方式，对中医学的发展有着很大的影响。格物致知是宋代理学的核心，所谓格物，不是对事物变化进行认真的观察与实验，而是进行主观的推测，如以阴阳学说来解释一切的生理病理现象等。这种不经实验事实为根据的思维方式，一直为知识界所遵循，如金元四大家之一的朱丹溪的著作就以《格致余论》为名。这种儒家的思想，在方药的配伍应用中起到了很大的作用，尤其是重视推理的思维方式，也对针灸的选穴产生了巨大的影响。无论是针灸方的选穴原则还是选穴方式，宋前后有着明显的差异。

道家文化的影响产生按时取穴法。道家针灸是以太极阴阳、九宫八卦、河图洛书、干支甲子等具有强烈时空观的道学理论为基础理论的，特别讲究时辰禁忌、时间针法、八卦针法等。而针灸上常用的一种按时选穴方法——灵龟八法，又称奇经纳卦法，即是运用九宫八卦原理，依据阴阳演变之道，结合人体奇经八脉气血的汇合，配合 8 个经穴及天干地支、河洛数字进行推算，选取穴位的。这种选穴方法与前面所述的辨症、辨病、远道、近道等方法关系不大，但至今临床上仍有应用，无疑与包括道家在内的传统文化的影响有关。

鬼神之说与禁咒法的使用体现出了鬼神思想在针灸选穴中的影响。例如唐代孙思邈所记载的治疗神志病的"十三鬼穴"名方，就是针法与禁法的结合。神志病变，古人多认作是鬼神所致。故将可以治疗神志病的穴位为定为"鬼穴"——鬼宫、鬼信、鬼垒、鬼心、鬼路、鬼枕、鬼床、鬼市、鬼路、鬼堂、鬼藏、鬼臣、鬼封。

还有一种灸法，不是灸人身上的某处，而是灸与之相关的其他事物，并加以咒语。这种方法，应属于廖育群所认为的巫术结构中的相似律。如《千金要方·痔漏》中就记载了这种灸法："灸癣法，日中时，灸病处影上，三姓灸之祝曰：癣中虫，毛戎戎，若欲治，待日中。"

天人合一的时空观对针灸选穴也产生影响，如《灵枢·四时气》就提出"灸刺之道，何者为定？岐伯答曰：四时之气，各有所在，得气穴为定。故春取经，血脉分肉之间，甚者深刺之，间者浅刺之；夏取盛经孙络，取分腠间，绝皮肤；秋取经俞；邪在府，取之合；冬取井荥，必深以留之。"因而，取治的部位因四时而异。

刺激手段

不同的刺激手段，如针刺、艾灸、穴位贴敷，以及现代临床上常用的穴位注射、皮肤针等疗法，因方法的不同选穴也各有特点。

第二节　常用穴组合

四总穴

《针灸大成》中载有四总穴歌："肚腹三里留，腰背委中求。头项寻列缺，面口合谷收"。后人在此基础上，又增"胸胁内关应，急救水沟谋"，合称六总穴。

这几个腧穴可单用，也可相互配合使用。

四关穴

四关穴出于《针灸大成》卷之七："四关穴，即两合谷、两太冲穴是也。"合谷与太冲分别是手阳明大肠经、足厥阴肝经的原穴，二穴合用可治疗血管性头痛、中风、冠心病、心绞痛、心肌梗死、高血压等。

十三鬼穴

十三鬼穴出自《千金翼方》，第1针水沟（人中）穴，名鬼宫；第2针少商穴，名鬼信；第3针隐白穴，名鬼垒；第4针大陵穴，名鬼心；第5针申脉穴，名鬼路；第6针风府穴，名鬼枕；第7针颊车穴，名鬼床；第8针承浆穴，名鬼市；第9针劳宫穴，名鬼窟；第10针上星穴，名鬼堂；第11针男为阴下缝，女为玉门头，名鬼藏；第12针曲池穴，名鬼臣；第13针当舌中下缝之海泉穴，名鬼封。后经《针灸大全》《针灸聚英》《针灸大成》等总结为《十三鬼穴歌》：

百邪癫狂所为病，针有十三穴须认。

凡针之体先鬼宫，次针鬼信无不应。

一一从头逐一求，男从左起女从右。

一针人中鬼宫停，左边下针右出针。

第二手大指甲下，名鬼信刺三分深。

三针足大指甲下，名曰鬼垒入二分。

四针掌后大陵穴，入针五分为鬼心。

五针申脉名鬼路，火针三分七锃锃。

第六却寻大杼上，入发一寸名鬼枕。

七刺耳垂下八分，名曰鬼床针要温。

八针承浆名鬼市，从左出右君须记。

九针劳宫为鬼窟，十针上星名鬼堂。

十一阴下缝三壮，女玉门头为鬼藏。

十二曲池名鬼腿，火针仍要七锃锃。

十三舌头当舌中，此穴须名是鬼封。

手足两边相对刺，若逢孤穴只单通。

此是先师真妙诀，狂猖恶鬼走无踪。

肩三针

分布在肩关节周围的肩髃、肩前、肩后 3 个腧穴被称为"肩三针"。肩髃见前，肩前在腋前皱襞头上 1 寸，肩后在腋后皱襞头上 1.5 寸。主治肩痛不举，上肢瘫痪或麻痹等。

另一组合为肩髃、肩髎和肩贞。

老十针

老十针是民国时期北京针灸名家金针王乐亭的常用腧穴，根据《脾胃论》中调中益气汤的原则选取 7 穴 10 针，即上脘、中脘、下脘、气海、天枢、内关、足三里等。还有歌诀如下：

气海天枢与三脘，足三里穴与内关。

调理胃肠老十针，气血充合保平安。

其功能与李东垣《脾胃论》中的调中益气汤（组成：生黄芪、青木香、潞党参、炒苍术、北柴胡、广陈皮、黑升麻、炙甘草）一样，益气调中，芳香燥脾，主治由于脾胃不和造成的胸闷短气、四肢无力、饮食减少及食后不舒等症。

胸八针

胸八针是我自己的临床经验用穴，对于哮喘、食管炎、食管反流等病人，多以针刺天突、膻中、彧中、神藏、灵墟等穴进行治疗，取得一定效果。5穴共8针，称之为胸八针。文献中尚未见此类报道。

针刺时多斜刺进针，针入0.5~0.8寸。以得气为度，较少进行提插捻转。

腹八针

腹八针是腹部的常用腧穴，治疗腹部肥胖、便秘等病症，并对糖尿病病人的血糖有调整管理作用。所选腧穴为中脘、天枢、气海、下脘、关元、神阙、大横等，8穴9针[①]；或为中脘、天枢、关元、水道、滑肉门等，6穴8针[②]；或为天枢、下脘、石门、滑肉门、外陵等不同组合。

针刺时直刺进针，深度依据患者的胖瘦不同而不同，最深可针入5寸。亦可使用埋线疗法。

眼八针

在眼周围使用8根针，均采用透刺方法，分别是丝竹空透鱼腰，鱼腰透攒竹，瞳子髎透承泣，承泣透睛明（目内眦下3分许），以两目酸胀欲流泪为度，不行针，留针30~60分钟。这种针法对施术者要求很高，因为所取腧穴均为危险部位，容易有出血、血肿等不良反应。但此法对于脑卒中后遗症，尤其是口眼歪斜等症非常有效。

也有一种眼八针，在文献中出现，即在眼眶上下各刺8针，丝竹空透鱼腰，鱼腰透攒竹，目外眦下1cm透承泣，承泣透目内眦下1cm，每穴平

① 米勇，张琨. 米勇主任医师"以神阙为中心的十字取穴法"针灸理论与临床经验[J]. 新疆中医药，2019，37（2）：30-33.
② 黄涛. 腹部穴位埋线配合中药对中心肥胖型糖尿病血糖控制情况的观察[J]. 中国针灸，2017，37（12）：1287-1288.

刺，以两目酸胀欲流泪为度，不行针。

咽四穴

咽四穴是江苏省著名针灸专家盛灿若提出的以治疗咽喉部症状为主的经验用穴，主要可治疗声音嘶哑、声带麻痹、咽喉癌肿放疗所致的发音困难、声带小结、舌咽神经痛、癔症性失语、急慢性咽喉炎等。

取穴方法：咽四穴位于喉结旁，即前正中线旁开约 2 寸，以喉结高点水平，沿甲状软骨边缘向上、向下各 5 分，左右共 4 个治疗点。

针刺方法：沿甲状软骨边缘呈外八字形向内直刺 1.2 寸左右，注意针尖勿向外斜刺，进针后局部如能出现一种如鱼刺鲠在喉部的感觉，则可取得较佳疗效。一般留针 20~30 分钟，中间可稍捻针，或不捻针，以免产生痛感。留针期间病人不能说话，切忌大幅度提插捻转。若进针后病人出现面红、咳嗽等症状，可能为进针过深所致，应立即将针退出 0.5 寸。

肛病四穴 ①

肛病四穴是可以治疗肛门及肛周疾病的 4 个常用腧穴，包括了长强、二白、承山、百会等。

由于长强、百会、承山三穴在本书中都分别有详述，在此仅介绍一下二白穴。二白是经外奇穴，出自明代《医学纲目》，其位置在前臂腕掌侧远端横纹上 4 寸，桡侧腕屈肌腱的两侧，一手有两穴，其中一穴在掌长肌腱与桡侧腕屈肌腱之间，另一穴在桡侧腕屈肌腱的桡侧，分别处在手厥阴心包经和手少阳三焦经循行区域，是历代治疗痔疮的经验穴。针刺二白可使肛肠局部血液循环获得改善，祛瘀生新，痔疮自愈。

《玉龙歌》说："痔漏之疾亦可憎，表里急重最难禁，或痛或痒或下血，二白穴在掌中寻。"《玉龙赋》说："二白医痔漏。"

---

① 朱现民，张蕊，郭静静. 针灸歌赋中"肛病四穴"古论新用. 中医文献杂志，2013，（6）：33–35.

后记

　　我是 1985 年考入北京中医药大学的，那时候还叫北京中医学院。在那一年，全国有北京医学院、上海医学院、华西医学院、湘雅医学院和北京中医学院，共 5 所著名的医科大学本科学制改为了 6 年，同时学校在课程设置、教学理念等方面都有了明显的变化。于是，我在那所著名的，面积却还不如北京市的普通中学校园大的学校里学习了整整 6 年的中医。在许多国医大师的浸润下，完成了自己对中医学、大方脉的认识、学习与应用。正是在这所学校里，我领会到什么是真正的大学——不是校园大学校才大，而是因为有了大师的存在，学校才"高大上"起来。

　　已经学习了 6 年中医，我觉得自己会开方，会看病了，甚至刚毕业就带起了进修生和实习生。可是，进入临床后没几年，无情的现实便逼迫我不得不审视自己的不足。于是，几经努力，我考取了著名针灸学家、国医大师、中国工程院院士程莘农教授的硕士研究生。那年，程老 74 岁，我26 岁。跟着程老，我又跨入了针灸的大门，开始针药结合治疗疾病。但毕业的时候程老年事已高，已经不再招收博士研究生。于是，我又考取了著名针灸学者，著作等身的黄龙祥研究员的博士研究生。我记得很清楚，在复试考题中，黄老师让我论述一下文献研究、基础研究和临床三者之间的关系。在试卷中，我做了个比喻。如果把针灸研究比作一株参天大树，那么，临床就是丰美的果实，基础则是挺直的枝干，而文献研究则是深植于地下的根须，是一切研究的基础。唯有根深，方能叶茂。

　　这一理念，时间愈久，我愈发觉其正确。有些发表在国际知名杂志上的基础研究，给中医针灸的发展带来很大的困扰。但细研之下，发现其所基于的居然是错误的或以讹传讹的文献资料。还有些我们临床上常提到的理念，比如在本书中提到的例子，足三里穴"人三十已上不灸，热气冲眼则可灸百壮"，便是由于对文献的理解错误，导致因果颠倒。可见，尽信书不如无书。读文献，尤其是古代文献，一定要看原始文献以及经过文献研究者整理校正过的。我在文中说"这方面，有黄龙祥先生的《针灸腧穴通考》《中国针灸证治通鉴》等著作，为广大的针灸研究及临床工作者提供了很好的工作基础，起到保驾护航的作用"。其实更确切地说，对于《黄博说穴》这本书，黄老师严谨、缜密的文献研究为它提供了很好的基础。换言之，我是站在黄老师的肩膀上完成它的。

学习中医 30 余年来，临床始终是我最热爱且一日未曾远离的工作。这当中，我所治疗过的病人何止万千，所教授过的国内、国际学生也不下万人，他们中的许多人因为中医而与我结缘，因为针灸治愈了病痛而感激涕零。其实他们不知道，从内心来说，我更感谢他们，正是因为他们，我才得以成长。每治一人，每讲一课，我都会认真对待，不了解的查书，不懂的请教别人，在为学生讲解交流的时候多有灵光乍现，教学相长。

几年前的一时心血来潮，跟张同君老师签下了"黄博说"系列书籍的合同。但由于杂事纷扰，一直也未能如期交稿。2020 年初，小小的病毒把所有人都关在家里，正好有时间完成"文债"，其实，也是借这个机会把自己之前对腧穴的思考转化成为文字，既是娱人也是娱己。其次，临床之余写作的过程需要大量的阅读与反思，较之以前繁忙，没时间思考临床过程，这也实在是个自我提升的捷径。这本书，正是基于我自己这 30 多年来对中医针灸的领悟与临床教学的经验总结，采用一穴一议的方式，通过论名、定位、解剖、功用、刺灸方法等不同角度来全方位展现我对腧穴的理解与认识，以期对同好或初学者有所裨益。书中所涉及的腧穴都是我临床中常用且有所领悟的腧穴，未涉及的，并非临床中不用或少用，而是限于篇幅，不能一一论及。如有错讹之处，也希望各位读者批评指正。

参考书目

［1］陈少宗. 现代针灸学［M］. 青岛：青岛出版社，2018.10：14.

［2］方慎盦. 金针秘传［M］. 医学回澜社，1937.

［3］承淡安. 承淡安中国针灸治疗学［M］. 上海：上海科学技术出版社，2016.01.

［4］上海市华东医院. 简易针灸学［M］. 科技卫生出版社，1958.10.

［5］黄龙祥，黄幼民. 针灸腧穴通考《中华针灸穴典》研究（上、下）［M］. 北京：人民卫生出版社，2011.

［6］程莘农. 中国针灸学［M］. 北京：人民卫生出版社，1964.06.

［7］黄龙祥. 中国针灸刺灸法通鉴［M］. 青岛：青岛出版社，1996.

［8］黄龙祥. 针灸典籍考［M］. 北京：北京科学技术出版社，2017.

［9］黄龙祥. 国家标准腧穴名称与定位挂图［M］. 北京：人民卫生出版社，2009.

［10］黄龙祥，黄幼民. 实验针灸表面解剖学：针灸学与表面解剖学影像学的结合［M］. 北京：人民卫生出版社，2007.

［11］邓良月，黄龙祥. 中国针灸证治通鉴［M］. 青岛：青岛出版社，1995.

［12］王雪苔，刘冠军；李红利等编著. 中国当代针灸名家医案［M］. 长春：吉林科学技术出版社，1991.08.

穴名索引